实用麻醉学

主　编　李玉梅　周　刚　张家华　杨　洁

副主编　李宝强　董　华　张　林　董凡晖

编　委（按姓氏笔画排序）

李玉梅　李宝强　杨　洁　张　林　张家华

周　刚　董凡晖　董　华

U0260259

科学出版社

北　京

内 容 简 介

本书共 22 章，包括麻醉前病人的准备、各种麻醉方法及各类手术的麻醉。根据临床麻醉医生岗位胜任力的要求，在借鉴国内外临床麻醉成果的基础上，由麻醉科一线专家共同编写。整合麻醉学知识体系，突出基本知识、基本理论和基本操作，注重住院医师临床思维的培养，有利于麻醉医师把握麻醉学关键点，掌握并解决临床实践中遇到的具体问题。理论与实际并重，重点突出临床操作，许多诊疗方法是作者们多年从事临床实践的经验总结。

本书可供广大基层医院医师，各大医院的住院、进修、实习医师及医学院校师生参考使用。

图书在版编目（CIP）数据

实用麻醉学 / 李玉梅等主编. —北京：科学出版社，2021.1
ISBN 978-7-03-066069-5

Ⅰ．①实… Ⅱ．①李… Ⅲ．①麻醉学 Ⅳ．①R614

中国版本图书馆 CIP 数据核字（2020）第 172067 号

责任编辑：朱　华　钟　慧/责任校对：贾娜娜
责任印制：李　彤/封面设计：范　唯

科 学 出 版 社 出版
北京东黄城根北街 16 号
邮政编码：100717
http://www.sciencep.com
北京凌奇印刷有限责任公司 印刷
科学出版社发行　各地新华书店经销
*
2021 年 1 月第 一 版　开本：787×1092　1/16
2021 年 1 月第一次印刷　印张：9 1/2
字数：213 000
定价：118.00 元
（如有印装质量问题，我社负责调换）

前　言

　　本书的编写工作，是根据国家卫生健康委员会对麻醉医学的行业要求、临床医院岗位胜任力目标，在借鉴国内外麻醉学成果的基础上，充分研究麻醉学专业人才素质要求和学科体系，体现思想性、科学性、创新性、启发性和先进性。整合实用知识体系，体现整体优化，注重系统性，保证点面结合，突出基本知识、基本理论、基本技能的编写原则，注重质量。·

　　本书由麻醉科一线的专家共同编写完成，他们从事麻醉学临床、教学和科研工作，有丰富的临床经验。本书注重住院医师临床思维的培养，利于学生快速把握麻醉学关键点，高效掌握并解决临床实践中遇到的具体问题。

　　本书共 22 章，包括麻醉前病人的准备，围麻醉、手术期间病人各项生理参数的监测，麻醉机结构及使用注意事项，全身麻醉实施方法，肌肉松弛药在麻醉中的应用、注意事项和监测方法，气管插管术、支气管插管术和喉罩通气，局部麻醉，椎管内麻醉，控制性降压和人工低温在麻醉手术中的应用，围术期输液治疗，术中输血和自体输血，肝脏与麻醉，糖尿病病人手术的麻醉，高血压病病人手术的麻醉，心脏病病人施行非心脏手术的麻醉，呼吸系统疾病病人手术的麻醉，围麻醉期的呼吸管理、机械通气和呼吸器的使用，开胸手术和肺切除术的麻醉，心脏手术和心脏直视手术的麻醉，颅脑手术的麻醉，腹部手术的麻醉，肥胖病人手术的麻醉。理论联系实际，重点突出，新颖实用，许多诊疗方法是作者们多年从事临床实践的经验总结。适用于广大基层医院医师，各大医院的住院、进修、实习医师及医学院校师生参考使用。

　　本书在编写过程中得到了医院很多领导和专家的大力支持，在此一并表示诚挚的感谢。本书全体编者都以高度认真负责的态度参与工作，但因内容广泛、水平有限，如有疏漏失误，敬请读者及同行专家批评指正，以求再版时改进与完善。

《实用麻醉学》编写组

2019 年 6 月

目　　录

第一章　麻醉前病人的准备

一、麻醉前访视病人

麻醉前访视病人的目的在于病情研究和体格检查。应在手术前一日进行，主要了解病人的身体状况，有无实质性器官疾病，向病人或其亲属询问麻醉管理有关的 20 个问题（表 1-1），完成术前情况评级（表 1-2），并向病人或其家属介绍麻醉方法，说明麻醉危险性，征得同意后，请病人或其家属在"麻醉知情同意书"上签字（表 1-3）。

表 1-1　麻醉前访视单

姓名＿＿＿＿　性别＿＿＿＿　年龄＿＿＿＿　床号＿＿＿＿　住院号＿＿＿＿　日期＿＿年＿月＿日

1. 职业＿＿＿＿　2. 因何病求医＿＿＿＿＿＿　3. 妊娠＿＿＿＿＿
2. 近期用药：镇痛药（　　）、镇静药（　　）、降压药（　　）、泻药（　　）、避孕药（　　）
3. 既往手术及麻醉史＿＿＿＿＿＿＿＿＿＿＿
4. 过去输血史及并发症＿＿＿＿＿＿＿＿　　　血型：A　B　O　AB
5. 肌肉疾病及肌无力＿＿＿＿＿＿　亲属中有无类似疾病＿＿＿＿
6. 心脏疾病：心肌梗死（　　）、心绞痛（　　）、心力衰竭（　　）、上楼时觉气急（　　）
7. 血管疾病：高血压（　　）、供血障碍（　　）、静脉曲张（　　）
8. 呼吸系统疾病：肺结核（　　）、硅沉着病（　　）、肺炎（　　）、哮喘（　　）、肺气肿（　　）
    慢性支气管炎（　　）、经常咳嗽（　　）、咳痰（　　）
9. 肝脏疾病：黄疸（　　）、肝硬化（　　）、肝炎（　　）
10. 泌尿系统疾病：肾炎（　　）、血尿（　　）、肾结石（　　）
11. 代谢疾病：糖尿病（　　）、甲状腺疾病（　　）、风湿性关节痛（　　）
12. 眼部疾病：青光眼（　　）、斜视（　　）
13. 神经系统疾病：癫痫（　　）、瘫痪（　　）、精神抑郁（　　）
14. 骨骼系统疾病：脊柱疾病（　　）、关节病（　　）
15. 血液系统疾病：易发生血肿（　　）、紫癜（　　）、鼻出血（　　）
16. 过敏史：药物（　　）、酒精（　　）、胶布（　　）、食物（　　）、花草（　　）
17. 有无义齿（　　）、经常吸烟（　　）、经常喝酒（　　）
18. 其他疾病＿＿＿＿＿＿＿＿＿＿＿＿＿＿＿＿＿＿＿＿

病人或家属签名：

注：阳性症状、体征及病史者填"+"，阴性者填"-"。

表 1-2　病人术前情况评级表

项目	计分						评分
	0 分	1 分	2 分	4 分	8 分	16 分	
手术类型	选择性手术（不急）	选择性手术（急）	急症手术	需立刻进行手术			
手术部位	浅表或小型五官手术	四肢、脊柱或中型五官手术	腹腔、大型五官手术、轻度休克	颈椎、胸椎或颅内手术，中度休克	两个内腔手术或重度休克	多发性损伤、重度休克	
年龄	1～39 岁	3 个月～1 岁 40～59 岁	0～3 个月 60～69 岁	>70 岁			
估计手术时间	<60 分	61～120 分	121～180 分	>180 分			
血压	<140/90mmHg	高血压经治疗已控制	高血压未治疗或仅短时治疗	经治疗但未控制、主要脏器轻度损害	主要脏器明显损害		
心功能	Ⅰ 级	Ⅱ 级	Ⅲ 级、心绞痛		Ⅳ 级		

项目	计分					评分
	0分	1分	2分	4分	8分	16分	
心电图	正常	轻度变化	起搏点变化、心肌轻度受损	室性期前收缩>5次/分,传导异常	多源多发室性期前收缩严重,传导异常	
心肌梗死病史	无	>2年	>1年	>6个月	<6个月	<3个月	
呼吸功能	正常	阻塞性通气障碍已治疗	阻塞性通气障碍未经治疗	支气管感染、炎症	阻塞性呼吸困难	明显呼吸困难、发绀	
肝功能	正常	轻度异常、肝大	肝功能重度异常			肝性昏迷	
肾功能	正常	轻度异常	重度异常	轻度尿毒症		尿毒症	
体液、酸碱、电解质	正常	轻度脱水,酸碱、电解质轻度异常	中度脱水,酸碱、电解质中度异常		重度脱水、严重电解质紊乱	
脑功能	正常		神志恍惚	浅昏迷	深昏迷	
体温	正常	>38℃	>38.5℃	>39℃	>40℃	
血红蛋白	>115g/L	>150g/L 90~115g/L	>160g/L <90g/L	>180g/L <40g/L		
凝血功能	正常		凝血功能异常	出血性疾病,如紫癜、血友病等		
内分泌代谢	正常	轻度甲亢	中度甲亢	重度甲亢,阵发性高血压型嗜铬细胞瘤	严重甲亢,持久性高血压型	

病史摘要:

访视者:

注:病人情况评分在0~2分,危重度评级为I级,麻醉耐受性正常;3~5分,为II级,麻醉耐受性尚可;6~10分,为III级,麻醉耐受性为顾虑;11~19分,为IV级,麻醉耐受性较危险;≥20分,为V级,麻醉耐受性为极危险。急症手术,在评级后加写"E",表示危险性增大。

表1-3 麻醉知情同意书

姓名_____ 性别_____ 年龄_____ 床号_____ 住院号_____

术前诊断:

病人因患_____疾病,拟行手术治疗,根据病人病情,拟在_____麻醉方式下行手术治疗。麻醉医师将严格遵守医疗原则,按麻醉操作规范认真进行操作。但是,在现有医学科技水平条件下,仍可能出现某些无法预料或不可避免的不良后果。本麻醉医师已针对病人病情,结合既往病史、药物反应等情况,提出了适合病人的麻醉方案,且向病人(代理人)充分说明了选择麻醉方式的理由及优、缺点。并将有可能出现的风险充分向病人(代理人)交代,一旦发生上述情况,可能加重病情或危及病人生命,医务人员将按医疗原则予以尽力抢救,但仍可能出现不良后果。是否同意实施此麻醉方案,请书面表明意愿。

麻醉医师签名:

_____ 日期: 年 月 日

本人系病人(或受病人委托的代理人),因病人患_____疾病,拟接受手术治疗,经麻醉医师向我交代选择上述麻醉方式的理由及优、缺点,愿意承担上述麻醉风险,同意并委托麻醉医师实施以上麻醉方案,并授权医师在基于病情和手术需要的基础上调整麻醉方案。已接受麻醉医师说明并充分理解,因此以后对于上述问题不再提出异议。

(签署意见)

病人(代理人)签名:

病人近亲属签名(注明与病人的关系):

日期: 年 月 日 时 分

本人系病人(或受病人委托的代理人),因病人患_____疾病,拟行手术治疗,经麻醉医师向我交代选择上述麻醉方式的理由及优、缺点,拒绝接受上述麻醉方案。因系本人意愿,以后对此不再提出异议。

(签署拒绝麻醉或更改麻醉方案的意见)

病人(代理人)签名:

病人近亲属签名(注明与病人的关系):

日期: 年 月 日 时 分

二、对病人心血管功能的评价

1. 了解病人步行约 150m 或登一层楼是否感觉劳累，夜晚起床排尿次数，是否常有心前区疼痛，过去是否出现过心肌梗死。

2. 按 Goldman 对心血管功能能否经受非心脏手术的危险指数做一评价（表 1-4）。

表 1-4　心脏危险指数（cardiac risk index，CRI）评价

评价项目	指数点
1. 病史	
（1）年龄>70 岁	5
（2）最近 6 个月内出现过心肌梗死	10
2. 体格检查	
（1）出现舒张期奔马律或颈静脉怒张	11
（2）有明显的主动脉瓣狭窄	3
3. 心电图	
（1）最近有非窦性心律或房性期前收缩	7
（2）室性期前收缩>5 次/分	7
4. 一般状况	3
PaO$_2$<60mmHg 或 PaCO$_2$>50mmHg	
血清 K$^+$<3.0mmol/L 或 HCO$_3^-$<20mmol/L	
BUN>17.85mmol/L 或 Cr>265.2μmol/L	
ALT 不正常，有慢性肝病征象	
5. 拟施手术	
（1）腹腔内、胸腔内或主动脉手术	3
（2）急症手术	4

注：BUN，血尿素氮；ALT，谷丙转氨酶；Cr，肌酐；PaO$_2$，动脉血氧分压；PaCO$_2$，动脉血二氧化碳分压；K$^+$，钾离子

每一病人均按评价项目，计算 CRI，CRI 越大，其心脏危险性也越大（表 1-5）。

表 1-5　不同 CRI 的分级和死亡率

分级	CRI	心脏原因死亡率/%
I	0~5	0.3~3.0
II	6~12	1~10
III	13~25	3~30
IV	26~53	19~75

三、对病人呼吸功能的评价

1. 在了解病史和体检时，应注意病人有无限制性和阻塞性通气障碍。脊柱后凸、肋骨运动受限制是限制性呼吸障碍最常见原因，而阻塞性呼吸障碍常由以下原因引起：气管、支气管异物，支气管内新生物，肿大的甲状腺，喉头水肿，声带乳头状瘤，路德维希咽峡炎，面颌部损伤，口底部感染，扁桃体肿大，鼻息肉、增生腺样体，慢性支气管炎和肺气肿及哮喘等。有这些疾病者因需应用辅助肌肉帮助呼吸，一旦麻醉加深，这些肌肉收缩将被抑制，就会出现呼吸困难。

2. 病人有无慢性支气管炎和肺气肿，年老或吸烟者常罹患此病，咳嗽且有脓痰，如不治疗常会引起手术后肺部并发症。麻醉中亦因呼吸道狭窄致通气困难。麻醉、手术前通过禁烟、理疗、体位引流、抗生素治疗、黏液溶解药和解痉药的应用使排痰容易及痰量减少，且也会使痰的性质好转。其治疗效果可通过应用呼吸图描记做治疗前后的对比检查。

3. 哮喘病人应做最有效的治疗，急性发作期、出现支气管痉挛和有气喘危象（status asthmaticus）者，均不宜施行麻醉和手术。已用维持量激素做抗哮喘治疗者，围麻醉期激素不应

停用。麻醉前用药中不宜给予巴比妥类药和阿片受体激动药，但可给予苯二氮䓬类药。

4. 肺功能测定 即肺活量、潮气量、补吸气量、深吸气量和补呼气量可由肺量计直接测定。功能残气量和残气量一般采用气体稀释平衡法测定。最大呼气流量-容积曲线（maximum expiratory flow-volume curve，MEFV）是指受试者在最大用力呼气过程中，将其呼出气体容积及相应呼气流速描记成的一条曲线，最大呼气流量又称用力呼出量（forced expiratory volume，FEV），它主要反映用力呼气过程中胸腔内压、肺弹性回缩压、气道阻力对呼气流速的影响。正常成人最大肺活量（forced vital capacity，FVC）为 4800～5000ml，第 1 秒用力呼气量（FEV_1）≥80%；阻塞性肺疾病者，FVC 约为 2500ml，其 FEV_1 为 20%～30%；限制性肺疾病者，FVC 仅 2000ml，其 FEV_1 量虽小，但并无困难，可达 85%。通过时间肺活量的测定和 FVC 与 FEV_1 比率，可以鉴别不同的呼吸状态。正常人、阻塞性肺疾病者、限制性肺疾病者及气管狭窄者 MEFV 曲线的比较见图 1-1。

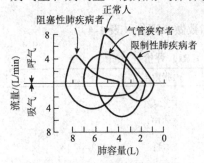

图 1-1 正常人、阻塞性肺疾病者、限制性肺疾病者、气管狭窄者 MEFV 曲线的比较

四、病人口腔和咽部情况

麻醉前应检查病人口腔、鼻腔和牙齿状况，有无义齿和松动或即将脱落的牙齿，并做妥善处理，避免麻醉诱导插管时落入呼吸道。特别考虑给麻醉药或辅助药后病人的呼吸道能否保持通畅。因此，可事先让病人于坐位下头向后仰，尽量张口，一方面注意寰枕关节的活动度及前后伸屈的范围，另一方面窥视咽部，预测麻醉后上呼吸道通畅度和气管插管的难易，一般将其分为四级（图 1-2），

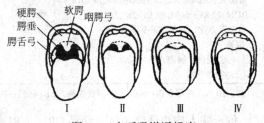

图 1-2 上呼吸道通畅度

Ⅰ级：软腭、腭垂、舌腭弓和咽腭弓均清晰可见；Ⅱ级：看见软腭、腭垂和部分咽腭弓；Ⅲ级：只能看见软腭、腭垂的基部；Ⅳ级：仅见硬腭。

根据上述预测结果，可以估计到麻醉中Ⅰ、Ⅱ级病人，呼吸道易于保持通畅，施行气管插管操作，应用喉镜显露声门也较容易；但Ⅲ、Ⅳ级病人，应估计其呼吸道维持通畅的困难性，若拟施行气管插管，应做充分准备，必要时应考虑应用纤维支气管镜。

五、病人已用某些特殊药物情况

手术前病人已用药物，如皮质激素、降压药、抗生素、抗凝血药、抗抑郁药等，应考虑这些药物与麻醉中用药的相互作用。特别是抗抑郁药影响较大，某些药物应停用，或用其他药物代替，以使麻醉、手术安全（表 1-6）。

表 1-6 病人术前应用抗抑郁药麻醉中可能出现的并发症

药物种类	并发症	预防和治疗
单胺氧化酶抑制药（monoamine oxidase inhibitors） 帕吉林（pargyline） 烟肼酰胺（nialamide） 反苯环丙胺（tranylcypromine） 硫酸苯乙肼（phenelzine sulfate） 异卡波肼（isocarboxazid）	可与拟交感胺起作用，引起严重高血压，有时也会引起低血压；麻醉中应用哌替啶会引起兴奋、昏迷、出汗、肌紧张、高热、高血压或低血压	术前停药 2 周；出现高血压时可应用硝普钠降压；出现低血压时给予扩容液和血管活性药；避免应用麻醉性镇痛药
锂类抗抑郁药 碳酸锂	增强非去极化和去极化肌松药作用；可引起低血压；可致心律失常；很易使麻醉加深	加强肌松监测；密切监视 ECG 变化；注意容量监测和麻醉深度监测

药物种类	并发症	预防和治疗
三环类抗抑郁药（tricyclic antidepressants） 　盐酸丙米嗪（imipramine hydrochloride） 　盐酸阿米替林（amitriptyline hydrochloride） 　去甲替林（nortriptyline） 　去郁敏（desipramine） 　普罗替林（protriptyline）	阻断去甲肾上腺素再摄入；导致心律失常；心血管系统不稳定；心动过速；低血压	加强 ECG 监测，避免应用氟烷和泮库溴铵，选用对心脏影响少的肌松药，避免应用交感胺等血管活性药

六、病人贫血和凝血功能的监测

1. 贫血情况监测 曾规定血红蛋白（Hb）<100g/L（10g/dl），拟进行选择性手术的病人均需于术前做输血准备，提高 Hb，以保证麻醉、手术安全。某些慢性肾病者，其 Hb 常在 50~60g/L，欲于手术前提高 Hb 至正常范围，并非易事。对于这类病人，现已不做上述规定。然而，某些病人于手术前发现解释不清楚的贫血，应做仔细检查。从稳定手术中病人循环功能看，正常的循环血量比检查红细胞（RBC）计数、血细胞比容（Hct）和 Hb 更重要。正常的红细胞、Hct 和 Hb，并不能排除没有低血容量，而低 Hb 或贫血也不能表明一定伴有低血容量。因此，凡是病人术前有急、慢性失血病史，近期有体重减轻、严重贫血或拟进行较大手术者，除血常规检查外还应做循环血量的检查，若检出数值比正常值低 20%，可以预测麻醉后循环功能会不稳定，术前应予积极治疗。

镰状细胞贫血症（sickle cell anemia）：国内病人少见，但非洲西部黑人约有 24%罹患此症。此类病人常有慢性溶血性贫血，红细胞内 HbS（正常应为 HbA）在脱氧后呈镰状形态，此种强直型细胞会致微循环阻塞而致严重危害。手术前 Hb<70g/L 应予治疗（如换血疗法，使 HbS<40%），并避免麻醉、手术中发生脱水、酸中毒、低温、感染、低氧血症和循环淤滞，以免病情加重。

还有一些病人，特别是来自高原地区者，其红细胞和 Hb 数值较高，Hct>50%，对于这类病人，手术前应做等血容量血液稀释，使 Hct<30%为妥。

2. 凝血功能的监测 询问病史应涉及既往手术、拔牙后或经血时有无异常失血，有无鼻出血，皮肤、黏膜及关节处损伤后是否容易出血，是否每日服用阿司匹林，是否服用噻嗪类利尿药、奎尼丁和磺胺类药等，是否引起血小板减少症。体检时应注意皮肤有无出现红斑、瘀点、瘀斑、紫癜、血色素沉着和血肿。甲床、口腔黏膜处有无毛细血管扩张。实验室检查除出血时间、凝血时间、血小板计数、纤维蛋白原含量和凝血酶原时间外，还应检查肝功能。凡怀疑有特殊情况均应做进一步凝血功能检查及请血液病专家会诊。

七、麻醉前对中枢神经系统的评价

麻醉前了解病人有无中枢神经系统（central nervous system，CNS）的疾病非常重要。凡有 CNS 疾病者应避免应用蛛网膜下腔神经阻滞类药物，以免病情加重。病人主诉有不明原因的肌病，应做肌电图检查，还要做血清肌酸磷酸激酶（creatine phosphokinase，CPK）的检测，明确诊断，以了解有无心肌病、有无可能于麻醉中出现恶性高热。还要了解病人有无重症肌无力症（myasthenia gravis），其手术前服用的皮质激素和抗胆碱酶制剂不应停用。这类病人对某些非去极化肌松药（如筒箭毒碱和泮库溴铵等）特别敏感，宜避免使用为妥。氨基糖苷类抗生素也会增强神经肌肉阻滞作用，宜慎用。患帕金森病者，常服用于治疗震颤麻痹的左旋多巴（levodopa）、多巴丝肼（madopar）或吡贝地尔（piribedil）等或中枢性抗胆碱作用的苯海索（artane），麻醉前均应停药几日，以保证病人麻醉中的安全。至于患有各种脑血管疾病者，均应对症处理。

八、麻醉前对肝功能的评价

肝功能试验可分为三类：①肝脏分泌功能试验，如血清胆红素和酚四溴酞磺酸钠（bromsulphalein，BSP）检查；②肝脏合成功能试验，如凝血酶原时间（PT）和血清白蛋白含量检测；③肝细胞损伤程度试验，如转氨酶（ALT、AST）检查、乳酸脱氢酶（LDH）检查、碱性磷酸酶检查和γ-谷酰胺转肽酶（GGT）检查等。根据临床症状、诊断和检验，分析肝功能异常属肝细胞损害型、胆汁淤积型、炎症浸润型或混合型。其中以肝细胞损害型最为常见，如病毒性或药物性肝炎、酒精中毒性肝病和缺氧性肝损害等。此时可见转氨酶及 LDH 增高。严重的肝细胞损害，转氨酶可达 1000U，其 PT 也延长，甚至在应用维生素 K 以后也不能纠正，说明肝细胞损害严重。血清白蛋白含量低至 35g/L 或以下，则提示有亚急性或慢性肝病或肝硬化。有阻塞性胆道疾病者，其血清总胆红素（TBIL）常高于 17.1μmol/L（1.0mg/dl），碱性磷酸酶（ALP）也增高 3～4 倍，PT 也延长。中度、重度肝炎均属危重病人；某些非急性病例，应考虑延迟手术，待肝功能恢复后为妥。

九、麻醉前对肾功能的评价

麻醉前检查肾功能可以了解病人肾脏处在何种状态，有助于麻醉中的用药和病情处理。最方便的检查是尿液常规检查。根据尿的比重和渗透压及尿钠测定均能对肾脏浓缩功能做出评价；蛋白尿、血尿和尿中出现管型提示肾脏已受疾病影响；脓尿提示泌尿系统有感染，应做细菌培养检查。急症病人至少还应进行血清肌酐（Cr）、血清尿素氮（BUN）、电解质、血气和 2～3 小时内的排尿量检测。BUN 数值常受许多因素影响，如肠道内存在的血液、脱水、激素治疗和应用某些药物等。有时肾功能已丧失 50%，但 BUN 和 Cr 尚未有变化。选择性手术病人，可以做进一步肾功能检查。了解其肾脏疾病史，有无高血压，有无肾上腺肿瘤，有无腹主动脉瘤及其是否累及肾脏血管，有无前列腺肥大等。

十、病情分级和预测麻醉及手术危险程度

通过麻醉前对病人的诊视和体格检查及对病人各重要器官功能的评价，参考实验室检查和特殊检查，按美国麻醉医师协会（American Society of Anesthesiologists，ASA）给予病情分级，并预测麻醉和手术危险程度，做好麻醉选择和给予麻醉前用药。

一般可根据病情将其分为五类：

第一类（Ⅰ）：病人的心、肺、肝、肾和中枢神经系统功能正常，发育、营养良好，能耐受麻醉和手术。

第二类（Ⅱ）：病人的心、肺、肝、肾等实质性器官虽然有轻度病变，但代偿健全，对一般麻醉和手术的耐受无大碍。

第三类（Ⅲ）：病人的心、肺、肝、肾等实质性器官病变严重，功能减损，虽在代偿范围内，但对施行麻醉和手术仍有顾虑。

第四类（Ⅳ）：病人的心、肺、肝、肾等实质性器官病变严重，功能代偿不全，威胁着生命安全，施行麻醉和手术均有危险。

第五类（Ⅴ）：病人的病情危重，随时有死亡的危险，麻醉和手术异常危险。

如系急症手术，则在评定级后加 E（emergency），以资区别。

麻醉和手术后的死亡率与病情严重与否有很大关系（表 1-7）。因此，应在麻醉前进行病情评估，以降低麻醉手术死亡率。

表 1-7　按 ASA 分类围麻醉和手术后的死亡率（选择性和急症手术）

ASA 分类	死亡率/%
Ⅰ	0.1
Ⅱ	0.2～0.4
Ⅲ	1.8～4.3
Ⅳ	7.8～23.0
Ⅴ	9.4～50.0

第二章 围麻醉、手术期间病人各项生理参数的监测

一、监测目的和项目

围麻醉、手术期间监测，旨在维持病人各项生理参数在正常范围，是保障病人麻醉安全，提高麻醉质量的重要措施。必须指出，无论使用什么监测方法，都需由训练有素的麻醉医师对各种监测结果及其变化做出恰当分析，并迅速采取正确的预防和治疗措施。

ASA 提出，麻醉期间必需的五项基本监测包括心电图（ECG）、血压（BP）、脉搏血氧饱和度（SpO_2）、体温（T）及呼气末二氧化碳分压（$PetCO_2$），这些监测项目简便实用，是我国各级医院临床麻醉监测的基础。

二、监测方法

（一）全身情况的监测

全身情况的监测是指对病人的全身状况进行概括性观察和检查，包括对一般发育情况、营养状况的评估，皮肤颜色、弹性的观察和体温、尿量等的监测。这些项目不仅是麻醉前病人评估的重要内容，也适用于麻醉和手术期间的病情分析。

1. 营养状况 营养良好是指具有黏膜红润、皮肤光泽、弹性良好、皮下脂肪丰满、指甲和毛发润泽等特征，而营养不良则是皮肤黏膜干燥、弹性减低、皮下脂肪菲薄、肌肉松弛无力、指甲粗糙、毛发稀疏。介于二者之间者为营养中等。

2. 皮肤 皮肤黏膜苍白常由贫血、末梢毛细血管痉挛引起；皮肤发红见于发热、使用阿托品及真性红细胞增多症和 Cushing 综合征病人；发绀是缺氧致还原血红蛋白增多所造成；皮肤出血点见于出血性疾病和重症感染；荨麻疹是过敏反应的重要标志。

可通过皮肤观察体内水平衡状态：脱水时皮肤弹性减低。全身水潴留可表现为压陷性水肿，轻度者仅见于眼眶、胫前和踝部；中度者全身疏松组织均可见；重度者全身组织严重水肿，低部皮肤张紧发亮，甚至有液体渗出，伴胸腹腔及鞘膜腔积液。

3. 体温监测

（1）影响体温的因素：手术和麻醉中很多因素可能影响体温。①室温：可直接影响病人体温，尤其是小儿，因此应将手术室和麻醉恢复室温度控制在一个较恒定的水平，推荐温度为24～25℃，新生儿手术时应将室温升至 28～30℃。②麻醉方法和麻醉药物：全麻药抑制体温调节中枢，故全麻病人更易受环境温度影响。颠茄类药、交感神经兴奋药及较大剂量局麻药物可使体温升高。③胸腹腔大手术野和体腔较长时间大面积暴露，冷液体擦拭、冲洗或输注均可使体温降低。④敷料覆盖下实施的冗长的头面部手术、手术室内热辐射、光照射及使用的电热毯、高温器等均应在影响体温因素的考虑之列，此外骨水泥可使局部温度达 50℃。⑤病人本身病情如严重感染败血症、甲状腺功能亢进症、破伤风等惊厥性疾病，及脑损伤、致热原反应、恶性高热等均可导致体温改变。

（2）体温监测方法

1）测温部位：人体各部温度并不一致，仅体表各部位皮温就可有很大差别，但机体内部温度（即中心温度，core temperature）比较稳定，正常参数范围在36.0～37.5℃。麻醉中用于监测体温的部位有以下几处。①腋窝温度：一般认为比口腔温度低 0.3～0.5℃，比直肠温度低 0.55℃。②直肠温度：测出的温度与中心体温接近。放置温度计时应注意水银头应超过肛门 6cm，否则不准确。

③鼻咽温度和深部鼻腔温度：这两处是目前监测体内温度最常用的部位，但可能受到呼吸气体温度的影响。放置体温计必须轻柔，勿损伤鼻黏膜。④食管温度：体温计探头应放置于食管的下 1/3 处，相当于心房平面，可直接反映中心体温或主动脉血温度。⑤耳鼓膜温度：鼓膜温度不但反映脑温，而且很精确，是测试中心温度的良好方法。只是测温装置尚待改进，因为目前的测温装置有可能引起外耳道出血或鼓膜穿孔。⑥肌肉测温：恶性高热发作前，肌肉温度的升高往往先于其他部位，故已有人设计针式温度测量器，可刺入三角肌连续监测肌肉温度，适用于有特殊指征的病人。

2）体温计：玻璃管型汞温度计虽有缺点，但在手术麻醉中不少情况下仍可使用。根据金属或半导体电阻随体温改变的原理制成的电阻温度计，常用作多导监测仪上体温监测的探头，其他临床使用的温度计包括温差电偶温度计、液晶温度计、深部温度计、零梯度耳温度计等。

（3）体温监测适应证：包括婴幼儿、老年人、发热和休克病人，长时间手术、体外循环和低温麻醉者，恶性高热及有自主神经功能障碍者。

4. 尿量监测　尿量不仅可反映肾功能状态，而且反映血容量和器官灌注等情况，故对较大或较长时间手术及严重创伤、休克等病人都应留置导尿管做尿量监测。

通常认为成人每小时尿量少于 17ml 或者每天尿量少于 400ml，小儿每小时尿量少于 0.8ml/kg 或 10ml/m^2 则为少尿；24 小时尿量少于 100ml 或 12 小时完全无尿称无尿。膀胱内置留导尿管不但可以监测尿量，还可测定尿 pH、尿比重、尿常规、尿渗透压等。

（二）循环系统的监测

监测方法分为无创监测和有创监测两种。

1. 无创监测　"手指扪脉"和袖带血压计测压法仍旧是最基本、最简便的监测方法，现代的多普勒超声心动图、心脏核素扫描等方法则有逐步推广的趋势。

（1）血压监测

1）袖带测压法：最常用的部位为上肢肱动脉处，对特殊病人也可采用下肢腘动脉处。一般袖带宽度应为上臂长度的 1/2，为 12～14cm，小儿袖带宽度应覆盖上臂长度的 2/3。

触诊法：是通过触摸脉搏获得收缩压的最简单的方法，在低血压、休克或其他听诊有困难的病人可以采用。

听诊法：听诊科氏音（Korotkoff's sound）测量血压是目前最常用的方法。当血压计袖带缓慢放气时，听诊器在其远端可听到响亮的科氏音，压力值即为收缩压；当科氏音音调突然降低时，压力值即为舒张压。

2）搏动测压法：目前使用的许多能进行自动间断无创血压测量的电子血压计，其原理为搏动测压法。这种血压计螺线管控制袖带的放气，通过短暂固定袖带的容量记录搏动的幅度，由计算机分析不同压力下的搏动类型。搏动迅速升高时点为收缩压，搏动迅速降低时点为舒张压，最大搏动时点为平均动脉压。自动搏动测压装置与有创测压结果比较表明：在心房颤动、被测肢体活动、心动过缓等脉搏不规律时，测定时间延长；在低血压时通常能保持其准确性，在低血容量和血管强烈收缩时可能导致测量失败。

3）体积描记法：是使用红外线体积描记图仪、手指压力袖带测量和记录动脉压力，测量的血压值与听诊法和直接动脉测压结果相关良好。

4）多普勒法：用多普勒探头测定充气袖带远端动脉壁运动的声波频率，从而间接测量血压。其优点是在小儿和低血容量病人常能准确测得收缩压，缺点是不易准确测定舒张压和平均动脉压。

（2）心电图监测：是围麻醉期最常用、也是最实用的监测方法之一。完整的心电图监测系统由床边监测仪和中心监测台两大部分组成，这种监测系统可供一个或多个病人使用。最近又发展了一种计算机联网监测方式，可在每个终端监测仪上看到网络中其他监测仪测量的数据和图形。

通过心率和心律监测，可及时发现和诊断心律失常、心肌缺血、传导阻滞及电解质紊乱，并可观察起搏器的工作情况。

1）心电图监测的导联系统：标准导联为双极导联，测量的是一对电极之间的电位差。常用的是标准肢体导联，左上肢（+）→右上肢（-）；左下肢（+）→右上肢（-）；左下肢（+）→左上肢（-）。常规监测一般选用标准Ⅱ导联。加压肢体导联是将各电极通过 5000Ω 的电阻连接，成为中心零电位，它同另一正电极之间的电位差代表实际电位，形成 aVR、aVL 和 aVF。有关心脏电活动的其他信息，还可通过心前区单极导联系统 $V_1 \sim V_6$ 获得，此时标准电极成为无关电极，探查电极放在胸壁。以上三种导联系统的总和即为标准 12 导联。

三电极系统：使用三个电极，心电图通过两个电极之间的双导联获得，第三个电极作为地线，该系统简单方便、易于掌握，但对心肌缺血提供的信息有限。

改良三电极系统：是对标准双极肢体导联的改良方法，可增大 P 波高度，有利于诊断房性心律失常和心肌缺血。

五电极系统：用五个电极记录六个标准肢体导联和一个心前区单极导联（Vs），所得信息全面，可用以监测心肌缺血和房室传导阻滞。

其他：如食管心电图导联、气管心电图导联及心内心电图导联等可用于某些特殊情况，有利于诊断和治疗某些特殊心律失常。

2）正常心电图的特征：正常心电图波形包括 P 波、PR 间期、QRS 波群、ST 段、T 波、QT 间期和 U 波等。

P 波为心房除极波。时间一般<0.11 秒，振幅在肢体导联<0.25mV，在胸导联<0.21mV。P 波在Ⅰ、Ⅱ、aVF 及 $V_3 \sim V_6$ 导联直立，aVR 导联倒置，其他导联直立、倒置或双向。

PR 间期为 P 波起点到 QRS 波群起点的时间。正常成人 PR 间期在 0.12～0.20 秒，小儿相应缩短。

QRS 波群代表心室的除极过程。时间为 0.06～0.10 秒。QRS 波群的振幅在各个导联不同，肢体导联每个 QRS 波幅低于 0.5mV 或胸前导联低于 0.8mV 即为低电压。Ⅰ、Ⅱ、$V_4 \sim V_6$ 导联 R 波直立，aVR 及 V_1 导联 R 波倒置。V_1、V_2 导联无 Q 波，但可能有 QS 波，其他导联 Q 波宽度不应超过 0.04 秒，深度不应超过 R 波的 1/4。

ST 段是指 QRS 波终点至 T 波起点之间的线段，反映心室早期复极过程的电位变化。正常 ST 段为等电位线，任何导联 ST 段下移不超过 0.05mV，抬高不超过 0.1mV。

T 波是心室复极波。T 波方向与 QRS 主波方向一致，振幅不低于 R 波的 1/10。

QT 间期为心室由开始激动至完全恢复静止状态的时间。正常应在 0.32～0.44 秒，其长短与心律快慢有关。

U 波为心动周期最后一个小波，常出现在 T 波后 0.02～0.04 秒，方向与 T 波一致，高不超过 0.5mV。

以上为正常心电图各波段及其正常值。与正常相对的是，在围麻醉期还可能出现多种心律失常，因此，麻醉医师应具有对各种心律失常加以识别和处理的能力，这也是临床医师的基本素质之一。

3）心率变异性（heart rate variability，HRV）：是测定连续正常心动周期之间的时间变异数，反映心率的变化程度，临床上无创伤地反映自主神经系统的功能状况，定量测定交感和副交感神经张力的指标。麻醉中可用来判断麻醉深度和评价麻醉药物对自主神经功能的影响等。其常用的分析指标有总功率（TP）、极低频段功率（VLF）、低频段功率（LF）、LF（norm）、高频段功率（HF）、HF（norm）、低/高频段功率值（LF/HF）。其中 LF（norm）和 HF（norm）分别为低频段功率和高频段功率标化的值，其单位为 nu，计算方法是用所测得的 LF 或 HF 的绝对值除以总的功率再减去 VLF，然后乘以 100%，标化的 LF 和 HF 更能直接正确反映副交感和交感神经张力的变化（表 2-1）。

表 2-1　心率变异短程分析的常用指标

指标	单位	定义	频率范围/Hz
TP	ms²	在选定的时段内总的 RR 间期的变异	<0.4
VLF	ms²	极低频段功率	<0.04
LF	ms²	低频段功率	0.04～0.15
LF（norm）	nu	标化的低频段功率	
HF	ms²	高频段功率	0.15～0.4
HF（norm）	nu	标化的高频段功率	

4）手术室内心电监测注意事项：手术室内干扰心电图的因素较多，如 50Hz 灯光电源、外科电刀和电锯、除颤器、体外循环机等。因此，应注意与电极接触的皮肤电阻应尽可能减到最小，可用酒精预先清洁；所用氯化银电极应保持湿润和不失效。此外，术中安放胸前监护导联应注意：①避开手术野；②避开心前区，以备紧急时安放电极板行电除颤；③监测导联心电图主要显示心律失常，作图形分析则欠满意，尤其是 ST 段、QRS 波形态等可能与常规导联有较大差别；④按设计要求，正极必须在负极左侧或下方，否则会出现倒置图形；⑤病人活动可使图形零乱、基线飘移，但安静后心电图应立即恢复，否则应检查电极是否脱落；⑥电极颜色并未统一规定，应根据每个仪器的要求进行连接。

（3）心排血量和心功能监测：心排血量是指心脏每分钟将血液泵至周围循环的量。心排血量监测可反映整个循环系统的状况，十分重要。

1）心阻抗血流图：利用心动周期中胸部电阻抗的变化来测定左心室收缩间期和计算每搏输出量（SV），进而演算出一系列心功能参数。但许多心血管疾病可影响其结果的准确性，如房室间隔缺损、瓣膜疾病、心律失常、全身严重周围动脉硬化等。

2）超声心动图与多普勒技术：超声心动图是利用声波反射的性能来观察心脏与大血管的结构、形态，了解心房、心室的收缩及舒张功能状况与瓣膜开闭的规律。用超声心动图测量心排血量，过去主张测定舒张末期左室内径（D_d）和收缩末期左室内径（D_s），然后按公式计算出 SV 及心排血量，这种方法误差较大，目前大多主张用超声心动图测量主动脉瓣口大小，多普勒技术测定血液流速，由此计算出心排血量，较为准确。此外，近年发展的经食管多普勒心排血量监测仪是将多普勒传感器探头置于食管施行连续心排血量和血流动力学监测，是一种简单、安全、连续、可靠的无创性监测方法，值得推广。

3）二氧化碳（CO_2）无创性心排血量测定：利用 CO_2 弥散能力强的特点将其作为指示剂，通过连续测定 CO_2 浓度，根据菲克（Fick）原理计算出心排血量。其具体方法有多种，但准确性均欠佳。

2. 有创监测　近年来虽有逐步减少的趋势，但无疑仍是手术室和监护病室 ICU 中大手术和抢救危重病员不可缺少的手段。

（1）中心静脉压监测技术：中心静脉压（central venous pressure，CVP）是指胸腔内上、下腔静脉或右心房内的压力，是衡量右心排血能力的指标。其正常值为 4～12cmH$_2$O（1kPa=10cmH$_2$O）。CVP 测定技术操作简单、设备简便，而且可以用于严重创伤、休克、急性循环功能衰竭病人的抢救及全胃肠外营养治疗等，临床应用很广。

1）插管途径：通过不同部位的周围静脉可插入导管至中心静脉，可供选择的有颈内静脉、锁骨下静脉、颈外静脉、肘部静脉及大隐静脉、股静脉等，临床上以颈内静脉和锁骨下静脉最常用。

颈内静脉穿刺：颈内静脉解剖位置固定，较少变异，且不因年龄、胖瘦而改变，穿刺并发症少，是临床上常用的中心静脉穿刺径路，因颈内静脉右侧较左侧粗，与无名静脉所成角度小，左侧有胸导管，胸膜顶亦较高，故多选用右颈内静脉插管。穿刺时病人仰卧，头低 15°～30°，使静脉充盈，并可减少气栓发生，头后仰并转向对侧。颈短病人及婴幼儿可在肩下垫薄枕。操作者站在病人头前，有三种不同的穿刺径路（图 2-1）：①前路，在胸锁乳突肌前缘中点进针，针干与皮肤成 30°～45°，针尖指向锁骨中、内 1/3 交界处。穿刺时左手示、中指将该处颈内动脉推向内侧，以免误穿入颈动脉。②中路，于胸锁乳突肌胸骨头和锁骨头交汇点即颈动脉三角顶点进行，将颈动脉推向内侧，针轴与皮肤成 30°平行于中线进针，或将针尖指向同侧乳头。此法简便可靠、成功率较高。③后路，在胸锁乳突肌外（后）侧缘中、下 1/3 处或外侧缘与颈外静脉交点后方进针。穿刺时肩部垫高，头尽量转向对侧，针干一般保持水平位，在胸锁乳突肌深部指向胸骨柄上窝进针。

　　锁骨下静脉穿刺：锁骨下静脉是腋静脉的延续，起于第 1 肋外缘，成人长 3～4cm。因左侧有胸导管，临床上亦多选右侧锁骨下静脉穿刺。成人送入导管约 12cm，易固定，可长期置管，偶有血胸、气胸等并发症。穿刺体位同颈内静脉穿刺，进路分锁骨下或锁骨上两种（图 2-2）。①锁骨下径路：病人上肢垂于体侧并略外展，保持锁骨略向前，使锁肋间隙张开以便于进针，在锁骨中点下一横指处或锁骨中、内 1/3 交界处，紧靠锁骨下缘进针。针尖指向胸骨上切迹或甲状软骨下缘，穿刺时尽可能保持针干与胸壁平行，避免进针过深刺破胸膜和肺。②锁骨上径路：病人肩部垫高，头转向对侧挺露锁骨上窝。在胸锁乳突肌锁骨头的外侧缘，锁骨上 1cm 处进针，针干与锁骨成 45°指向胸锁关节，进针 1.5～2.0cm 即可进入静脉。

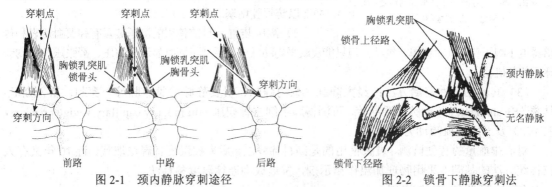

图 2-1　颈内静脉穿刺途径　　　　　图 2-2　锁骨下静脉穿刺法

　　2）操作方法：尽管静脉穿刺径路有所不同，但置管技术基本一致。置入静脉的导管为严格灭菌、软硬适度的导管，置入深度因穿刺部位而异，成人颈部置管 12～18cm，锁骨下置管 10～14cm，上肢或下肢插管可达 30～40cm。导管类型有针内管和管内针两种，后者为外套管（聚四氟乙烯，teflon）穿刺针，导管经由外套管置入，由于静脉破口与外套管外径一致，可防止漏血，故较多采用。Seldinger 首先推荐一种带导引钢丝的外套管针：穿刺针入血管后先置入导引钢丝，再将外套管顺导引钢丝推入静脉，最后在外套管内置入导管。此法大大提高了安全性和成功机会。

　　操作时病人取头低位（如前述）。操作者戴无菌手套，消毒铺巾，以局麻药做皮内或皮下浸润，穿刺针接装有生理盐水的注射器，穿刺时保持注射器内持续负压，穿入静脉后见回血通畅，一只手固定穿刺针，另一只手将导管缓慢置入，或先置入导引钢丝再行置管。导管内应预先充满液体，插入所需深度即可退出针或导引钢丝留管。导管尾端连接输液、测压装置，并牢固固定于皮肤表面。有条件者穿刺完毕应立即拍胸片证实导管位置。

　　3）中心静脉压测定常见并发症

　　心脏压塞：多由心脏穿孔引起，与导管过硬、置入过深有关，是最严重的并发症。

　　气胸：当穿刺部位较低、穿刺针置入过深时易于发生。

　　血胸、液胸：穿刺针若将静脉甚至动脉穿透或撕裂，同时又将胸膜刺破，则会发生血胸；若中心静脉压导管误入胸腔或纵隔，随后液体输入会导致胸腔或纵隔积液。

　　空气栓塞：在使用针内管的病人，当取注射器准备插管前可有大量空气进入血管。

　　血肿：常见于误伤动脉而又压迫不及时或者使用抗凝药的病人。

　　感染：导管在体内置留过久可导致血栓性静脉炎，无菌操作欠妥可引起局部或全身感染。

　　（2）周围动脉压测定技术：直接动脉内穿刺测压适用于各类危重病人、循环功能不全或低血压、休克需反复测量血压者或间接法测压有困难甚至难以测出者。外周表浅动脉，只要内径足够大，可

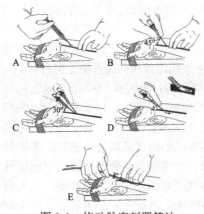

图 2-3　桡动脉穿刺置管法
A. 局部麻醉；B. 穿刺；C. 压低穿刺角度；D. 送
入套管；E. 连接测压装置

打及搏动，均可做动脉置管测压。一般首选桡动脉，此外腋、肱、尺、股、足背和颞浅动脉也可采用。

1）桡动脉穿刺测压方法：穿刺前应先作 Allen 试验，即压迫桡动脉观察同侧尺动脉供血是否通畅。若尺动脉供血不良则不宜做桡动脉穿刺插管。常选用左侧桡动脉。穿刺时病人取仰卧位，手腕旋后伸展，手掌向上，腕下垫小枕使腕背伸。术者先摸清桡动脉的位置和走向。常规消毒皮肤，在桡动脉搏动最明显处作局部浸润麻醉，然后用外套管穿刺针对准桡动脉搏动处穿刺，针身与皮肤成 30°～45°，当有鲜红色血液流至针蒂内，将针干压低 10°～15°，再进针 2～3mm，退出针芯将套管送入血管，尾端连接测压装置和含肝素（6～10U/ml）的生理盐水，注意间断用肝素冲洗以防管腔堵塞（图 2-3）。

2）测压装置：目前使用的测压装置有弹簧血压表和传感器电子测压仪，前者简单、经济，但只能反映平均动脉压，后者可同时显示收缩压、舒张压和平均动脉压的数值。

（3）其他创伤性监测方法：经大静脉（颈内静脉、贵要静脉、股静脉等）穿刺，置入斯旺-甘兹（Swan-Ganz）肺动脉漂浮导管，可测得肺毛细血管楔压（pulmonary capillary wedge pressure，PCWP）及一系列血流动力学参数。

对心排血量的有创监测，过去使用的是染料稀释法，后来被温度稀释法取代，近 10 年又有人在传统方法的基础上采用物理加温作指示剂，发展成为连续温度稀释法。

（三）呼吸系统的监测

1. 呼吸频率和呼吸音　麻醉期间（尤其是小儿麻醉）常规监测呼吸频率和呼吸音，临床上通常采用胸前或食管听诊器进行监测。呼吸频率即每分钟呼吸次数，正常成人平静呼吸时呼吸频率为 16～18 次/分。但在吸入纯氧时为防止过度通气，在保证足够有效通气量的前提下一般将控制呼吸频率设为 10～15 次/分。

2. 潮气量（tidal volume，V_T）　是指平静呼吸时每次吸入或呼出的气体量，平均值男性 600ml，女性 490ml。根据体重可以计算出 V_T，约为 10ml/kg。

3. 气道压（airway pressure，Paw）　包括气道峰压（peak inspiratory pressure，PIP）和平台压（plateau pressure，PP）。目前使用的气道压监测装置有金属气鼓表或测压仪和压力传感器数字式测压计，后者设高低限报警，较为灵敏。机械通气时一般负压不低于-5cmH$_2$O，正压不高于+20cmH$_2$O。

4. 血气监测　通气、换气、血流及呼吸动力学等方面发生的障碍，最终都导致血气变化，因此动脉血气分析是测定呼吸功能的重要指标。

（1）动脉血气分析：包括氧分压和二氧化碳分压、氢离子浓度测定等，它能直接反映肺换气功能状况及酸碱平衡等。现将成人动脉血气正常参考值列表如下（表 2-2）。

表 2-2　动脉血气正常参考值

监测项目	正常值
酸碱度（pH）	7.35～7.45
标准碳酸氢盐（SB）	（25±3）mmol/L
二氧化碳分压（PaCO$_2$）	35～45mmHg
二氧化碳总量（TCO$_2$）	23～31mmol/L

续表

监测项目	正常值
二氧化碳结合力（CO_2CP）	$22\sim31$mmol/L
缓冲碱（BB）	$45\sim55$mmol/L
碱剩余（BE）	$-3\sim+3$mmol/L
氧饱和度（SaO_2）	99%～100%
氧分压（PaO_2）	$80\sim100$mmHg

（2）脉搏血氧饱和度（SpO_2）监测：SpO_2 不仅能反映肺换气功能，而且能反映末梢循环功能。脉搏血氧饱和度仪测定 SpO_2 主要根据血红蛋白的光吸收特性而设计，由于能无创连续经皮监测血氧饱和度，因而被广泛用于手术麻醉和危重病人集中的 ICU 等。使用时只需将不同规格和形状的传感器固定在毛细血管搏动部位（指/趾端、甲床、耳垂、手掌等），开机数秒即可显示脉率及 SpO_2。根据氧离解曲线的特点，SpO_2 与 SaO_2 呈显著相关（相关指数 $0.90\sim0.98$），所以常能在症状和体征出现以前诊断低氧血症。

5. 呼气末二氧化碳分压（$PetCO_2$）曲线 $PetCO_2$ 是肺通气、全身循环状态和机体代谢综合作用的表现，通气不足时 $PetCO_2$ 增高，反之则降低。休克时机体组织循环不良，不能将组织内的 CO_2 运送到肺部，或者存在动-静脉短路时，$PetCO_2$ 的值可能降低；若气管导管误入食管，$PetCO_2$ 可很快下降至 0。因此，$PetCO_2$ 监测有很重要的临床价值，可用来证实正确的气管插管、监测通气功能及发现某些病理情况（如恶性高热、肺栓塞等）和麻醉机械故障。$PetCO_2$ 一般要比动脉血二氧化碳分压（$PaCO_2$）低几毫米汞柱，并且在绝大多数情况下相关良好。但是，若通气/灌注值、无效量和肺血流变化，那么 $PetCO_2$ 就不能精确反映 $PaCO_2$ 的变化，这时须做血气分析以确定 $PaCO_2$。此外，$PetCO_2$ 本身可能也有误，因为呼气末二氧化碳浓度应该有一个平台才能精确代表肺泡气体，因此临床上还要强调注意进行 CO_2 曲线趋势图分析（图 2-4）。

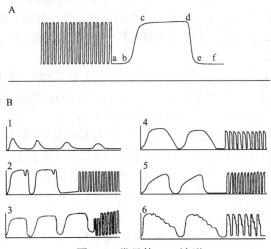

图 2-4　常见的 CO_2 波形

A. 正常 CO_2 图：a. 吸气；b. 呼气开始；c. 呼气平台期；d. 呼气末；e、f. 呼气结束回零；
B. 异常 CO_2 图：1. 快速消失的无特征波形，见于食管内插管；2. 呼气末平台有规律的切迹，见于通气不良或肌松恢复的病人；
3. 基线和顶线向上偏移，见于 CO_2 重吸入、机器校对错误等；4. 限制性肺疾病；5. 阻塞性肺疾病；6. 心源性波动

（四）中枢神经系统的监测

1. 脑电监测 脑电图（EEG）可显示脑细胞群自发而有节律的电活动，同时也记录了头皮上两点或头皮与无关电极之间的电位差，可用于麻醉中反映脑皮质电活动，成为间接判断麻醉深度的方法之一。一般清醒时 EEG 以 β 波为主，睡眠时以 α 波为主，麻醉诱导后出现快波（γ 波，频率

30Hz 以上），随着麻醉加深，脑电活动逐渐减慢，形成以 θ 波（4～7Hz）和 δ 波（0.5～3.0Hz）为主的单一波形，当麻醉继续加深时出现抑制波，并可出现爆发性抑制。由于 EEG

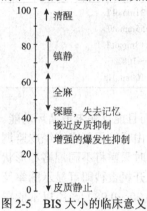

图 2-5　BIS 大小的临床意义

受病人的生理、病理因素及周围电器的影响很大，所以作为麻醉深度监测的实际应用价值不高。

　　近年研制的新型脑电双谱分析法采用计算机定量分析 EEG 不同频率波间相互关系，即双频指数（bispectral index，BIS）。现有研究已证实，BIS 较传统的 EEG 更能准确估计麻醉深度（图 2-5），与最低肺泡有效浓度（minimum alveolar concentration，MAC）相关良好，是麻醉深度监测方法中较有前途的一种。

　　2. 诱发电位（evoked potential，EP）　是中枢神经系统感受内部或外部刺激后产生的电活动，可分为体感诱发电位（SSEP）、听觉诱发电位（AEP）、视觉诱发电位（VEP）和运动诱发电位（MEP）。各种 EP 监测的临床特点及其在手术中的应用详见表 2-3。

表 2-3　各种诱发电位的临床特点及其临床运用

类型	刺激	传送刺激的装置	常用于的手术
VEP	闪光	闪光镜	垂体瘤切除术
AEP	滴答声	耳塞	小脑脑桥角肿瘤切除术
SSEP	电流	电极	脊髓损伤手术
MEP	电流或磁场	电极或磁体	脊髓损伤手术

　　3. 颅内压监测　颅内压是指正常人侧卧时侧脑室内液体的压力，因脑室与蛛网膜下腔相通，所以颅内压与侧卧位腰穿所测得的压力相等。正常值为 60～180mmH$_2$O（4.5～13.5mmHg）；儿童为 40～100mmH$_2$O（3.0～7.5mmHg）。对严重颅脑外伤、较大脑瘤、脑积水、脑出血伴较大梗死灶、代谢性脑病及颅脑大手术等，都应考虑进行颅内压监测。颅内压监测方法较多，目前最先进的是纤维光导测压装置。

　　4. 脑血流量监测　脑是人体供血丰富、对缺血耐受力差的器官，脑重量仅占体重的 2%，却接受心排血量的 15%，正常人每分钟全脑血流量 750ml（约 50ml/100g 脑组织），当平均血流量减至 25～30ml/（100g·min）时，即出现精神失常或意识障碍。

　　过去曾试图用惰性气体注射、脑阻抗血流图、计算机断层扫描 CT 等方法测定，都不够准确，现采用经颅超声多普勒（transcranial Doppler，TCD）监测，有效地解决了这一问题。该技术不仅可用于监测脑血流量，还可用于发现术中进入颅内血管的气体和血栓，适用于颅内血管畸形和体外循环手术中监测。

（五）神经肌肉功能监测

　　全麻中常用肌松药以阻断神经肌肉兴奋的传递，为了科学合理使用肌松药，减少不良反应和术后正常使用阻滞药逆转肌松药的残余作用，可进行神经肌肉逆转功能监测。澳大利亚和新西兰麻醉医师学会规定，凡是使用了神经肌肉阻滞药的病人，都必须采取神经肌肉功能监测。目前，临床最佳的监测方法是使用神经刺激器，诱发神经支配肌群的收缩，根据肌收缩效应，评价肌松药作用程度、时效与阻滞性质。

（六）吸入麻醉气体浓度监测

　　使用吸入麻醉气体浓度监测仪可准确测定麻醉机挥发出的麻醉气体浓度。该仪器根据吸入麻醉药物能吸收特定波长的红外线特性，用光电换能器探测红外线衰减的程度，从而测定样品中麻醉气体的浓度。一般氧化亚氮所用红外线波长为 3.9μm，卤素族麻醉药所用红外线波长为 3.3μm。目前最先进的气体浓度分析仪——质谱仪还可同时测出混合气中每种气体的浓度。

（七）电解质和血糖监测

血浆电解质监测可及时发现体内水、电解质平衡失调，适用于：①严重呕吐或腹泻、长期禁食、脱水及肾功能障碍病人；②心内直视手术或其他大手术；③术中或术后不明原因低血压、休克、心律失常及应用利尿药者；④经尿道前列腺电切术大量使用灌洗液者。

血糖是指血液中的葡萄糖浓度，对于判断糖代谢情况及其代谢紊乱相关疾病十分重要。正常成人血糖为 4.5～5.6mmol/L，进食后 2 小时不超过 6.7mmol/L。

（八）出、凝血监测

临床上合并出、凝血机制紊乱的病情较多，如血液病、危重、休克、产科、肝病等，以及低温、体外循环心内直视手术、肝移植、大量输血及大手术后等，需随时监测出、凝血指标，以便围术期及时进行诊断和处理。目前临床中常用的监测指标有出血时间（BT）、凝血时间（CT）、血小板计数、血浆凝血酶原时间（PT）、白陶土部分凝血活酶时间（KPTT）、血小板黏附和聚集功能测定（PAdT, PAgT）、纤维蛋白原定量、纤维蛋白降解产物测定（FDP）等。

第三章 麻醉机结构及使用注意事项

一、麻醉机的结构

现代麻醉机的基本结构包括气源、减压装置、气流量计、蒸发器、二氧化碳吸收系统、呼吸活瓣、可调逸气活瓣和逸气阀、贮气囊、呼吸管与面罩、麻醉呼吸器、呼吸功能监测装置和安全及报警装置等。

(一)气源

1. 中心供气气源设置 大多数教学医院或设备条件较好的医院均采用中心供气气源设置(氧气、氧化亚氮、压缩空气)。中心供氧气源设置有两种方式:若干氧气钢瓶串联供气、液氧汽化供气。一般在住院病区旁约 10m 处建有液氧站,置放两个大的低温液体(氧氮氩)贮槽,内灌装液氧。在增压器及调节阀的配合作用下,贮槽内液氧不完全汽化(贮槽外壁上压力表汽化压力 0.50~0.55MPa),经耐高压、耐低温管道输入贮槽后面的汽化器,使其达到临界温度(液氧临界温度为-183℃),完全汽化为压缩氧气气体。经过数十米的高压输送管道,进入设在住院病区一楼的调控站,总输入压力为 0.5MPa,再分支成若干紫铜管道,输送至手术室及其他所需氧气区域。每一手术间均装有中心供氧、氧化亚氮、压缩空气、中心吸引的墙式分压力表,及氧气、氧化亚氮、压缩空气、中心吸引专用插孔,其形状各异,不会发生误用。若干分支紫铜管道的起始部分均设置有可调节的分压力表,显示实际输送至手术室及各区域的氧气压力,一般在 0.3~0.4MPa,因麻醉机与呼吸器驱动,使用压力应>0.27MPa。为避免低温液氧贮槽供气气源因故障而引起的供气中断,在 20m² 的调控室内还备有两套供气装置:①备有罐装液氧,其输出管与液氧贮槽供气系统进入调控室后的若干紫铜管道串联;②20 个氧气钢瓶串联成的氧气中心供气气源,连接到一总管道,装配压力表,显示总压力为 13~15MPa,经减压装置二次压减为 0.3~0.4MPa,经输出管与液氧供气系统的若干紫铜管道串联。在三套供气装置的串联处安装有醒目的转换阀。液氧站及调控室 24 小时均有专职人员值班监控。一旦发现液氧供氧压力下降,则提示贮槽内液氧接近耗空,需转换备用钢瓶氧气供气或转换备用液氧罐供气。若手术室氧供气压下降,低于 0.3MPa,则调节手术室分支管道处分压力表压力,使之上升达 0.3~0.4MPa。

2. 高压钢瓶气源设置 氧和麻醉气体在压力下以气体或液体储藏在耐高压的钢瓶内。70°F(21.1℃)时,密闭容器内气体绝对压超过0.28MPa,或液化气在100°F(37.8℃)时,蒸汽压超过0.28MPa,均属压缩气体。为了便于识别医用气体的钢瓶,避免发生错误,把钢瓶漆成不同颜色,但各国颜色尚未统一。氧气钢瓶置放的环境温度不应超过 52℃。阀门、接头及压力表严禁用油类或油布擦洗,以免引起爆炸。有无漏气可用肥皂水测试。在钢瓶中含有液化的压缩气体(如二氧化碳或氧化亚氮),钢瓶中的压力只能由液态的气体压力来确定,与留在钢瓶中液体的量无关。在一定的温度下,装有液化压缩气体的钢瓶内的压力在全部液体被除去之前将保持恒定。液体被除去后,压力即开始下降,并与剩余气体被除去的速度有关。只要钢瓶内仍有液体,其量只能由重量来确定。在含有非液化压缩气体(如氧气)的钢瓶中,其压力与温度和钢瓶内气体的数量有关。钢瓶内装的气体量由压力表来测定。在一定温度下,当钢瓶的内容被除去时,压力按比例减少。

(二)减压装置

1. 其作用是将钢瓶气源内高压转变为能安全使用的恒定的低压。原理是使气流从细管腔流入粗管腔,因其容积增大而压力下降。

2. 典型减压装置应有两只压力表:一为高压表,表示钢瓶内的气体压力;另一为低压表,表示输入麻醉机上的压力。麻醉用的减压装置常把低压表省掉,另置安全活瓣,使输出气流压力不超过 0.7MPa。

3. 一般气体通过减压装置减压后，输出压为 0.3~0.4MPa，供给麻醉机及呼吸器使用。

（三）气流量计

1. 气流量计由透明玻璃管、指示计量刻度和流量控制开关三部分组成。

2. 使用的流量计是在大气压（760mmHg）和室温（20℃）条件下校准的。在高原或高压室会变得不准确。

3. 气体流进流量计的流速，由一个可调整的针形活门来调节。当孔变大时，气体的流速增加，玻璃管内的浮标升高，而当重力与向上的气流相平衡时，浮标则停止。气流的速率可直接从玻璃管浮标所示刻度读出。如锥形浮标，其顶面平齐的刻数，即为气流量值；空心金属球形浮标，其球中央平齐的刻度数，即为气流量值。

4. 各种气流量计是按测量气体的比重不同分类刻度的，所以不可混用。气体按照公制以每分钟立升或立升的分数来测定。国际技术标准确定误差范围为 10%。

5. 氧化亚氮流量计最低流量在 0.5L/min 以上，不宜进行低流量麻醉。

6. 气体流过流量计后，进入共同的混合室，氧和麻醉气体在此混合后供病人使用。

（四）蒸发器

1. 理想的蒸发器应能精确地控制挥发性吸入麻醉药的输出浓度，有效地蒸发麻醉药。

2. 蒸发器有多种，如德国 Dräger 公司生产的 Vapor 19 系列、美国 Foregger 公司生产的 Copper Kettle、英国 Cyprane 公司生产的 Tec 系列等，这些蒸发器是在一个大气压下经过严格测定的。因此，在一定的气流量下输送的是已知浓度的蒸气。

3. 在室温下每种吸入麻醉药均有不同的蒸气压和饱和浓度。因此，每种吸入麻醉药均有专用的蒸发器。

4. 装有吸入麻醉药的蒸发器，在任何情况下，不可倾斜 45°。否则药物易进入旁路，使蒸气浓度升高。

5. 蒸发器周围的温度是决定麻醉蒸气浓度的主要因素。蒸发器的制造材料——铜，具有中度的比热和高度的热传导性，热迅速从房间和麻醉机的金属部分传导到液体，因而维持挥发性麻醉药的性能需在相对恒定的温度下。

6. 没有温度补偿的蒸发器，输出浓度必然逐渐降低，亦无法预知和控制。Dräger Vapor 19 系列蒸发器，有控制精确及温度、气流量补偿的装置。该装置由两种不同的金属片制成，利用热膨胀系数差异，根据麻醉药液体温度的变化而膨胀或收缩，改变输出孔的口径以控制蒸发器输出的气体流量。

各种蒸发器温度补偿范围略有差异：Dräger Vapor 19 系列补偿范围为 15~35℃；Cyprane Tec 系列补偿范围为 18~35℃。

7. 根据蒸发器安置在呼吸环路位置的不同，分为环路内蒸发器（vaporizer inside circuit，VIC）、环路外蒸发器（vaporizer outside circuit，VOC）。VIC 的蒸发效能直接受呼吸通气量和新鲜气流量大小影响，麻醉蒸气浓度不均匀、也不准确；VOC 所输出的麻醉蒸气浓度较为恒定，现代麻醉机多采用此装置。

8. 蒸发器的串联安装，应根据挥发性吸入麻醉药的理化特性规定前后次序，即麻醉蒸气压小、麻醉效能低在前级，反之在后级。一般排列顺序为：恩氟烷蒸发器、异氟烷蒸发器、氟烷蒸发器。

（五）二氧化碳吸收系统

为了避免密闭、半密闭系统中二氧化碳蓄积的可能危险，需用含碱的二氧化碳吸收系统。

1. 钠石灰是氢氧化钠和氢氧化钙的混合物。钡石灰是氢氧化钡和氢氧化钙的混合物。二者均可有效地从麻醉呼吸回路中除去二氧化碳。因价格低廉，钠石灰应用广泛。

2. 颗粒大小以4～8颗粒（相当于1cm^3）且表面不光滑为佳。有效地吸收依赖于与气体相接触的表面积的大小及气流阻力大小。硬度应适中，太硬影响吸收效果，太松易成粉末，吸入呼吸道有腐蚀黏膜作用。

3. 化学染料被加入钠石灰和钡石灰颗粒中。当接触不同的酸和碱，染料会改变颜色，因此指示剂是麻醉医师用来鉴定二氧化碳吸收的标志。

颜色的变化并不能取代观察被麻醉病人二氧化碳过多的生理体征。它仅仅是提供病人迹象的一种参考资料，有可能得到假象。

二氧化碳吸收和分子水合更好的指标是钠石灰或钡石灰的硬度或易碎性。完全水合的分子是非常硬的，有效的分子特征是容易被粉碎和比较软。

4. 新鲜的钠石灰其消耗时间是每小时100g。

5. 氧化亚氮用于密闭系统必须有吸入气氧浓度（fractional concentration of inspired oxygen，FiO$_2$）监测。

6. 三氯乙烯同钠石灰或钡石灰反应会形成有毒物质，如光气（一种呼吸道刺激剂）和特殊的二氯乙炔（第Ⅴ、第Ⅶ对脑神经的神经毒剂）。

7. 大容量钠石灰罐利用效能高，亦可将650ml容积的普通型钠石灰罐重叠串联使用。经测定，单罐钠石灰平均利用率为50%，双罐串联者为70%。

（六）呼吸活瓣

呼吸活瓣是单向活瓣，其重要功能是保证呼出气体单向流过二氧化碳吸收器。如无此活瓣则环路气体几乎完全重复吸入，可引起严重的呼吸性酸中毒，严重者可使pH达6.71、PaCO$_2$达234mmHg。

活瓣的制作材料非常重要，是保证呼吸正常的关键部件之一。应由轻质金属、塑料或云母制成圆形薄片且呈薄膜型，要求四周光滑、表面平整，轻巧耐用、启闭灵活，不因受潮而变形，不因呼出气体中的水蒸气而粘贴。活瓣常装在透明有机玻璃罩内，以便观察。

（七）可调逸气活瓣和逸气阀

1. 可调逸气活瓣 由弹簧阀门控制，阻力调节范围为0～40cmH$_2$O。它仅在麻醉机内气流压力超过预调阻力时，才自行开启排出多余气体。临床麻醉中，多将其调节在10～20cmH$_2$O范围。

2. 逸气阀 根据需要，逸气阀呈逆时针方向旋开、顺时针方向关闭。当气体流量在贮气囊内的含量大于病人呼吸需要量时，过多的气体通过逸气阀排出。

（八）贮气囊

1. 不仅作为贮气用，手压贮气囊还可以了解呼吸环路是否漏气，辅助或控制呼吸，亦可以此检测呼吸道的阻力及肌肉松弛度。

2. 缓冲高压气流对肺的损伤。

（九）呼吸管与面罩

1. 呼吸管一般均用橡胶或聚乙烯制成，内外壁制成大螺旋状，可减小呼吸阻力，有螺纹管之称。螺纹管口径宜大但不宜过长。

2. 质量应符合规定标准，可做压力及扭折试验测试。压力试验：在螺纹管端连接标准金属塞，将之放入蒸馏水中，周围施加150mmHg压力时仍能保持管内的气密性。扭折试验：将螺纹管紧贴在一个直径50mm的棒上进行缠绕，此时螺纹管壁与壁要接触上，螺纹管应不产生扭折。

3. 螺纹管一般长度为100cm，口径2.2cm。

（十）麻醉呼吸器

1. 有气动、电动或电控气动三种。气动型常用氧或压缩空气驱动。因氧无尘埃粒子及水分，对呼吸部件影响小，优于压缩空气。

2. 多选用密闭室中的风箱或皮囊式呼吸器，为定量型。可随意调节呼吸参数（潮气量、呼吸频率、吸-呼时间比、吸气流速）。

3. 优良的麻醉呼吸器能精确调节每分通气量。容量、压力关系适宜，不干扰心血管功能。

（十一）呼吸功能监测装置

呼吸功能监测装置可测量项目基本包括潮气量、每分通气量、呼吸频率、吸-呼时间比、气道压力、呼气末正压、吸气流速、潮气末二氧化碳浓度、吸入气氧浓度、血氧饱和度等。

（十二）安全及报警装置

1. 氧化亚氮截断装置　包括三个方面。

（1）流量：氧流量开关不拧开，而氧化亚氮流量开关即使拧开，其流量计浮标也不上升，无氧化亚氮输入。

（2）压力：当氧气输入压力下降至 0.11MPa，即使氧化亚氮流量仍开着，氧化亚氮流量计浮标也自动降至零位。

（3）氧气、氧化亚氮百分比浓度：各麻醉机设置参数不一致。北美 Dräger 2A、2B、3、4 设置的氧气最低浓度为（25±3）%，即在此浓度时，即使增大氧化亚氮流量，氧化亚氮所占的百分比浓度也不会提高。

2. 低氧压报警　各麻醉机设置参数不同。如北美 Dräger Sulla 808 型 2A，氧气输入压力≤0.2MPa；北美 Dräger Sulla 909 型 2B，氧气输入压力≤0.27MPa 时发生气鸣声或声、光亮报警。

3. 低气道压力报警　如北美 Dräger Sulla 808 型 2A，气道压一旦低于 8cmH$_2$O 达 10 秒，即发出声、光亮报警。

4. 交、直流电源报警　以北美 Dräger 为例，当交流电源中断或蓄电池电压不足，即会发出光亮报警。

5. 轴针安全指示系统　现代麻醉机按国际统一规定，每一种麻醉气体有其各自的固定的轴孔和轴针，只有在贮气筒阀门接口上的轴孔与麻醉机气筒接头上的轴针完全相符合，才能相互连接。

6. 有的麻醉机装有一个特殊的活瓣　当氧化亚氮和氧气都阻断时，室内空气可由此进入，因而病人将吸入含有约 21%氧浓度的室内空气而不会造成窒息。

二、麻醉机使用注意事项

1. 麻醉者未使用过的麻醉机，必须首先阅读其使用说明书，事先熟悉该机的基本性能、动力来源和使用方法。

2. 使用钢瓶气源，应先缓慢开动气瓶阀门，让少量气体冲出，去掉接口处灰尘，以免进入减压装置引起漏气、进入麻醉机气体输入端滤尘器导致供气流速降低。然后关闭阀门，连接减压装置。

使用钢瓶气源，不应完全耗空，至少应保留 1MPa 压力，以免空气或微尘进入。

3. 气源开启前，应先关闭气流量计，以免气体突然冲出损坏气流量计。仔细检查减压装置与钢瓶气源、高压管与麻醉机的连接是否正确及紧密。开启阀门，使减压装置输出压力为 0.3～0.4MPa。注意：使用中心供氧系统时，应安装备用的小氧气钢瓶，但不要同时旋开气源阀门。

4. 手压贮气囊观察呼吸活瓣是否启闭灵活。

检查通气系统有无漏气：关闭逸气阀，闭合"Y"形管出口，按压快速供氧开关使贮气囊膨胀、气道压力指针上升至 30cmH$_2$O，观察 15 秒，如气道压力指针不下降则表示无漏气；如气道压力指针下降，则拧开氧流量计，使气道压力上升至 30cmH$_2$O，若能维持则提示漏气量相当于维持气道压至 30cmH$_2$O 时的氧流量数。漏气因素多见于：螺纹管或贮气囊破损，钠石灰罐安装偏向一侧，钠石灰罐下端的密封垫圈内嵌入钠石灰颗粒。

贮气囊选用规格应略等于病人肺活量（成人 3L）或肺总量（成人 5L）。

螺纹管规格有多种，选择以病人潮气量大于螺纹管内容积为宜。排除气体流速等因素，其容积可参照圆柱体体积公式计算。如长度 100cm、口径 2.2cm 规格，容积为 380ml。

5. 蒸发器内的药物注入量，应在药液量标志窗的上、下限之间。禁忌超过上限，因有溢出和直接吹入呼吸道的危险。

6. 麻醉呼吸器使用前，应将呼吸器与麻醉机连接管拆下，注入水检查有无漏洞。

旋开气源阀门或启动电源开关，麻醉呼吸器橡皮囊应自上而下或自下而上运动自如。若出现抖动或摇晃无力，可调高吸入气流速。

若无橡皮囊风箱，以压缩气体通过流量控制阀和时间控制阀直接输送给病人的麻醉呼吸器，应预先调节好每分通气量、呼吸频率、吸-呼时间比。

在麻醉呼吸器启动情况下，用手掌封闭或开放输出管口，检查其气道压力上、下限的报警功能。

以潮气量计检校麻醉呼吸器容量刻度。

7. 麻醉机使用完毕，对于非感染病人，橡胶及塑料部分，宜先用肥皂水擦洗而后用清水冲洗干净，晾干备用。

第四章 全身麻醉实施方法

一、全身麻醉的基本概念

全身麻醉（全麻）是指利用各种全麻药的作用使人体中枢神经系统受到不规则的下行性抑制，导致意识消失的麻醉状态。这种中枢神经系统的抑制是可逆的，而且是容易控制的。

（一）全身麻醉的分类及四要素

1. 分类 按全麻药进入体内的途径不同，可分为吸入麻醉及非吸入麻醉，后者以静脉注入为主，称静脉麻醉，也有利于肌内注入或直肠灌注达到全麻状态或基础麻醉状态。全麻过程中，又分为麻醉诱导期和麻醉维持期。前者使病人从清醒状态进入意识消失，达到外科手术期深度；后者为持续保持所需要的麻醉深度，应尽量满足手术要求。

2. 全麻四要素 理想的全麻必须在不严重干扰机体生理功能的情况下，具备满足手术的全麻四要素：镇痛完善、意识消失、肌肉松弛及神经反射抑制。

（二）复合麻醉

1. 复合麻醉 是用几种麻醉药或麻醉方法先后或同时注入，以达到满意的外科麻醉状态，从而减少每一种麻醉药的剂量及副作用，增强全麻的特性，且避免深度麻醉的各种不利影响。复合麻醉包括：①全身静脉复合麻醉；②吸入复合麻醉；③静吸复合麻醉；④全身局部复合麻醉。

2. 注意事项

（1）麻醉医师必须熟悉各种全麻药的药理作用及相互作用，才能在复合麻醉中综合判断麻醉深度。

（2）麻醉深度的掌握主要靠麻醉者的经验，根据药物的性质、作用时间、剂量及浓度来判断深浅。

（3）为保证病人术中的安全，常根据病人的周身情况、呼吸、血压、脉搏的变化及吸入麻醉药的 MAC 来调整麻醉深度。

（4）使用肌松药时必须行气管插管，以便呼吸管理。

（5）复合麻醉时一定要防止术中病人知晓，尤其在使用肌松药时一定要给予足够量的镇痛药和镇静药，以免病人遭受痛苦。否则，病人于麻醉后可能会控告麻醉医师，麻醉未达足够的深度，给病人带来危害。

二、吸入麻醉

吸入麻醉是将挥发性麻醉药蒸气或气体麻醉药吸入肺内，经肺泡进入体循环，再到达中枢神经系统发挥全麻作用。

吸入麻醉药在体内代谢少，大部分以原形从肺排出体外，因此吸入麻醉容易控制，较安全、有效，是当今临床麻醉中常用的一种方法。

（一）吸入麻醉的方法

1. 开放点滴法 是用金属网麻醉面罩，上覆 4~8 层纱布，放在病人口鼻上，以安全范围广的乙醚进行点滴。近年来有时用氟烷、恩氟烷等进行点滴诱导。

本法装置及操作简单，呼吸阻力及机械无效腔均小，适用于小儿。但麻醉深度不易控制，对呼吸道有刺激作用，可污染手术室，有发生燃烧爆炸的危险，也不能施行辅助呼吸，目前已很少应用。含氟吸入麻醉药用注射器装药，此点与乙醚不同。

2. 吹入法 是将氧和麻醉药蒸气的混合气体通过简单装置吹入病人的口咽或气管内，病人的呼出气体及未被吸入的气体则任其逸至空气中。

（1）口腔吹入法：用一扁形的金属管或口咽通气道侧管吹入麻醉混合气体，前者适用于婴幼儿，后者适用于儿童。

（2）鼻咽吹入法：用细导尿管插至鼻咽部吹入麻醉混合气体，适用于张口困难病人。

（3）支气管镜侧管吹入法：适用于两岁以下小儿的麻醉维持。本法器械简单，易于操作，机械无效腔及呼吸阻力小。但本法不易加深麻醉，吹入气量大，污染空气，不能进行辅助呼吸，目前已少用。

3. T管吸入法及其改良装置

（1）T管吸入法：一端接气管导管，另一端开放于空气中，无活瓣，呼吸阻力和无效腔均小，适用于婴幼儿麻醉。并可在气源端接一贮气囊，进行辅助和控制通气。

本法需较大的气流量，污染空气，易使呼吸道干燥和热量丢失。

（2）Jackson-Rees 回路：是 T 管的改良装置，在 T 管的呼气端接一较长的螺纹贮气管，其末端接 500ml 的贮气囊，气囊尾端开放或安装一呼气活瓣。主要用于小儿，可行辅助和控制呼吸。

（3）Bain 环路：为 T 管的改良装置，该装置有一螺纹管作为呼气管，其中央置一根细管接至病人，并由该管通入麻醉混合气体，在螺纹管末端接贮气囊，气囊尾端开放或安装一呼气活瓣。

该装置结构简单，使用方便，不受年龄及手术种类的限制，可行辅助及控制呼吸。主要缺点有内管易漏气、扭曲，前端易滑脱，容易造成通气障碍。

4. 半紧闭法

供气流量较大，呼出气中大部分二氧化碳经回路中的逸气活瓣排至空气中，重复吸入的二氧化碳不足 1%，分为 Mapleson A、B、C、D 和 E 五种类型。

临床应用时应加大供气流量至 8～10L/min，使氧浓度大于 25%较为安全。易造成麻醉药的浪费和周围环境的污染。

5. 紧闭法

是在循环紧闭的装置中，以低流量（0.3～2.0L/min）的麻醉混合气体、呼出气经二氧化碳吸收器全部重复吸入，不与外界相通，循环往复而引起全麻的方法。该法分为来回式和循环式。

来回式紧闭法：无活瓣，呼吸阻力小，但碱石灰罐紧靠病人头部，易造成碱石灰粉末的吸入，诱发剧咳和支气管痉挛，现已很少应用。

循环式紧闭法：一般用于诱导麻醉后的维持。该法气流量小，用药量小，易于控制麻醉气体的浓度，保持呼吸道湿润，不污染周围环境，且能施行辅助和控制呼吸，以及观察潮气量的大小和呼吸道阻力的变化。但该装置呼吸阻力较大，不宜用于小儿。碱石灰要及时更换。

（二）氟烷麻醉

1. 优缺点

（1）优点：①麻醉效能强；②诱导、苏醒快；③对气道无刺激作用，无分泌物增多，能扩张支气管；④术后恶心、呕吐发生率低；⑤无燃烧爆炸性。

（2）缺点：①呼吸循环抑制性强；②安全范围小，须用精确的挥发器；③镇痛作用弱；④肌松作用差；⑤使心肌对肾上腺素的敏感性增加；⑥可诱发严重肝损害。

2. 适应证及禁忌证

（1）适应证：①糖尿病病人手术；②哮喘、慢性支气管炎病人；③使用电灼、电刀的手术。

（2）禁忌证：①心功能不全、休克病人；②肝脏疾病者；③须并用肾上腺素者；④剖宫产术。

3. 麻醉方法

（1）开放点滴法：将氟烷数毫升装入注射器中，缓慢滴于开放口罩上。在病人神志消失后继以其他药物维持。此法适用于婴幼儿，或 3 岁以下的小儿短小手术。

（2）循环紧闭法：用氟烷挥发器，可以精确地控制氟烷蒸气的浓度以避免浪费。主要用于维持麻醉。

4. 注意事项

（1）氟烷毒性大，麻醉稍加深即接近中毒量。应采取小量低浓度吸入的方式或间断吸入方法。

（2）心血管抑制引起低血压，有时出现心律失常及心动过缓，避免并用肾上腺素。

（3）近来建议对长时间手术、胆道疾病、肥胖病人、过敏体质病人的应用均应慎重。

（三）恩氟烷麻醉

1. 优缺点

（1）优点：①化学性质稳定，无燃烧爆炸性；②诱导及苏醒快，恶心、呕吐少；③肌肉松弛作用好，且能加强肌松药的作用；④不刺激呼吸道及增加分泌物；⑤可并用肾上腺素；⑥仅小部分在体内代谢转化为无机氟化物，肾功能影响较小。

（2）缺点：①对心肌有抑制作用，使每搏输出量减少，血压下降；②可出现抽搐或惊厥，特别是在吸入浓度高、$PaCO_2$降低时更易发生；③呼吸抑制明显，深度麻醉时，使潮气量减少；④能溶解于橡胶与塑料中。

2. 适应证与禁忌证

（1）适应证：①各部位、各年龄的手术；②重症肌无力；③嗜铬细胞瘤。

（2）禁忌证：①严重心、肝、肾疾病；②癫痫病人；③颅内压过高的病人；④惊厥病人。

3. 麻醉方法

（1）开放点滴法：适用于婴幼儿，与氟烷相同。

（2）低流量紧闭法：①用环路内挥发器，多用各种简易装置，应注意用药量及对麻醉深度的观察。②用环路外挥发器，能精确控制吸入浓度的恩氟烷挥发器。维持浓度应为1.0%～3.0%。

（3）半紧闭法：可并用氧化亚氮。

（4）Bain环路：可并用65%～70%氧化亚氮。

4. 注意事项

（1）恩氟烷诱导和维持麻醉时，因并用氧化亚氮或并用氯胺酮、芬太尼和硫喷妥钠等，诱导速度加快，麻醉易加深，MAC下降。

（2）出现血压明显下降和惊厥症状时是深度麻醉的表现，应减浅麻醉。

（四）异氟烷麻醉

1. 优缺点

（1）优点：①诱导及苏醒快，无恶心、呕吐作用；②无燃烧爆炸危险；③不刺激呼吸道，分泌物不增多；④有良好肌肉松弛作用，并能加强肌松药的效能；⑤心律稳定，可并用肾上腺素；⑥对肝肾功能无明显影响。

（2）缺点：①价格昂贵；②加深麻醉时易引起呼吸抑制，应适当给予辅助呼吸；③诱导期还可出现咳嗽、屏气，苏醒期偶有体动及寒战；④长时间吸入，苏醒延迟。

2. 适应证与禁忌证

（1）适应证：临床适应证同恩氟烷，且优于恩氟烷。对于老年人、冠心病病人、癫痫病人、颅内压增高病人应首选异氟烷。

（2）禁忌证：①不适宜用于二尖瓣或主动脉瓣狭窄的病人，因其对外周血管有显著扩张作用；②不适于产科手术，因其可松弛子宫肌层，增加子宫出血的风险。

3. 麻醉方法 与恩氟烷相同。

4. 注意事项

（1）诱导时，异氟烷的吸入浓度，应逐步增加，不可猛增。

（2）与氧化亚氮并吸时，可加速诱导。与芬太尼、硫喷妥钠等合用时，MAC可降低。

（3）并用肌松药时异氟烷用量可适当减少。

（五）七氟烷麻醉

1. 优缺点

（1）优点：①诱导迅速，停药后苏醒快；②不增加呼吸道分泌物；③循环抑制作用轻，不增加心肌应激性，不引起心律失常；④可在普通的蒸发装置中使用。

（2）缺点：①与碱石灰接触可产生有毒物质；②在体内分解，稳定性差；③合用氧化亚氮时其镇痛效能不及异氟烷；④对肝脏有一定的毒性。

2. 适应证

（1）头颅、胸、腹等各种手术。

（2）全麻下甲状腺次全切除术、脊椎间盘摘除术及关节整复术。

3. 麻醉方法　可用于麻醉诱导及麻醉维持。麻醉维持时可吸入 1.5% 七氟烷、70% 氧化亚氮和氧。也可在开始时注入 1.3ml，1 分钟注入 0.3ml，以后每 5 分钟注入 3 次，每次 0.3ml，即可维持手术所需要的深度。

4. 注意事项　虽然七氟烷比地氟烷更早问世，但对它的系统性研究远不如地氟烷那样广泛。目前只有日本学者提供了许多支持七氟烷投放临床使用的证据。但欧美学者研究结果却认为，七氟烷除诱导和苏醒比异氟烷迅速之外，不比异氟烷有更多优点。七氟烷用于临床的前景并不乐观。

（六）地氟烷麻醉

1. 优缺点

（1）优点：①化学性质稳定，体内分解少；②苏醒快；③对肝肾功能无明显影响；④对循环系统抑制轻，可轻度扩张冠状动脉；⑤脑电图无异常改变。

（2）缺点：①MAC 较大，所需药量大；②价格昂贵，尚未普及临床，缺乏广泛的临床证据。

2. 适应证　同异氟烷，特别适用于冠心病病人。

3. 麻醉方法　同异氟烷。

4. 注意事项　地氟烷是一种较安全、比较理想和很有发展前途的吸入麻醉药，应在临床应用中进一步探讨和验证。

（七）氧化亚氮麻醉

1. 优缺点

（1）优点：①在不缺氧的情况下，氧化亚氮并无组织毒性；②麻醉诱导及苏醒迅速；③对呼吸道无刺激性；④无燃烧爆炸性。

（2）缺点：①麻醉作用弱，使用高浓度时易产生缺氧；②能引起体内闭合空腔体积增大，如气胸可增大 2~3 倍。

2. 适应证与禁忌证

（1）适应证：①与其他吸入麻醉药合用时，适用于各类手术；②可用于严重休克和重危病人；③分娩镇痛。

（2）禁忌证：①肠梗阻、空气栓塞、气胸等病人；②哮喘、呼吸道堵塞的病人；③麻醉机的流量计不准确时禁用。

3. 注意事项

（1）诱导时，氧化亚氮与氧比例为 4:1 或 3:1。

（2）麻醉维持时，氧化亚氮与氧应按（1~3）:1 比例吸入，氧流量必须 >500ml/min。

（3）使用氧化亚氮的最大危险是缺氧，应高度警惕。

（4）氧化亚氮麻醉效能差，应合用其他麻醉药。

（5）氧化亚氮长时间使用可以抑制肝脏的甲硫氨酸合酶（methionine synthase，一种参与 DNA 基质生成的酶）。使用时间 >6 小时可以引起巨幼细胞贫血（megaloblastic anemia）、骨髓发育不全及致命性的粒细胞缺乏症（agranulocytosis）。妊娠的前半年最好不用氧化亚氮麻醉。

最低肺泡有效浓度（MAC）是在一个大气压力下，对人或动物的皮肤给予疼痛刺激，50%病人或动物不发生体动反应或逃避反射时，肺泡中该吸入麻醉药的浓度。可以反映该麻醉药的效能浓度，MAC 越小麻醉效能越强。临床麻醉中只应用 MAC 的吸入麻醉药浓度显然不足，一般主张使用 1.3MAC 的药物浓度，99%的病人不会因麻醉药浓度不足而发生体动反应。临床常用麻醉药的 MAC 及 1.3MAC 药物浓度见表 4-1。

表 4-1　常用麻醉药的 MAC 及 1.3MAC 的药物浓度　　　　　　　　（单位：VOL%）

麻醉药	MAC	1.3MAC
氟烷	0.75	0.98
恩氟烷	1.70	2.21
异氟烷	1.15	1.50
七氟烷	2.00	2.60
地氟烷	6.00	7.80
氧化亚氮	105.00	136.50

青少年、发热者、嗜酒病人和 CNS 处于兴奋状态时，使用的 MAC 应增多；老年病人、低温、CNS 受抑制者，使用的 MAC 应减少。

三、静 脉 麻 醉

（一）概述

凡经静脉注入全麻药，经血液循环作用于中枢神经系统而产生全麻的方法为静脉麻醉。

1. 静脉麻醉的优缺点

（1）优点：①对呼吸道无刺激性；②诱导苏醒迅速、平稳，病人舒适；③无燃烧爆炸性；④操作简单，充分发挥每种药的特点，取长补短；⑤不污染周围环境，使医务人员免受其害。

（2）缺点：①静脉麻醉药多数镇痛作用差，肌松作用弱；②可控性不强，一旦剂量过大，只能依靠机体代谢清除；③用药较多，过于复杂，药物间的作用比较复杂。

2. 给药方法

（1）静脉基础麻醉：手术日在病房内静脉注射麻醉药，待入睡后再送至手术室进行麻醉。

（2）静脉诱导麻醉：静脉注射全麻药使病人由清醒到神志消失的过程。

（3）静脉维持麻醉：诱导后经静脉给药以维持麻醉全过程。

3. 给药方式

（1）单次注入法：一次注入较大剂量的静脉全麻药，以达到适宜的麻醉深度。用于全麻诱导和短小手术的麻醉。

（2）分次注入法：先静脉注射一次较大剂量的麻醉药，达到一定的麻醉深度，以后根据病人的反应和手术的需要，分次静脉追加，以维持麻醉，但要注意用药总量的限制。

（3）连续滴注法：麻醉诱导后，采用速度不等的连续静脉滴注的方法以维持麻醉，但要注意药物的蓄积作用。

4. 用药种类

（1）单一药物麻醉：仅用一种静脉全麻药完全麻醉，操作简单，但要限制药物总量。

（2）复合药物麻醉：采用两种以上的静脉全麻药完成麻醉的方法，包括镇静、镇痛和应用肌松药，作用完善，麻醉效果理想，能充分发挥各种药物的优点，弥补缺点，可用于长时间的手术。

5. 静脉麻醉注意事项

（1）严格掌握适应证与禁忌证。长时间手术选择长效药物，相反，则选用短效药物。

（2）多种静脉全麻药合用时，必须注意药物之间的相互作用，如普鲁卡因与琥珀胆碱合用时药效增强。

（3）选配药物应能满足手术的基本要求。

（4）选用半衰期短、代谢快、起效快的药物。

（5）必须保持呼吸道通畅。除短小手术外，均应行气管插管。

（6）麻醉过程中，应保持静脉输注通畅。

（7）术前应禁食，急症病人应于麻醉前置胃管，排空胃部，防止误吸。

（二）氯胺酮静脉麻醉

1. 适应证与禁忌证

（1）适应证：①各种短小手术和诊断性检查，如清创、人工流产、心血管造影等；②小儿各种中、小手术；③休克或低血压病人的诱导插管；④老年、危重或支气管哮喘病人；⑤其他各种麻醉效果不佳的辅助麻醉。

（2）禁忌证：①严重高血压病人；②颅内压增高，如颅内肿瘤、动脉瘤病人；③眼压增高或眼球开放损伤病人；④心功能代偿不全、冠心病、心肌病病人；⑤甲状腺功能亢进，嗜铬细胞瘤病人；⑥癫痫和精神分裂症病人；⑦颜面、咽喉、口鼻腔手术、气管插管或气管检查时严禁单独使用，但如果结合表面麻醉或肌松药仍可应用。

2. 麻醉方法

（1）肌内注射法：主要用于儿童，剂量4～6mg/kg，臀肌注射后1～5分钟起作用，持续15～30分钟。

（2）静脉注射法：适用于成人短小手术、小儿中等手术或辅助麻醉。剂量1～2mg/kg，1～2分钟起效，持续15分钟左右。需延长时间可追加首次量的1/2或全量，总量不超过6mg/kg。

（3）静脉滴注法：将氯胺酮配成0.1%溶液。先按2mg/kg静脉诱导，继以静脉滴注，根据麻醉深浅调节滴注速度。时间较长的手术，宜辅助其他药物，以减少氯胺酮的用量，预防术后出现精神症状。常用的复合方法：①氯胺酮、地西泮复合麻醉，先注射地西泮，0.2～0.3mg/kg，再用氯胺酮；②氯胺酮、普鲁卡因、琥珀胆碱复合麻醉，诱导插管后，用0.1%氯胺酮、1%普鲁卡因、0.1%琥珀胆碱复合液维持麻醉；③氯胺酮、γ-羟丁酸钠复合麻醉，两药有协同作用，剂量宜相应减少。

另外，氯胺酮还可与其他药物复合应用，如咪达唑仑、丙泊酚、依诺伐等。

3. 注意事项

（1）注药过快可致呼吸抑制，麻醉期应加强呼吸管理，保持呼吸道通畅。

（2）麻醉中有时出现睁眼或肌肉紧张，这不是麻醉浅的表现，无须追加药物。

（3）苏醒中若出现谵语或兴奋躁动不安时可静脉注射地西泮或氟哌利多等。

（4）硬膜外阻滞不全，腹部手术时，最好不用氯胺酮辅助麻醉。

（三）硫喷妥钠静脉麻醉

1. 适应证与禁忌证

（1）适应证：①全麻诱导，诱导舒适、快速，病人无不适；②辅助麻醉；③短小手术，如切开引流、血管造影等，今已被氯胺酮替代；④是控制痉挛、惊厥的特效药。

（2）禁忌证：①哮喘、呼吸道阻塞病人；②婴幼儿；③产妇分娩或剖宫产者；④心功能不全者；⑤低血容量、休克病人；⑥严重肝、肾功能不全者；⑦慢性衰竭、营养不良、贫血及低蛋白血症病人；⑧肾上腺皮质功能不全或长期使用肾上腺皮质激素者；⑨先天性卟啉代谢紊乱病人；⑩高血压、动脉硬化、严重糖尿病或巴比妥类药过敏者。

2. 麻醉方法

（1）单次注入法：常用作麻醉诱导，剂量 4～6mg/kg（用 2.5%硫喷妥钠溶液）以 1ml/5s 速度注入。

（2）分次注入法和连续静脉滴注法今已少用，被氯胺酮逐渐取代。

3. 注意事项

（1）注射速度过快时可致严重呼吸循环抑制，应谨慎。

（2）注意药物不要漏在血管外，以免引起皮下组织坏死。误入动脉可致肢体远端坏死。

（3）硫喷妥钠麻醉时一定要准备好气管插管用品和氧气吸入辅助呼吸装置。

（4）出现喉痉挛时，应面罩加压给氧，继以静脉注射琥珀胆碱行气管插管并进行氧气吸入辅助呼吸。

（四）羟丁酸钠静脉麻醉

1. 适应证与禁忌证

（1）适应证：①诱导麻醉，用药后下颌中度松弛，配合咽喉表面麻醉可行气管插管；②辅助麻醉，是全麻和其他麻醉的良好辅助药。

（2）禁忌证：①严重高血压病人；②严重心脏传导阻滞者；③心动过缓者；④癫痫及惊厥病人；⑤短小手术。

2. 麻醉方法

（1）用作麻醉诱导时，成人 50～80mg/kg，小儿 80～100mg/kg。衰老、体弱、脱水或休克病人应减量。一般均采取静脉单次注入法，注射速度 1g/min。

（2）羟丁酸钠可与其他药物复合应用，如芬太尼、地西泮、肌松药等，此时羟丁酸钠应适当减量。

3. 注意事项

（1）注速过快或剂量过大，易出现锥体外系兴奋症状如肌肉震颤等，症状一般能自行消失，否则可静脉注射地西泮或硫喷妥钠治疗。注射太慢诱导时间将延长。

（2）出现呼吸抑制时，需行辅助或控制呼吸。

（3）麻醉前应给予足量阿托品。

（4）可降低血钾，对血钾正常者无影响，但长期不能进食、呕吐、肠梗阻等血钾可能降低者，应慎重。

（五）普鲁卡因静脉复合麻醉

1. 适应证与禁忌证

（1）适应证：①本法应用范围较广，头颈、脊柱、四肢等全身表浅性大、中型手术；②与肌松药复合使用亦适用于胸、腹腔大手术。

（2）禁忌证：①普鲁卡因过敏病人；②严重心功能不全病人；③颅内压升高、肾功能不全病人；④休克或恶病质病人；⑤重症肌无力病人。

2. 麻醉方法

（1）基本步骤：①静脉注射硫喷妥钠及琥珀胆碱（或其他诱导药物）行快速气管插管，同时快速滴入 1%普鲁卡因和哌替啶混合液；②第一小时成人可滴入 1%普鲁卡因 250～300ml 及哌替啶 200mg 左右；③此后可单纯用 1%普鲁卡因溶液，滴速在 100～200ml/h；④手术时间越长，普鲁卡因每小时的用量越应逐步减少，必要时还可追加哌替啶和硫喷妥钠。

（2）复合其他药物：如用地西泮、羟丁酸钠、依托咪酯、氯胺酮、芬太尼、依诺伐、吸入麻醉药或非去极化类肌松药时，应分次静脉注射。

3. 注意事项

（1）普鲁卡因不能单独作静脉麻醉，只能进行复合麻醉。

（2）麻醉减浅时，需用其他麻醉药加深，绝不能以加快滴入普鲁卡因来加深。

（3）术毕时呼吸抑制仍不恢复，应针对原因进行防治。

（4）麻醉药过量时引起血压下降、脉压减小、心率增快，应立即停药，并用升压药处理。

（5）惊厥是普鲁卡因急性中毒的严重症状，此时应立即吸氧并静脉注射2.5%硫喷妥钠或肌松药控制症状，否则易致呼吸循环骤停。

（六）阿片类静脉麻醉

1. 适应证与禁忌证

（1）适应证：本法主要用于心脏直视手术，长时间的胸内手术亦可考虑，如瓣膜置换术、冠脉搭桥术等。

（2）禁忌证：①严重肺功能不全或支气管哮喘病人；②肝、肾功能不全病人；③危重、休克、恶病质病人、老年人。

2. 麻醉方法

（1）吗啡静脉复合麻醉实施方法：一般按0.5～3.0mg/kg缓慢静脉注射，近年来已趋向于1mg/kg加肌松药静脉注射及复合地西泮或其他药物进行诱导气管插管。吗啡总量不超过1.5mg/kg，必要时复合吸入麻醉。

（2）芬太尼静脉麻醉实施方法：①诱导插管后静脉注射芬太尼0.2～0.4mg（成人量），切皮前及手术中每30～60分钟追加0.1mg，总量可达15～30μg/kg。术中可辅加肌松药、吸入麻醉药，芬太尼用量则可适当减少。②近年有人主张单纯用大剂量芬太尼（50～100μg/kg）作静脉麻醉，主要用于心脏手术。

3. 注意事项

（1）血压剧降时，宜加快输液输血速度或用升压药处理。麻醉浅致血压升高时应追加用药。

（2）心动过缓时可静脉注射阿托品。

（3）术毕给予呋塞米可加速药物排泄。

（4）术毕时呼吸仍处于抑制状态，需继续施行控制呼吸，多数能自动恢复，必要时可用纳洛酮拮抗。

（七）依托咪酯静脉麻醉

1. 适应证与禁忌证

（1）适应证：①全麻诱导：与肌松药配合施行气管插管。常用于心血管手术和危重病人的诱导。②短小手术：如人工流产、切开引流等。③特殊检查：如内镜检查等。④全麻维持：用于心功能较差病人的麻醉维持。⑤辅助麻醉：区域阻滞的辅助用药。

（2）禁忌证：①重症糖尿病病人。②高血钾病人。

2. 麻醉方法

（1）单次静脉注射：先静脉注射芬太尼0.1～0.2mg，再注射依托咪酯，剂量0.3mg/kg，注射速度不宜过快，年老、体弱和危重病人酌减。

（2）静脉滴注：用0.1%依托咪酯，初速度0.1～0.2mg/min，维持量0.01mg/min，根据麻醉深浅酌情增减。

3. 注意事项

（1）依托咪酯无镇痛作用，需辅助芬太尼，加强镇痛。胸、腹腔手术需用肌松药。

（2）依托咪酯与琥珀胆碱有协同作用，故两药不宜同时给予，但气管插管前仍可给一次量的琥珀胆碱。

（3）麻醉中可出现肌震颤，可用地西泮、芬太尼、氟哌利多预防。

（4）宜进行大静脉穿刺，否则注射部位疼痛发生率高。

（八）丙泊酚静脉麻醉

1. 适应证与禁忌证

（1）适应证：①全麻诱导与维持；②各种短小手术与特殊检查的麻醉；③辅助麻醉；④ICU 镇静。

（2）禁忌证：①对丙泊酚过敏者；②心肺功能不全病人慎用；③休克及血容量不足病人；④脂肪代谢异常者；⑤剖宫产术；⑥癫痫病人；⑦3 岁以下的儿童。

2. 麻醉方法

（1）单次静脉注射法：用于全麻诱导，剂量 1.5～2.5mg/kg，注射速度 40mg/10s，ASA Ⅲ～Ⅳ级病人输注速度应减慢。

（2）分次静脉注射法：用于辅助麻醉，剂量 0.5～1.0mg/kg，应缓慢输注。

（3）连续静脉滴注法：用于全麻维持和 ICU 镇静，全麻维持剂量为 4～12mg/（kg·h），ICU 镇静剂量为 0.3～4.0mg/（kg·h）。

3. 注意事项

（1）给药前应备有气管插管和辅助呼吸设备，麻醉期间应保持呼吸道通畅。

（2）可出现低血压及心动过缓，应备有升压药物和抗胆碱能药物。

（3）注射部位可能出现疼痛，用 1%丙泊酚与 0.5%或 1%利多卡因注射液混合使用可防止疼痛。

（4）药瓶启封后立即给药，整个输注期间必须保证无菌操作。如输注结束或输注时间达 12 小时，丙泊酚和输液器必须弃用。

（九）神经安定药镇痛麻醉

1. 适应证与禁忌证

（1）适应证：①时间较长的各部位的手术；②严重烧伤的清创及植皮术；③各种内镜检查和造影术；④局麻、神经阻滞和硬膜外阻滞的辅助麻醉；⑤术后需长时间机械通气的病人。

（2）禁忌证：①各种短小手术；②婴幼儿；③剖宫产术；④帕金森病及癫痫病人；⑤严重呼吸功能不全和支气管哮喘病人。

2. 麻醉方法

（1）神经安定药镇痛合剂常用配方：按氟哌利多 5mg 与芬太尼 0.1mg 的比例（50∶1）混合为 1 单元，称依诺伐（innovar）。

（2）麻醉诱导：氟哌利多 5～20mg，芬太尼 0.1～0.4mg，分 2～3 次静脉缓注。年老体弱者应酌情减量。如配合其他静脉全麻药，诱导将更平稳和迅速。

（3）麻醉维持：根据病人不同情况及对疼痛的反应酌情追加依诺伐。一般术中 30～60 分钟追加 0.5 单元。目前多主张术中只追加芬太尼。

3. 注意事项

（1）芬太尼注入速度过快，偶可出现胸腹壁肌肉僵硬而引起呼吸抑制，则需用琥珀胆碱配合控制呼吸拮抗。

（2）氟哌利多用量过大时，如超过 25mg，偶尔出现锥体外系症状，可静脉注射异丙嗪 15mg，或氯丙嗪 5～10mg，或地西泮 5～10mg 予以控制。

（3）出现血压下降，可加快输液速度，必要时用升压药，如麻黄碱 10～20mg。

（4）术后出现呼吸抑制，多为芬太尼过量所致，用纳洛酮 0.2～0.4mg 静脉注射即可消除。

四、低流量吸入麻醉

低流量指新鲜气流量不超过 1L/min，最低流量指新鲜气流量降到 0.5L/min。

1. 低流量吸入麻醉的先决条件　麻醉机必须具备氧化亚氮的截断装置，其中流量、O_2/N_2O 百分比浓度尤为重要。精确的气流量计，一般低流量要求气流量计测量管刻度最小为 100ml/min，最低流量则要求测量范围从 50ml/min 开始，每一刻度为 10ml。输出浓度精确的蒸发器，Dräger

Vapor 和 Tec4、5 蒸发器的误差为所选浓度的±5%，Penlon 蒸发器也是如此，它们的精度都足以满足低流量吸入麻醉技术的要求。回路系统良好的密封性能，当系统内部压力为 20mbar 时，气体泄漏损失不得>100ml/min。螺纹管以采用聚乙烯管为宜，因其吸收吸入麻醉药量仅为橡胶管的1/5。二氧化碳吸收器应有足够的容积，对一般病人而言，至少应能容纳 500g 钠石灰，钠石灰应有一定湿度，以免影响二氧化碳吸收。应选用风箱垂直运动的麻醉呼吸器，通过观察风箱运动情况，除了可了解肌松程度、自主呼吸情况外，还可发现回路有无漏气。为保证病人安全，除常规监测血压、SpO_2、心电图，监测项目还应包括吸入气氧浓度、通气量及气道压、潮气末和吸入气二氧化碳浓度、麻醉气体浓度监测。

2. 低流量吸入麻醉优点 减少麻醉气体的消耗，降低费用；减少环境污染；改善吸入麻醉气体的条件，减少对病人呼吸道刺激；更好地掌握仪器性能知识，便于进行程序麻醉。

3. 低流量吸入程序麻醉的两项基本法则

（1）时间的平方根法则：吸入麻醉实施时间的麻醉药摄取量，等于麻醉开始 1 分钟的摄取量除以平方根。换言之，吸入麻醉开始后 4、9、16、25…分钟时的麻醉药摄取量等于最初 1 分钟时的 1/2、1/3、1/4、1/5…。

（2）体重（kg）的 3/4 法则：由病人体重（kg）的 3/4 能计算出每分钟耗氧量、CO_2 产生量、心排血量、基础水分需要量、肺泡通气量、每分通气量，以这些数据作为施行麻醉管理的基础。

4. 注意事项 低流量循环紧闭麻醉是以体重（kg）的 3/4 法则为基础，以估计的分钟耗氧量（V_{O_2}，ml/min）、分钟 CO_2 产生量（V_{CO_2}，ml/min）、心排量（Q，dl/min）等参数依据实施的麻醉。当机体因手术、失血等影响而引起代谢改变时，有可能导致缺氧、高碳酸血症或麻醉过深。因此，实施低流量循环紧闭麻醉时必须严密监测。对于缺少生理和气体监测设备的地方，实施低流量循环紧闭麻醉必须慎重。在应用过程中如怀疑有缺氧、高碳酸血症或麻醉过深时，最简便有效的处理方法就是停止麻醉药的吸入，开放回路，以 100%氧气施行人工呼吸。

第五章　肌肉松弛药在麻醉中的
应用、注意事项和监测方法

一、肌肉松弛药的类型、药理作用及其影响效应的因素

肌肉松弛药（muscle relaxant，简称肌松药）能暂时干扰神经肌肉接头的兴奋（冲动）传导，产生一过性骨骼肌松弛。肌松药用于临床麻醉后使全麻发生了重大变革，改变了依靠加深麻醉获得肌肉松弛以满足手术操作需要的局面。肌松药在麻醉中的应用，不但可减少麻醉药用量，还能避免麻醉过深所引起的不良后果，其已成为全麻时重要的辅助用药。

（一）肌松药的类型及其阻滞特征

根据肌松药阻断神经肌肉兴奋传导的不同机制，将临床上应用的肌松药分为非去极化肌松药（nondepolarizing muscle relaxant）和去极化肌松药（depolarizing muscle relaxant）两类。

1. 非去极化肌松药　与乙酰胆碱共同竞争性地与乙酰胆碱受体相结合，因此又称为竞争性肌松药。其与接头后膜的乙酰胆碱受体（N_2 乙酰胆碱受体）结合后不引起膜通透性改变，致使离子通道关闭，接头后膜处于极化状态而不能去极化，无终板电位的产生以激活兴奋-收缩耦联，进而肌肉松弛。此类药物包括筒箭毒碱（tubocurarine）、二甲箭毒（metocurine, dimethyl tubocurarine）、戈拉碘铵（加拉碘铵、三碘季铵酚, gallamine triethiodide）、阿库氯铵（爱肌松, alcuronium chloride）、泮库溴铵（潘可罗宁、本可松, pancuronium bromide）、阿曲库铵（阿曲可宁, atracurium）、米库氯铵（美维松, mivacurium chloride），杜什库铵（doxacurium chloride）、维库溴铵（维库罗宁, vecuronium bromide）等。

非去极化神经肌肉阻滞特征：①肌肉松弛前无肌纤维成束收缩（肌震颤）现象；②强直刺激及四个成串刺激时出现衰减（fade）；③强直刺激后继以单刺激，出现强直后易化现象；④阻滞可被抗胆碱酯酶药所拮抗。

2. 去极化肌松药　与乙酰胆碱受体结合后可产生乙酰胆碱与受体结合后相似的作用，但较乙酰胆碱作用时间更持久，接头后膜处于持续去极化状态。这种去极化扩散到邻近肌膜，临床上可见到不同步的肌肉收缩，称为肌震颤。由于接头后膜的持续去极化，使其对以后的神经兴奋所释放的乙酰胆碱不再发生反应而形成去极化阻滞，也称为Ⅰ相去极化阻滞。琥珀胆碱（司可林, succinylcholine）为此类在临床上广泛应用的代表药物。

去极化神经肌肉阻滞特征：①肌肉松弛前出现肌震颤；②强直或四个成串刺激无衰减现象；③无强直后易化现象；④抗胆碱酯酶药可增强阻滞程度。

Ⅱ相阻滞：临床上大剂量或多次重复应用去极化肌松药后，接头后膜神经肌肉阻滞的性质容易发生改变，肌松时间延长，阻滞特征类似于非去极化阻滞。此时已由Ⅰ相去极化阻滞演变为Ⅱ相阻滞，曾称为双相阻滞或脱敏感阻滞。一般认为，Ⅱ相阻滞经历了从快速耐药期到非去极化阻滞期的发展过程。确切发生机制尚不清楚，临床表现为呼吸抑制延长，可有不同程度的衰减和强直后易化现象。至于用抗胆碱酯酶药拮抗Ⅱ相阻滞，目前尚有争议。

（二）肌松药的药理作用特点

1. 关于骨骼肌对肌松药的敏感性　机体不同部位的骨骼肌群对肌松药的敏感性存在很大差异，表现为肌肉松弛顺序和作用程度的不同。眼部、颜面部、咽喉部及颈部作精细动作的肌肉较易被松弛，其次为上下肢、肋间肌和腹部肌肉松弛，膈肌最后松弛。肌力恢复的顺序与此相反，最后松弛的肌群最早恢复肌力，而最先松弛的肌群则最晚恢复肌力。

2. 心血管效应　肌松药作用于接头后膜 N_2 乙酰胆碱受体而产生肌肉松弛，有的也可不同程

度地作用于神经节细胞的 N_1 乙酰胆碱受体和（或）毒蕈碱型乙酰胆碱受体（M 受体），通过兴奋或抑制周围自主神经系统产生心血管效应。某些肌松药还具有组胺释放作用。这些肌松药的不良反应均可导致明显的血流动力学改变。如非去极化肌松药筒箭毒碱、阿曲库铵等可促使肥大细胞释放组胺，引起血压下降，筒箭毒碱还兼有神经节阻滞作用。泮库溴铵具有一定的心脏 M 受体阻滞作用，用药后可致心率增快及血压升高。琥珀胆碱激动所有的胆碱能受体，可引起各种一过性心律失常，如窦性心动过缓、结性心律和室性心律不齐等。小剂量可发生负性变时和变力效应，麻醉前使用阿托品可缓解这些反应。大剂量时则可变为正性反应。另外，琥珀胆碱在去极化时可引起高钾性心律失常。近年来用于临床的新型非去极化肌松药维库溴铵、哌库溴铵、罗库溴铵及杜什库铵均无心血管不良反应，是比较理想的肌松药。关于肌松药对自主神经的影响及组胺释放作用见表 5-1。

表 5-1　肌松药对自主神经的影响及组胺释放作用

药名	自主神经节	心脏毒蕈碱受体	组胺释放
琥珀胆碱	+	+	+
筒箭毒碱	−−	0	++
二甲箭毒	−	0	++
戈拉碘铵	0	−−−	0
阿库氯铵	0	−	0
阿曲库铵	0	0	0, +
米库氯铵	0	0	0, +
杜什库铵	0	0	0
泮库溴铵	0	0	0
维库溴铵	0	0	0
哌库溴铵	0	0	0
罗库溴铵	0	0, −	0

注：+、++分别为轻度、中度兴奋；−、−−、−−−分别为轻度、中度、重度抑制；0 无影响。

3. 药代动力学和药效动力学　肌松药的药代动力学呈开放二室模型，血药浓度初始时迅速降低继而衰减缓慢，前者为分布相，后者为消除相。由于肌松药具有高度离子化的特点，不能穿越所有的膜，因而分布容积有限，为 80～140ml/kg，与血容量相差无几。血浆白蛋白降低时，肌松药不能更多地与白蛋白结合，分布容积变小，使神经肌肉接头对药物的利用及作用增强。各种肌松药与白蛋白的结合率不同，如血浆白蛋白与筒箭毒碱的结合率为 10%，与泮库溴铵的结合率为 34%。结合率高者，分布容积也相应增大，神经肌肉接头的浓度降低。但已结合的药物，游离后仍能与受体结合，并使肌松药的作用时间延长。

疾病和病理生理变化可改变肌松药离开血浆及被消除的速率，同时改变神经肌肉接头对肌松药的敏感性，这是肌松药个体差异较大的主要原因。

肾衰竭严重影响肌松药的药代动力学。戈拉碘铵全部经肾排出，二甲箭毒和筒箭毒碱、泮库溴铵、哌库溴铵也多从肾脏排出。肾功能障碍病人以选用维库溴铵、阿曲库铵为好。维库溴铵仅 10%～20%经肾排出，其余则以原形和代谢产物形式经胆汁排泄。阿曲库铵有两种分解途径：其一是霍夫曼（Hofmann）消除，即在生理 pH 和常温下通过盐基催化自然分解，是单纯的化学反应；其二是经血浆中酯酶进行酶性分解。

（三）影响肌松药效应的因素

吸入性麻醉药具有肌肉松弛效能，能增强神经肌肉阻滞作用，延长肌肉松弛时效，即与非去极化肌松药有协同作用。按协同作用强度依次为：异氟烷>七氟烷>恩氟烷>氟烷>氧化亚氮。

低温可延长非去极化肌松药的作用时间，可延缓泮库溴铵和筒箭毒碱从尿和胆汁中排泄，低温条件下用药量宜减少。新生儿和幼儿可能对非去极化肌松药敏感，而给老年人应用那些靠肾脏消除的肌松药时，其肌松作用明显延长。琥珀胆碱和米库氯铵均被血浆胆碱酯酶所水解，胆碱酯酶量的减少和质的异常均可影响两药的代谢。血浆胆碱酯酶浓度下降可不同程度地延长琥珀胆碱的作用时间。重症肌无力病人对非去极化肌松药异常敏感，而对去极化肌松药有轻度拮抗。术前应用抗胆碱酯酶药治疗时，则更难预料肌松药的作用。肌肉失去神经支配后（特别是数周至半年之内），对琥珀胆碱可能十分敏感，甚至引起致命性高钾血症，应引起高度重视。

肌松药与其他药物之间的相互作用：一般认为，合用两类不同类型的肌松药会产生拮抗作用，但有待于临床进一步证实。两种非去极化肌松药合用，由于对接头前膜和后膜的亲和力不一样，可出现协同或相加作用。如阿曲库铵和维库溴铵之间有协同作用，所以合用时剂量应减少。局麻药能增强肌松药的作用，许多抗生素亦能增强肌松药的作用。氨基苷类抗生素中以新霉素和链霉素抑制神经肌肉传递的功能最强；庆大霉素、卡那霉素等均可加强非去极化和去极化肌松药的作用；多黏菌素引起的神经肌肉传递阻滞作用可有接头前膜和接头后膜双重作用，不能用钙剂和新斯的明拮抗，且逆转阻滞十分困难；林可霉素和克林霉素亦可增强非去极化肌松药的作用。此外，电解质紊乱及酸碱失衡等均可影响肌松效应。

二、肌肉松弛药的临床应用

（一）肌肉松弛药的应用指征

1. 便于气管插管　与麻醉药物合用，进行快速诱导气管插管。用药后咬肌松弛，易于置入喉镜，显露声门，为气管插管的成功创造条件。

2. 便于呼吸管理和手术操作　如开胸手术时防止纵隔摆动，需用肌松药消除自主呼吸，进行控制呼吸等呼吸管理；抑制膈肌运动，术者可在胸腔或腹腔内进行精细操作；肌肉松弛扩大了手术野，便于深部手术的操作。

3. 减少深全麻的危害　应用肌松药，可在浅全麻下获得满意的肌松作用，从而减少长时间深全麻对机体的不利影响，同时也减少了麻醉药用量。

4. 降低代谢及体温　消除自主呼吸后，由于呼吸肌不做功和耗氧量减少，可降低机体代谢30%。能有效防止低温麻醉时的寒战，有利于降低代谢及降温。

5. 机械通气　如呼吸机治疗呼吸功能障碍时常用肌松药，有利于通气管理。

6. 诊断和治疗某些疾病　如用小剂量箭毒诊断重症肌无力，用肌松药鉴别骨关节活动受限是关节粘连还是肌肉痉挛的原因等；肌松药可用来解除喉痉挛和顽固性肌痉挛，控制严重局麻药中毒反应的肌肉抽搐等。

（二）常用肌肉松弛药

1. 琥珀胆碱　商品名为司可林，是目前常用的去极化肌松药。药物进入血液循环后迅速被血浆胆碱酯酶水解，所以作用时间极短。由于起效快，临床上常用于气管插管，剂量为 1.0～2.0mg/kg。静脉注射后 20 秒内出现肌震颤，持续 10～20 秒；注药后 50 秒肌肉松弛最明显；1 分钟左右为气管插管的最佳时机；2 分钟后作用开始减退，作用持续 8～12 分钟。

应用琥珀胆碱后可产生一些不良反应或并发症，肌震颤常为术后肌肉疼痛的主要原因，与颅内压、眼内压及胃内压升高亦有一定内在联系。采用预注原则（priming principle），在注射琥珀胆碱之前先注入小剂量非去极化肌松药（一般为用于维持的肌松药，剂量为该药插管剂量的 1/10～1/5）可有效抑制肌震颤，从而预防术后肌肉疼痛。先注入地西泮也有一定效果，重复注射或持续静脉滴注时可不出现肌震颤现象。注入琥珀胆碱后可使正常人血钾升高 0.5mmol/L 左右。在原有高钾血症或肾衰竭致血钾升高的病人，常因血钾急剧升高导致高钾性心搏骤停，应引起高度警惕。术前血钾已达 5.5mmol/L 时则禁用琥珀胆碱。严重创伤如多发性骨折、四肢躯干组织广泛挫伤、大面积烧伤、严重腹腔感染等在伤后 3～8 周内血钾升高明显，在此期间使用琥珀胆碱最为危险。

上、下运动神经元损伤或病变和脊髓病变如截瘫等失去神经支配的病人，由于肌纤维失去神经支配，从而使接头外肌膜受体大量增生并在肌膜表面异常分布，对琥珀胆碱非常敏感，去极化时细胞内钾离子大量流到细胞外，可引起致命性高钾血症，对此类病人，琥珀胆碱当属禁忌。

某些疾病如严重肝脏疾病、营养不良、妊娠末期及产后期、慢性肾衰竭、甲状腺功能衰退等可能存在血浆胆碱酯酶浓度或活性较低。有些药物可减弱血浆胆碱酯酶的活性，如新斯的明、溴吡斯的明、普鲁卡因、氯胺酮、异丙嗪、氯丙嗪等。无论是血浆胆碱酯酶浓度降低抑或是活性减弱，均可延长或增强琥珀胆碱的作用。

Ⅱ相阻滞：持续滴注或反复注入琥珀胆碱（往往总量超过 1g）可出现Ⅱ相阻滞，表现为肌张力恢复延迟，呼吸抑制延长。一旦发生往往难以拮抗，主要靠持续人工呼吸直至呼吸正常。

2. 筒箭毒碱 又名管箭毒碱，为较早期使用的非去极化肌松药之一。静脉注射后约 40%与蛋白质结合（16%与血浆白蛋白结合，24%与 γ 球蛋白结合），肾衰竭病人经肾排泄减少，而经胆汁排泄相应增加，消除半衰期延长。筒箭毒碱起效缓慢，时效长。初量 0.1～0.2mg/kg 可使四肢肌肉松弛，0.4～0.5mg/kg 使腹肌松弛；剂量增至 0.5～0.6mg/kg 可满足气管插管要求。静脉注射 ED_{95} 剂量（95%有效药物剂量）（0.5mg/kg）后 6 分钟起效，恢复指数（recovery index，RI）为 25～30 分钟，90%肌震颤恢复时间为 70～90 分钟。肌松作用维持需 0.05～0.10mg/kg。应注意个体差异及蓄积作用，需要时以间隔 45 分钟再给予首次剂量的 1/3～1/2 为宜。

筒箭毒碱有组胺释放作用，是引起低血压的原因之一，亦可诱发支气管痉挛。较大剂量时则有神经节阻滞作用，可有效防止颈动脉窦反射、迷走反射、腹腔反射、盆腔-喉或心反射等。吸入麻醉药如乙醚、恩氟烷、氟烷等可增强筒箭毒碱的作用。支气管哮喘、低血压及重症肌无力等病人应避免使用筒箭毒碱。

3. 二甲箭毒 又名甲筒箭毒（metocurine），为筒箭毒碱的甲基衍生物，肌松作用时间为筒箭毒碱的 2.0～2.5 倍，其组胺释放和神经节阻滞作用较筒箭毒碱弱。对肾排泄的依赖性较筒箭毒碱更大，肾功能不全病人禁用。气管插管剂量为 0.4～0.5mg/kg。给药后 90 秒可行气管插管，可维持肌松作用 150 分钟。静脉注射 ED_{95} 剂量（0.28mg/kg）后 5 分钟起效，RI 为 30～40 分钟，90%肌震颤恢复时间为 80～90 分钟。

4. 戈拉碘铵 又名三碘季铵酚，商品名弗来克赛德（flaxedil），属非去极化肌松药。水溶液稳定，可与硫喷妥钠混合而不产生沉淀反应。肌松作用为筒箭毒碱的 1/6～1/5。该药在体内不代谢，几乎全部以原形经肾排泄，故禁用于肾功能不全病人。戈拉碘铵不抑制心肌，有一定的抗迷走神经作用，与用量有关。用药后可引起心动过速，增加心排血量及外周血管阻力。其组胺释放作用仅为筒箭毒碱的 1/5～1/2，即使有组胺释放作用，也被其解迷走神经作用所掩盖，一般不引起支气管痉挛。常用肌松剂药量为 1.5～3.0mg/kg，肌松作用时间较筒箭毒碱短，肌松作用维持量为 0.3～0.6mg/kg。

5. 阿库氯铵 商品名为爱肌松（alloferine），是半合成的瓢箭毒衍生物。肌松效应较筒箭毒碱强 1.0～1.5 倍。对神经节及心脏毒蕈碱样阻滞作用较筒箭毒碱小。临床剂量时不释放组胺，注药后偶有心率增快及血压下降。静脉注射 0.3mg/kg 3 分钟后可行气管插管，时效与筒箭毒碱相仿。ED_{95} 为 0.20～0.25mg/kg，与吸入麻醉药合用时其用量可减少 30%～50%。该药主要以原形经肾排泄，肾功能不全者慎用。

6. 阿曲库铵 商品名为卡肌宁（tracrium），为一合成双季铵酯型的苄异喹啉化合物。其最大优点是在体内可不依赖肝肾功能而通过 Hofmann 消除途径自行降解和消除，在生理 pH 和体温下即可行 Hofmann 消除（除去 β 位一氢原子和 α 位 C—N 链自动断裂）。升高 pH 及温度时可加速自动断裂降解过程。经血浆中酯酶进行酶性分解也是阿曲库铵的消除途径。据测定，酶分解占 2/3，而 Hofmann 消除仅占 1/3。临床剂量时无迷走神经的心血管效应，仅有轻度的相当于 1/3 筒箭毒碱引起的组胺作用，剂量增大至 0.8mg/kg 时血中组胺浓度明显升高，可出现皮肤潮红及皮疹等反应，甚至诱发支气管痉挛、低血压等不良反应，控制用量及给予 H_1 和 H_2 受体拮抗药可防止组胺释放反应。

阿曲库铵的 ED_{95} 为 0.2mg/kg，起效时间为 4～5 分钟，RI 为 10～15 分钟，90%肌震颤恢复时间为 30 分钟。增加剂量可缩短起效时间并延长时效，但反复给药或持续静脉滴注无蓄积作用。气管插管用量为 0.4～0.5mg/kg，肌松作用维持量为 0.07～0.10mg/kg。由于 Hofmann 消除途径，此药适用于肝肾功能不全病人、嗜铬细胞瘤病人及假性胆碱酯酶活性异常病人等。

7. 米库氯铵 是短效非去极化肌松药。此药进入血液循环后迅速被血浆胆碱酯酶分解，可有少量经肝和肾消除。因此起效快，作用时间短，无蓄积作用，适用于静脉滴注。不良反应与阿曲库铵相似。2.5～3.0 倍 ED_{95} 量因释放组胺可致一过性低血压及面部红斑。ED_{95} 量为 0.08mg/kg，3～6 分钟起效，RI 为 6～8 分钟，90%肌震颤恢复时间为 25 分钟。气管插管剂量为 0.2mg/kg，90 秒后可作气管插管，肌松作用可维持 15～20 分钟。此药特别适用于停药后希望肌张力迅速恢复、不准备用抗胆碱酯酶药拮抗的病人。

8. 杜什库铵 商品名为 nuromax，是苄异唑啉类长效非去极化肌松药。消除途径主要经肾排出，少量经肝代谢。此药无心血管不良反应和组胺释放作用。ED_{95} 为 0.025～0.03mg/kg，静脉注射 10～14 分钟起效，90%肌震颤恢复时间为 80～100 分钟。气管插管剂量为 0.05～0.06mg/kg，维持肌松时间为 90～120 分钟，维持量为 0.02～0.04mg/kg。适用于长时间手术或长期人工通气的病人。其残余肌松作用可为抗胆碱酯酶药所拮抗。在肾功能不全病人，其作用时间可明显延长，宜慎用或不用。

9. 泮库溴铵 商品名为潘龙（pavulon），为人工合成的双季铵甾类中效非去极化肌松药。其作用强度为筒箭毒碱的 5 倍，50%消除经肾排泄和肝排泄，其 3-羟基代谢产物仍有一定的肌松作用。临床剂量范围内无解神经节阻滞和组胺释放作用，也不引起低血压。此药有一定的解迷走神经作用和儿茶酚胺释放作用，兴奋心血管系统，导致心率增快、血压升高和心排血量增加。剂量加大至 2～3 倍 ED_{95} 时，心血管兴奋作用更为明显。气管插管剂量为 0.12～0.20mg/kg，90 秒后可行气管插管。临床肌松时间为 120 分钟。ED_{95} 为 0.07mg/kg，RI 为 25 分钟，90%肌震颤恢复时间为 60 分钟。其起效时间、最大效能时间及维持时间与剂量有关，肌松作用维持量为 0.007～0.015mg/kg。

10. 维库溴铵 商品名为万可松，是较为理想的单季铵甾类非去极化肌松药。肌松效能为泮库溴铵的 1.5 倍。维库溴铵无解心脏迷走神经作用，不释放组胺，无蓄积作用。主要在肝内代谢，50%～60%的代谢产物经胆汁排泄，经肾排泄较少。代谢产物中 3-羟基维库溴铵仍有肌松作用。因此，阻塞性黄疸、肝功能障碍病人宜慎用维库溴铵。ED_{95} 为 0.05mg/kg，起效时间 4～6 分钟，RI 为 10～15 分钟，90%肌震颤恢复时间为 30 分钟。增加剂量可缩短起效时间，3 倍和 5 倍 ED_{95} 量时，起效时间可分别缩短至 2.8 分钟和 1.1 分钟。气管插管剂量为 0.07～0.15mg/kg，90～95 秒即可行气管插管。追加药量为 0.02～0.05mg/kg。持续静脉滴注速度为 1～2μg/（kg·min）。

11. 哌库溴铵 又称必可松，商品名为阿端（arduan），是较为理想的甾类长效非去极化肌松药，也是泮库溴铵的衍生物。其作用强度为泮库溴铵的 1.0～1.5 倍，时效与泮库溴铵相似，但无泮库溴铵的解迷走神经作用，因此无心血管不良反应，也不释放组胺。该药 85%以原形经肾排泄，肾衰竭时其消除半衰期明显延长。ED_{95} 为 0.05～0.06mg/kg。起效时间 5～6 分钟，RI 为 30～40 分钟，90%肌震颤恢复时间为 80～90 分钟。气管插管剂量 0.1mg/kg。肌松作用维持量为 0.04～0.06mg/kg，适用于长时间手术和心肌缺血性疾病病人。

12. 罗库溴铵 商品名为爱可松，是较理想的甾类中效非去极化肌松药。起效较维库溴铵迅速，是非去极化肌松药中起效快的药物之一。作用强度仅为维库溴铵的 1/7，阿曲库铵的 1/5。临床应用剂量时，血压和心率无变化，也无组胺释放。消除方式主要以原形水解或代谢产物经胆汁排出，肝功能障碍时可能延长其时效。ED_{95} 为 0.3mg/kg，起效时间 3～4 分钟，时效 10～15 分钟，90%肌震颤恢复时间为 30 分钟。气管插管剂量为 0.6mg/kg。注药 90 秒后可行气管插管。剂量增至 1mg/kg 时，注药 60 秒即可行气管插管。临床肌松作用维持时间约 45 分钟。

注：①ED_{95}=肌松药的有效剂量：指以 0.1Hz 或 0.5Hz 单次刺激尺神经诱发拇指内收肌震颤，高度被抑制 95% 时的剂量。②气管插管剂量：通常指 $2 \times ED_{95}$ 量。缩短起效时间，快速气管插管常需 $3 \times ED_{95}$ 或 $4 \times ED_{95}$ 量。③起效时间：从给药至峰值效应时间。④恢复指数（RI）：指神经肌肉阻滞恢复 25%~75% 所需的时间。RI=2~3 分钟为超短效类；RI=5~7 分钟为短效类；RI=10~20 分钟为中效类；RI=30~60 分钟为长效类肌松药。⑤90% 肌震颤恢复时间：指单次刺激肌震颤高度恢复 90% 的时间。

（三）肌松药的应用原则及注意事项

1. 所有肌松药均产生深度的呼吸抑制或呼吸停止，用药后必须严密观察呼吸，加强呼吸管理。应有供氧、加压面罩和机械通气设备，麻醉医师应熟练掌握辅助呼吸和控制呼吸技术，只有在保证充分给氧和有效的通气量前提下（如气管插管）才可使用肌松药。

2. 应根据病情（如肝肾功能）、手术种类和时间等选用适宜的肌松药。避免用药剂量过大、反复多次给药产生蓄积、长时间大剂量静脉点滴琥珀胆碱产生 II 相阻滞等使病人术终能及早恢复肌张力。但肌松药个体差异较大，为合理应用肌松药，术中有必要应用肌松监测仪连续监测肌肉松弛程度。

3. 肌松药是全麻辅助用药，其本身没有麻醉和镇痛作用，只起肌松作用。因此，必须在维持一定全麻深度的情况下应用肌松药。麻醉过浅、病人体动时仍滥用肌松药的危险是术中病人知觉甚至突然清醒，会给病人造成术中剧痛难忍又不能诉说的巨大痛苦。

4. 筒箭毒碱或二甲箭毒与其他非去极化肌松药联合应用时可产生协同作用，合用时应各自减少剂量。其他非去极化肌松药之间联合用药只出现相加效应，不应减少各药的有效剂量。

5. 两类肌松药合用时，临床上多先用短效的去极化肌松药，后用长效非去极化肌松药维持肌肉松弛。同时混合或次序颠倒应用可造成增强及延长神经肌肉阻滞，引起脱敏感阻滞或 II 相阻滞等复杂情况，应予避免。

6. 为了做到在不增加用药剂量的条件下缩短肌松药起效时间，使非去极化肌松药更适用于气管插管，近年来有人相继提出了预注原则（priming principle）和先注原则（timing principle）。

预注原则：也称分次给药法，即在病人清醒或给予小剂量镇静药后，先给亚松弛量（预注量）的中、长效非去极化肌松药（一般为插管剂量的 1/10~1/5），隔一段间期（称预注间期）麻醉诱导后再给予足量的中、长效非去极化肌松药（称插管剂量）。一般给予插管剂量后可在 2 分钟左右完成气管插管。预注间期不宜过长，一般 4 分钟后即给插管剂量，其剂量不能大于通常用量。预注原则操作稍显复杂，预注量后可增加误吸的危险，相对的先注原则更简便有效。

先注原则：目的是使肌松峰值效应时间与气管插管的时间相吻合，即在麻醉诱导前先注入中效非去极化肌松药，如维库溴铵 0.15mg/kg 或阿曲库铵 0.75~1.00mg/kg 单次静脉注射后，待眼睑下垂或握力减弱即静脉快速诱导，约 60 秒行气管插管，病人很少有不适感。

7. 应用了肌松药的病人，术毕必须严密观察，待通气量、各种保护性反射、肌张力恢复正常，且病人已经苏醒，排除残余肌松作用后才能拔管回病房。

（四）肌松药作用的拮抗

1. 在决定应用拮抗药前，首先应明确拮抗药只适用于周围性呼吸抑制（术毕尚有残余肌松作用的病人）而不是中枢性呼吸抑制的病人。术毕肌张力恢复不够，如苏醒病人面无表情、上睑下垂、下颌松弛、不能伸舌、抬头不能持续 5 秒、每分通气量不足、四个成串刺激的 $T_4/T_1 < 0.7$ 等均可应用拮抗药。支气管哮喘、心脏传导阻滞、血压过低、窦性心动过缓、胃肠吻合术病人等应避免应用拮抗药。

2. 常用拮抗药物为抗胆碱酯酶药，主要包括新斯的明、溴吡斯的明和依酚氯铵。同时合用抗胆碱药如阿托品或格隆溴铵以消除抗胆碱酯酶药，特别是新斯的明引起的毒蕈碱样不良反应，如心动过缓、瞳孔缩小、支气管收缩、分泌增多及胃肠蠕动增快等。

3. 新斯的明剂量为 0.07mg/kg，起效时间 7 分钟，从起效至峰值效应时间为 7~10 分钟，最大剂量不超过 4mg。溴吡斯的明剂量为 0.35mg/kg，起效时间 12 分钟，高峰值效应时间 10～15 分钟。最大剂量不超过 20mg。上述两药均需同时或先静脉注射阿托品 0.02～0.03mg/kg 或格隆溴铵 0.01mg/kg。依酚氯铵的拮抗强度仅为新斯的明的 1/15，因此，应用较大剂量方能维持拮抗作用。该药有直接刺激终板的作用，毒蕈碱样不良反应小，同时应用阿托品的剂量也应减少至 0.010～0.015mg/kg，静脉注射 0.5～1.0mg/kg 后 2 分钟起效，至峰值效应时间不超过 5 分钟，最大剂量不超过 70mg。该药近来常用于肌松药的拮抗。如果新斯的明、溴吡斯的明和依酚氯铵的药量分别超过了各自的最大剂量，而拮抗效果仍不明显时，不宜再继续给予拮抗药，应认真分析影响抗胆碱酯酶药效果的因素。

4. 一般用拮抗药后，肌张力恢复时间直接取决于用拮抗药时的肌松程度。在非去极化阻滞恢复期，如对四个成串刺激或单刺激（0.1Hz）无反应则不能用拮抗药。用拮抗药后神经肌肉阻滞的逆转率也与用拮抗药时肌震颤的幅度有关，一般于四个成串刺激只有 T_1 时给药，四个成串刺激比值达到 0.7 需 10～30 分钟；于四个成串刺激全部可见时用拮抗药，用药后 10 分钟内其比值即可达到 0.7。因此，应恰当掌握给予拮抗药的时机，不能在神经肌肉阻滞作用较强时给药，否则易造成"立竿见影"的呼吸恢复假象，导致"再箭毒化"的不良后果。

5. 呼吸性酸中毒、高 CO_2 血症（$PaCO_2 > 50mmHg$）、代谢性酸中毒、低钾血症和高镁血症等酸碱和电解质失衡可影响抗胆碱酯酶药的作用。此外，低温也影响其拮抗效果。

6. 拮抗抗生素增强肌松药作用的机制较为复杂。新霉素、链霉素、妥布霉素、庆大霉素的作用可被钙和抗胆碱酯酶药拮抗；钙和新斯的明只能部分拮抗林可霉素和克林霉素的非去极化肌松作用。多黏菌素所致的肌松作用不能用钙和新斯的明拮抗，用 4-氨基吡啶有一定拮抗效果。考虑到有抗生素增强肌松作用的因素存在时，最好维持人工通气，使其自然恢复肌张力。

7. 目前多不主张拮抗 II 相阻滞。主要靠维持人工通气待其自然恢复，同时输入新鲜全血或血浆，补充血浆胆碱酯酶制剂，注意纠正电解质及酸碱失衡。

三、神经肌肉传递功能监测

（一）监测目的

1. 评价肌松药作用程度、时效与阻滞类型，及早发现琥珀胆碱的 II 相阻滞作用。

2. 根据监测结果合理调整肌松药药量，明确给药间隔时间，以减少个体差异并保持术中适度的肌肉松弛。

3. 有助于鉴别呼吸抑制是中枢性还是周围性。

4. 指导拮抗药的应用，确定抗胆碱酯酶药的给药时机和用量，评价其拮抗效果。

（二）监测方法

临床上可将监测方法分为四种，即诱发肌机械图描记术（evoked mechanomyography，EMMG）、诱发肌电图描记术（evoked electromyography，EEMG）、肉眼观察和触摸法。四种方法均以周围神经刺激器为基本监测部件。目前临床上以 EMMG 和 EEMG 较为常用。EMMG 的操作稍复杂些，要求在监测前调好并稳妥固定拇指、力换能器和前臂的位置，并给予受监测拇指一定的前负荷（200～300g）。肌加速度描记法（acceleromyography）采用力学检测法，测定位移所产生的加速度，间接反映肌肉收缩效应。肌加速度描记法操作简便，不需预置前负荷，换能器不易受外界干扰。

（三）监测部位

临床上通常将表面电极置于腕部或肘部尺神经走行部位，电刺激后观察记录拇指屈指（内收）反应。刺激面部或下肢运动神经，观察受刺激神经所支配肌肉的收缩效应，亦能用于神经肌肉传递功能监测，但临床上很少应用。

（四）监测指标及其意义

1. 单次肌震颤刺激（single twitch stimulation）　简称单刺激。常用单次刺激参数为 0.2ms

单相矩形波，刺激频率为 0.1Hz，间隔 10 秒。刺激频率超过 0.15Hz 则肌收缩效应逐渐降低，1.0Hz 用于确定超强刺激。

单刺激主要用于监测肌松药起效、强度、时效与恢复。肌松药消退过程中，肌震颤幅（高）度由 25% 恢复到 75% 的时间称恢复指数。肌震颤抑制 90% 以上可顺利完成气管插管，腹部手术要求肌震颤抑制保持在 90% 左右。一般肌震颤恢复到 25% 以上时才可应用非去极化肌松药的拮抗药，以取得较好拮抗效果。在肌松药应用之前要先测定肌震颤的对照值。应用单刺激时应注意即使肌震颤幅度已恢复到对照值水平，仍有残余肌松作用的可能（非去极化阻滞肌松药占据乙酰胆碱受体<75% 时，肌震颤反应可能并不降低）。去极化阻滞时，单刺激使肌震颤幅度略降低，但并不逐渐减弱。

2. 强直刺激（tetanic stimulation） 常用刺激参数为 50Hz 持续 5 秒。非去极化阻滞时，对强直刺激的反应为强直收缩的肌力不能维持，很快出现衰减现象。强直刺激后 0.5 秒时再给单刺激可引起肌震颤增强，称为强直后易化（post-tetanic facilitation，PTF）。衰减现象和 PTF 是非去极化阻滞的特有征象。去极化阻滞时则不出现衰减，但阻滞性质转化成 II 相阻滞时，强直刺激亦可引起衰减。因此，强直刺激引起的衰减及 PTF 可用于鉴别神经肌肉阻滞的类型。PTF 的程度和持续时间与非去极化阻滞程度有关。强直刺激亦可用于评定术后残余肌松作用，如不出现衰减，可作为临床上骨骼肌肌张力恢复的指标。强直刺激的缺点为对清醒病人可引起疼痛，且刺激频率愈高，持续时间愈长，疼痛就愈剧烈。

3. 四个成串刺激（train of four stimulation，TOF） 是临床上最常用的监测指标。即采用频率为 2Hz、波宽为 0.2~0.3ms 的矩形波，每进行四次（每次隔 0.5 秒）刺激（共 2 秒）为一次 TOF，两次 TOF 相隔 10~20 秒。TOF 的第一个肌震颤幅度为 T_1，第二个肌震颤幅度为 T_2、T_3 和 T_4，依此类推。T_1 相当于单刺激的肌肉收缩振幅，在给肌松药前可测定 T_1 幅度作为对照值。亦可不需对照值，直接从 T_4/T_1 来评定阻滞程度。神经肌肉传递功能正常时，四个肌震颤幅度相等，部分非去极化阻滞时 T_1~T_4 依次减弱（衰减）。去极化阻滞时 T_1~T_4 幅度根据阻滞程度均有所降低，但 T_4/T_1>0.90 或接近 1。演变为 II 相阻滞时 T_4/T_1 逐渐下降。T_4/T_1<0.70 则提示可能为 II 相阻滞；T_4/T_1≤0.50 时可确定为 II 相阻滞。T_4 消失时，相当于单刺激肌震颤抑制 75%。随着阻滞程度加深，T_3、T_2 和 T_1 依次消失，分别相当于单刺激时肌震颤抑制 80%、90% 和 100%。非去极化肌松药作用消退过程中，T_1~T_4 全部可见时相当于单刺激肌震颤 25% 的恢复。T_4/T_1≥0.60 时，平卧病人已能抬头 3 秒；T_4/T_1>0.75，抬头试验能维持 5 秒或更长时间，临床上提示肌张力已恢复良好。

4. 强直刺激后计数（post tetanic count，PTC） 即强直刺激后间隔 3 秒再给予单刺激（1Hz），计算肌震颤出现的次数。PTC 主要用于评价深度神经肌肉阻滞，即所谓的"无反应期"。指对 TOF 或强直刺激均无反应的时期。此时可对 PTC 有反应。一般 PTC 恢复到 10 次左右，TOF 肌震颤开始恢复。若完全避免刺激气管隆嵴引起的强烈咳嗽反射或抑制膈肌的活动，应保持 PTC 为零。

第六章 气管插管术、支气管插管术和喉罩通气

一、气管插管术

（一）有关咽喉部解剖和病理生理

1. 喉部 由 4 块软骨及 5 个附属软骨构成：2 块杓状软骨（arytenoid cartilages）、1 块甲状软骨（thyroid cartilage）、1 块环状软骨（cricoid cartilage）和 2 个小角状软骨（corniculate cartilages）、2 个楔状软骨（cuneiform cartilages）、1 个会厌软骨（epiglottic cartilage）。

2. 喉部神经 喉部感觉神经主要由喉上神经支配，其源于迷走神经，也是环甲肌的运动神经。喉下神经源于喉返神经，分布于除环甲肌外的喉内部的肌肉。喉上、下神经均有分支至肺和胃的上部。

3. 小儿喉部解剖与成人的区别

（1）喉部位于 $C_3 \sim C_4$ 平段，成人位于 C_6 平段。

（2）小儿舌体较大，会厌弯曲度大且硬，难于被喉镜片挑起。成人的会厌相对扁平和柔软。

（3）小儿喉部结缔组织松软，如受刺激或损伤易致水肿，在与成人同样的情况下可产生肉芽组织。

（4）小儿呼吸道最狭窄部位是环状软骨环，气管导管选择不当则不易通过，如强行插入导管，会厌下区水肿难以避免。

（5）不满 12 周岁的小儿，气道结缔组织疏松且淋巴液较丰富，除必要插入带套囊导管外，建议多采用无套囊的气管导管。

4. 喉部神经损伤对发音的影响

（1）喉上神经：单侧损伤对发音影响较小，双侧受损致声嘶或发音困难。

（2）喉返神经：单、双侧损伤均可造成声嘶。当急性损伤时，可能出现喉鸣音或呼吸窘迫现象。

（3）迷走神经：单侧损伤可致声嘶，双侧受损可出现失声。

（二）术前对气管插管难易程度的评估

术前访视，是做好麻醉工作的重要环节，尤其通过对上下呼吸道的有关病史、详细的物理检查和气道解剖、病理生理资料的收集，进行插管难易程度客观评定，可减少不该发生的意外。

1. 解剖变异 有无颏向后倾斜，咽深，颈项粗短，上颌中切牙向前突出，舌体增大，下颌短小和张口受限等。

2. 病理生理 有无喉咽部肿瘤或脓肿，鼻咽纤维瘤或息肉；腭裂、舌下垂和下颌发育不全（Pierre-Robin 综合征）；下颌骨和面部骨发育不全（Treacher-Collins 综合征）；颈椎活动受限（颈椎骨折、半脱位）等；颞颌关节强直；小儿巨舌症，面部灼伤后瘢痕挛缩（鼻孔或口裂变窄），凝血障碍等。

3. 判断气管插管的难易 介绍以下三种简便、通用的判断方法。

（1）鼻腔通气判断：首先观察其外形，如鼻孔的大小及是否对称。分泌物性质（脓或血性）及多少。然后，分别测试单个鼻孔出气的通畅度，如通畅度相等，可任选一侧鼻腔插管。依长期临床经验，凡导管外径能通过鼻腔者，均能顺利进入声门和气管。对于曾施行过鼻腔手术、高血压、抗凝治疗者，应考虑禁用。

（2）张口判断：令病人尽力张口观察上、下齿列间距，小于一指者，几乎不可能经口腔插管；等于两指宽者，虽有一定困难，还可考虑经口腔插管；大于等于三指宽度，经口腔明视插管难度

较小和成功率较高。还可待病人进入手术间，令病人张口放置喉镜测试，若喉镜难以进入齿列，应放弃经口腔气管插管。

（3）能见咽喉部的标志判断：用 S. R. Mallampati 于 1983 年在加拿大介绍的方法，即术前令病人端坐，在光线充足的条件下张口观察咽喉部结构标志，共分四级（四度）：

Ⅰ级：能见软腭、腭垂、咽腭（实际能充分显露声门为Ⅰ度）。

Ⅱ级：见到软腭、腭垂、部分咽腭（实际仅能显露声门后联合为Ⅱ度）。

Ⅲ级：仅见软腭、腭垂根部（实际仅能显露会厌的上边缘为Ⅲ度）。

Ⅳ级：仅能见硬腭（实际难于显露喉部的任何结构为Ⅳ度）。

以上预测结果一般认为：属Ⅰ、Ⅱ级的病人，施行气管插管术，较易成功。Ⅲ、Ⅳ级的病人应周密考虑插管前准备、诱导方法（清醒时保持自主呼吸及表面麻醉下尽量避免快速诱导等）。

（三）气管插管器械及用具

1. 喉镜 是麻醉、急救期间用作显露和直接观察喉头基本结构，也是在明视下引导气管导管通过声门进入气管的有效设备。

（1）喉镜由镜片、镜柄（内装有电池）、光源组成，镜片与镜柄两者成直角时光源即亮。镜片、镜柄可卸下，便于清洗和消毒。

（2）镜片有直型（miller）、弯型（macintosh）两种。

（3）镜片端接触于会厌部与舌-会厌窝之间，便于将会厌挑起、显露声门。如需直接挑起会厌，可采用直型镜片（新生儿、婴幼儿常选用）。

（4）在长期临床麻醉的实践中，根据病人的解剖结构和病理变异，制造出大小、厚薄、长短及弯曲度不同的镜片，如 Guedel、Flagg、Fink、Pilio、Benett、Huffman 等。

（5）1990 年推出一种可弯曲光导纤维喉镜，简称可弯曲光纤喉镜，性能优越，可随需弯曲；另一种较简易，类似导管轴芯（F16～F18），前端圆滑附设灯珠（光源），轴芯杆质地柔韧，可随喉部解剖结构调整弯曲度，将其放入气管导管中，前端应超出导管 2.5～3.0cm，当管端通过声门进入气管时，能从颈前沿气管区的皮肤外见清晰光亮，确认已进入气管，并将导管送入气管后，拔出带光源轴芯。

2. 其他器械及用品

（1）口、鼻咽通气道：防止舌后坠、上呼吸道不通畅及牙关紧闭。

（2）插管钳：常用的一种是 Magill 设计的，其最大优点是钳的前端呈椭圆形且小巧，不影响视线，易于将气管导管送入气管。亦可将纱布条作咽部填塞且不会将纱条带出。

（3）轴芯：控制导管弯曲度。

（4）滑润剂：用含有局麻药清薄水溶性润滑剂，涂于气管导管及轴芯上，尤其经鼻腔插管时更显其重要。

（5）喷雾器：用于口、鼻、咽、喉部的黏膜表面麻醉。

（6）吸引管：尺寸大小以能顺利通过气管导管为准，管腔及衔接头的口径要一致，防止分泌物阻塞。

（7）吸引器：吸引有力，以利黏稠分泌物被吸出。

（8）面罩：麻醉诱导插管之前，通过面罩可充分供氧。一旦插管困难或失败，可重复面罩给氧，防止缺氧导致意外。

3. 气管导管

（1）制作材料有两种：①合成橡胶；②聚乙烯或聚氯乙烯，均无毒性。根据国际标准，导管上标有 ANSIZ-79 或"IT"和"Z-79"字样，对人体无害。

（2）气管导管气流阻力大小：取决于内径、长度、弯曲度和内腔壁的光洁度。质优的导管应具备良好的柔韧性、壁薄且均匀、不易折曲和管口斜面不可<30°，最佳是 45°。

（3）多数成人导管有充气囊系统（cuff inflation system）：包括活瓣（防止充气后漏气）、显示压力小气囊（指示气管套囊充气的程度）、充气管和套囊。无套囊导管，通常用于 12 岁以下小儿。

（4）带套囊气管导管：分两类。①高压（低容量）：易造成气管黏膜缺血性损害（气管黏膜血液灌注压为 25～35mmHg，高压套囊的压力只能在 20～25mmHg），手术时间长的麻醉及保留导管者，最好不选择此类；②低压（大容量）：套囊与气管黏膜接触面广且均匀，极少致黏膜损伤，为目前常选择的导管。

（5）气管导管的尺寸：趋向以管腔内径毫米计算。以简便方法选择经口腔气管导管的粗细和插入深度（表 6-1）。由于个体差异较大，建议参照表 6-1 中计算的结果（为参考标准），然后，再备大 1 号、小 1 号各一根，置旁备用。依照所显露声门、声门下的宽窄，选择其中较合适的一种。

表 6-1　口腔气管导管尺寸标准

年龄	内腔直径/mm	导管深度/cm
未成熟儿	2.5～3.0	10
新生儿（足月）	3.0～3.5	12
小儿（>1 岁）	4+年龄/4	14+年龄/2
成人		
女	7.0～7.5	24
男	7.5～8.0	24

（6）气管导管种类繁多，各有不同的用途，现将具有代表性的导管列举如下：

Cole 管：呈喇叭形，管端渐细，质地柔软，用于新生儿。

Davol 管：白色或透明，均由聚乙烯制成，带套囊或无套囊（多用于<12 岁的小儿）。

Murphy 管：由合成橡胶或聚氯乙烯制成，管端斜面约 45°，并在对侧附加开放一圆孔（称 Murphy 孔）。

Portex 管：以聚氯乙烯制成，与 Murphy 管均带套囊，用于成人。

Tovell 管：用螺旋金属线圈为内衬，用乳胶加固管壁并使之均匀光滑，带套囊。特点：不会扭曲，多用于面颌部、颅脑和特殊体位的手术。

Sanders 管：以螺旋尼龙线缠绕，导管内、外壁用乳胶涂光，质地较柔韧，能防止导管扭曲、萎陷，用途同 Tovell 管。

以上各型导管，均配有各自的（国际）通用接头。

（7）鼻腔气管导管：其选择有两种简易方法可供参考。①按表 6-1 选定口腔导管内径的大小，而鼻腔导管应以选小两号（每号相差为 0.5mm）为准。如一病人的口腔导管内径为 7.5～8.0mm，则鼻腔导管直径应选 6.5～7.0mm。②实际更方便的办法为，视测鼻孔的大小、出气时的通畅度来选择，凡导管能通过鼻孔者，即可顺利经下鼻道插入气管。

4. 气管插管适应证

（1）头颈、面颌部手术。

（2）胸内（食管、肺、支气管、心外）、心内直视手术和邻近有可能致气胸的手术。

（3）难于保持呼吸道通畅、需采取特殊体位（如俯、坐、侧、膝胸位等）者。

（4）胃肠道梗阻、饱食后急诊手术。

（5）创伤、出血、昏迷、休克及高位截瘫者。

（6）在施行复合麻醉期间，采用控制性降压和降温者。

（7）术中需应用间歇正压通气、呼气末正压通气等方式和 $PetCO_2$ 监测者。

（8）婴幼儿的较大手术、术时较长者。

（9）手术以外的情况：心肺脑复苏、严重呼吸道梗阻（喉痉挛、肺水肿等）、新生儿呼吸窘迫、肺不张等。

（四）气管插管的途径和不同的方法

1. 经口腔明视、盲探气管插管法 凡全麻诱导经口腔路径插管之前，充分给予阿托品、地西泮或依诺伐的条件下，将所测试心电图、血压、SpO₂数据为标准对照值。然后，面罩下给氧、静脉注射 2.5%硫喷妥钠或依米托酯/丙泊酚，待病人神志消失后，静脉注射肌松药及过度换气。肌松效应出现后，将喉镜置入齿列并将舌体推向左侧，逐步轻柔用喉镜片向上提起，显露腭垂、会厌及声门。如声门高位不易显露时，可用右手将头抬起 30°，再次显露声门，将导管对准声门迅速插入气管，见导管套囊完全进入声门下，即拔出轴芯，助手从小套囊管注入适量气体（以不漏气为准），放置牙垫、衔接麻醉机，手控呼吸，听诊双肺呼吸音，观察胸廓对称起伏，可固定导管。

2. 经鼻腔明视、盲探气管插管

（1）经鼻腔明视气管插管：多用于面颌部、口腔、声带及俯卧位手术，病人属Ⅰ、Ⅱ级（Ⅰ、Ⅱ度）者。将插管侧的鼻腔滴入 0.5%～1.0%麻黄碱（4～6 滴），令病人尽可能头后仰，继之喷入 1%～2%丁卡因。数分钟后，病人觉鼻腔通畅及麻木感时，把涂有水溶性润滑剂的鼻腔导管准备妥当，开始静脉诱导，充分氧合，待病人呼吸停止后，移去面罩，将导管送入鼻孔，导管纵轴按鼻唇沟垂直的方向，在无阻力的情况下沿下鼻道进入，逐步在进入口腔喉镜窥视下，见到鼻腔导管，可借助插管钳将导管对准声门，请助手推进导管使之进入气管，待套囊完全进入声带以下，取出喉镜。判断导管正确部位后，套囊充气。人工通气、固定导管几乎在同一时间进行（要求插管全过程必须动作轻、稳、准和迅速）。

（2）经鼻腔盲探气管插管：多属于Ⅲ、Ⅳ级（Ⅲ、Ⅳ度）者，在完善鼻腔、咽、喉、气管的局部表面麻醉下，保持病人自主呼吸。插管程序同经鼻腔明视气管插管，但导管接近声门区时，麻醉者集中注意力，静听气流通过导管的声响，如不能获得满意的气流通畅度，可将病人枕部抬起，使下颌逐渐贴近胸壁，一旦导管通气达足够的通畅度，迅速将导管于病人吸气瞬间插入气管。总之，根据病人具体情况调整头的位置（前屈或后仰），直至导管气流完全通畅。

3. 经口腔手指引导盲探法 此方法较少用。多在紧急情况下（俯卧位气管导管脱出），头面部、颈部手术时导管通气不良，经纠正导管位置仍不见改善的同时且手术不能停顿，又由于困难的体位，处于极其紧急情况下，强迫麻醉医师采取示指、中指夹住导管进入口腔。触及会厌并将其推向声门，进入气管。调整导管位置并加强导管固定。于全过程中，严密监控各项生理指标，防止意外发生。

4. 经气管造口处导入法 凡上述诸方法均有困难者，上呼吸道的病变如喉癌或术前已行气管造口者。可选择专用带套囊的造口导管，仅在病人清醒下，更换金属导管并将聚乙烯导管插入，套囊充气后固定导管。主要优点是解剖无效腔量减少，气道阻力小；缺点是气道感染率增加。

5. 可弯曲光导纤维喉镜及导管轴芯带光源引导气管插管法 此两种都是新近推出的气管插管设备。

除上述介绍的方法外，还有逆行导管引导插管法等，其有一定创伤损害，在操作者不熟练的情况下，成功率较低，不予详介。

二、支气管插管（导管简介）

支气管及肺部疾病，大部分需要进行剖胸手术治疗。从而要求麻醉过程中应保障病肺与健侧肺绝对隔离（防止分泌物、血、脓液、感染及癌性分泌物进入健侧）；围术期保证循环、呼吸的稳定（防止术中反常呼吸、纵隔扑动等），给外科术者创造有利的手术条件。可选择以下双腔导管：

Carlens 双腔导管：常规用于右侧肺部手术，左肺中、下叶手术。如进行左全肺切除就不适宜应用。导管有 F35、F37、F39 和 F41 号，其插入左侧支气管端有一小套囊，为左侧腔；另一侧孔对准右侧主支气管，为右侧腔。介于两腔前端有一隆突钩（carinal hook），正好骑跨于隆突上。插管可在全麻诱导下进行（气管位置正常、无分泌物等）；反之，估计插管有一定困难或分泌物过多者，应采取清醒明视插管（表面麻醉同气管插管）。

White 双腔导管：常用于左全肺切除。导管前端插入右侧支气管约 2.5cm 处，于小套囊间含有一孔，恰与右上叶支气管的开口处相通，右腔与右中、下叶相通。导管的左侧腔有一侧孔，与左侧主支气管通气。因有一隆突钩跨于隆突上，易于准确定位。

Robertshaw 双腔导管：由于上述两种导管经过大量临床病例证实，它对气管、声门、隆突黏膜的损伤不可忽视，主要由隆突钩所致。兼之管腔口径较小，增加了气道阻力。由于这些不利因素，目前多数临床专家推荐 Robertshaw 和 Bryce-Smith 双腔导管，尤其是前者，其主要优点：无隆突钩、双腔导管内径均大于 Carlens 和 White 双腔导管，导管外形结构符合上呼吸道、主支气管、气管的解剖结构，可施行左右肺、支气管的手术。

1. 单腔支气管导管

（1）Gordon-Green 导管：主要用于右侧支气管插管，行左侧肺手术。它仅一个腔，带有两个套囊，支气管导管端有一孔，便于右上肺通气，导管带有一小矩形隆突钩。因围术期仅能行单肺通气、病肺分泌物不能排出等，目前很少使用。

（2）Bonica 导管：将单腔导管插入健侧主支气管，可保障健侧单肺通气。由于插管有一定的难度，且固定于确切部位很难掌握，并不一定能防止患肺的分泌物进入健侧，已很少选用。

2. 单肺填塞通气导管

（1）Craford 导管：单腔导管附有一较细长导管楔入导管壁中，尖端装有充气套囊，导管插入气管后，将细长管送入患侧支气管，确认后，将小套囊充气，阻止分泌物流向健侧。单腔导管留置在气管内，保证单腔（健肺）通气。主要特点：细长填塞套囊管不易进入患侧，因其质地较软；纵然填塞部位正确，亦难保证其可靠性；术者于病肺操作过程中，有可能将填塞套囊弄破或滑出主支气管，极易有误吸的危险，已废弃不用。

（2）气管导管+填塞物：原理同 Craford 导管。本方法仅将细长填塞管去除，单独改用细长钢丝，前端有"多孔环形小赘物"（焊接成一体）。术前 X 线片确切估计患侧主支气管的内径，根据这一数据，将纱布用针线缝牢于"多孔环形小赘物"上，呈圆柱形（前端略小于尾端），消毒待用。麻醉诱导后，经口腔明视将制作好的填塞物插入患侧主支气管，直至填塞物不能再进入。继之，插入气管导管，进行健肺通气。固定好填塞物钢丝及气管导管。术毕待病人较清醒时，先清洗气道分泌物拔除气管导管，然后，快速拔除填塞钢丝填充物。此方法已不选用。

（3）患肺填塞通气导管：为自制导管，多用于幼儿或小儿湿肺手术。本导管又称小儿湿肺填塞通气导管。术前依据 X 线胸片及断层片，测量患肺主支气管和气管内径，选择日常通用小儿气管导管（质地柔韧、不易萎陷），将管端斜面削平，插入口径相配的一导尿管前盲端（形成圆滑状，不易萎陷）。然后用胶黏合或缝牢使置入的盲端不易脱落。在导管弧面，距盲端顶部 2～3cm 处作起始点，向近端开一 1.0～1.5cm 侧孔，孔的裂口不可超过导管外径的 1/3（防止导管断裂）。如用于 6 岁以上的小儿，可考虑在开孔下端粘一小套囊及侧孔的上沿装一气管套囊，主要为了加强患侧主支气管填塞效果和防止气管导管漏气。当插入此导管时，注意将导管侧孔朝向健侧，以利于单肺通气。注意：本导管仅作病肺主支气管填塞（防止误吸）；侧孔保持对向健侧通气（位于气管隆嵴上）；围术期加强单肺通气的监测与管理。

三、气管、支气管插管的并发症

（一）插管进行中

1. 机械损伤　多因喉镜、轴芯的使用和用力不当，造成口腔、唇、鼻腔、咽喉等处黏膜损伤出血，牙断裂或脱落形成异物的危险，下颌脱臼、声门损伤（双腔管的隆突钩所致）及误吸，喉痉挛、支气管痉挛，胃充气胀满等。

2. 应激反应 近期临床做了大量的研究，从药物、插管技巧的改进或降低应激反应的措施等方面，试图消除插管期间的应激反应，但结果不尽如人意。

（1）反应性血压增高（特别是原患动脉硬化、高血压合并脑血管意外者应予高度重视），心律失常等。

（2）缺氧、CO_2 蓄积，PaO_2 降低，$PaCO_2$ 升高。

（3）心搏骤停可因插管困难，给氧不充分，麻醉未达到一定深度，操作者技术不熟练等引起。

为防止上述意外，应首先对病情深入了解，且有足够的思想准备，预测多种意外应急处理和急救方案，做到有备无患。

（二）围麻醉期

1. 导管质地问题 包括导管老化、导管扭曲，导管斜面小于 45°，易贴靠气管壁，致气道部分或完全阻塞，应立即纠正不当位置或更换导管。

2. 导管滑出或插入过深 由于手术体位的更动，导管固定不牢（俯卧位时），有导管滑脱的危险。

3. 气道损伤 气道炎症、鼻腔黏膜剥脱（鼻腔插管）、气管黏膜及纤毛活动受损。

操作者所使用的器具要严格消毒，麻醉医师于插管前应认真清洗双手，必要时用消毒液浸泡双手，选择相应的导管（不宜过粗）和选用消毒的加局麻药的水溶性滑润剂。

（三）拔管期间及拔管后

1. 心搏骤停 由于麻醉过浅或拔管前过分地吸引，未能充分给氧，致隐性缺氧，拔管瞬间即可发生。此严重并发症的发生率较低，但对病人危害性极大，不可忽视。

2. 误吸 极严重并发症。

3. 喉痉挛 按常规处理。

4. 气道损伤 水肿、狭窄（会厌、声门下）、气管及支气管黏膜损伤（为双腔导管所致）。

5. 声嘶 声带损伤、神经损伤及肉芽肿形成等。

6. 环杓关节脱位 近几年来，陆续有这方面的报道。主要原因：置喉镜以中切牙作力点用力，前端用暴力挑起会厌根部，仍不能显露声门时，令助手或本人用手于环甲软骨间用力下压（向病人背侧），恰好两合力作用于环杓关节处，造成环杓关节脱位，术后长期声嘶、发音困难。此类属人为的不正规操作，是完全可以避免的。

四、喉 罩 通 气

（一）简介

喉罩（laryngeal mask）是 20 世纪末由 Brain 首创，用于临床的一种新型通气装置，在英国使用较为广泛。它既能保持自主呼吸和自然通气，也可进行正压通气（又称为喉罩通气道，laryngeal mask airway，LMA）。本身构件：呈扁平椭圆形罩，周边附着充气囊（大小有 1、1.5、2、2.5、3、4、5 共 7 个型号，充气容量依次为 2~4ml、7ml、10ml、14ml、20ml、30ml、40ml），当充气后，使喉部周围形成一密闭圈；外端导管可与麻醉机相接，其前端和喉罩连接，保证了通气的有效性。7 个 LMA 型号中，1、1.5、2 号多用于婴幼儿及小儿，2.5、3 号则可用于 6~12 岁儿童及成人，4、5 号用于成人。

（二）临床应用

1. 喉罩属于一种声门上通气装置。在放置前的麻醉诱导过程中应保持自主呼吸和维持一定麻醉深度，但无须使用肌松药。放置时以喉罩通气面朝咽喉部。食管开口，咽后壁位于喉罩的背面。放妥后气道通畅，即开始向充气囊充气，如充气后呼吸不畅或梗阻，可能系喉罩位置不正确或将会厌压盖声门，应立即调整喉罩的方位，直至气道通畅。

2. 全麻下，它可保持气道通畅，防止舌后坠等。

3. 术中可行正压通气，但压力不可过高，应保持在 15mmH$_2$O 以下。反之，可使大量气体进入胃内。

4. 用于日间门诊小手术（小儿），以及眼、耳、鼻、喉、颌面部等手术，麻醉人员可稍远离。如特殊检查（无创、有创）的手术区，无须托下颌，不会影响手术进行。

5. 喉罩通气麻醉过程中的应激反应轻微。据 Wood、Kickry 报道，其应激反应与放置鼻咽通气道相似。

6. LMA 为 ICU、急救中心必备的通气设备，为急救、心肺脑复苏的病人争取了宝贵时间。

（三）不良后果

1. 喉罩放置的正确部位　即会厌和食管口，应处于喉罩边缘之外，声门口应在罩面之内，否则造成上呼吸道梗阻或大量气体进入胃内。

2. 喉痉挛　可能麻醉过浅所致。

3. 反流误吸　由于病例选择不当，如胃饱满、肠梗阻、胃肠道出血、口咽部肿胀、巨舌症、扁桃体摘除术等，极易发生。其后果极其严重。

4. 喉罩边缘漏气或将食管开口包含在喉罩内，导致通气不良或反流。

5. 术后咽喉疼痛和喉头损伤。

（四）禁忌

1. 胃肠饱满，肠梗阻，消化道出血，严重复合外伤、颅脑外伤及昏迷休克等。

2. 口、咽喉部炎性病变及畸形者。

3. 肺顺应性低下，气道阻力增高者。

4. 神经外科手术，术中需特殊体位（俯卧位等）。

5. 咽喉部较大手术，创面大且出血多和手术时间冗长的手术。

第七章　局　部　麻　醉

　　局部麻醉（local anesthesia，局麻）是指应用局麻药暂时阻断身体某一区域神经传导（特别是感觉神经传导）功能的麻醉方法，包括表面麻醉、局部浸润麻醉、区域阻滞麻醉、静脉局部麻醉和神经阻滞麻醉等。

　　局麻的优点在于简单易行，安全性大，并发症少，对病人生理功能影响较小。但是在施行局麻时除了要取得病人的充分理解与合作外，还必须熟悉该区域解剖关系，选择适当的局麻药及其所用的浓度和剂量，方能取得确实、安全、有效的麻醉效果。

一、常用局麻药

（一）常用局麻药性能

　　局麻药依其分子结构的不同分为酯类局麻药和酰胺类局麻药。常用酯类局麻药有普鲁卡因、氯普鲁卡因、丁卡因等，酰胺类局麻药有利多卡因、丁哌卡因、罗哌卡因等，其性能见表 7-1。

表 7-1　常用局麻药的性能比较

内容	普鲁卡因（procaine）	氯普鲁卡因（chloroprocaine）	丁卡因（tetracaine）	利多卡因（lidocaine）	丁哌卡因（marcaine）	罗哌卡因（ropivacaine）
常用浓度（普鲁卡因=1）	1	1	10	1.4	8	8
毒性（普鲁卡因=1）使用浓度/%	1	1	10	1.5	10	2
椎管内麻醉	5.0～7.5		0.5	2	0.50～0.75	0.50～0.75
硬膜外阻滞	2～4	2～3	0.15～0.30	1～2	0.375～0.50	0.50～0.75
粗神经阻滞	2	2～3	0.2	1	0.5	1
细神经阻滞	1.0～1.5	1.0～1.5	0.1	1	0.25	0.5
局部浸润	0.5～1.0	0.5～1.0	0.1（少用）	0.25～0.50	0.20～0.25	0.25
表面麻醉	无作用	无作用	1～2	2～4	无作用	无作用
持续时间/min	45～60	15～30	120～180	60～120	300～420	240～400
一次最大剂量/mg	800	1000	100	500	150	250

　　局麻药作用时间和药物与神经膜中的膜蛋白结合有关。普鲁卡因、氯普鲁卡因与膜蛋白结合差，因此作用时间短。丁卡因、利多卡因、丁哌卡因、罗哌卡因与膜蛋白结合紧，因此作用时间长。局麻药脂溶解度可增强其效力，因其亲脂性而容易穿透神经膜。局麻药的 pKa 决定神经阻滞的起效速度。pKa 表示局麻药 50%离子化和 50%非离子化时的 pH。凡 pKa 值低者，由于其大部分分子处在非解离状态，易于透过神经膜。利多卡因、丙胺卡因的 pKa 为 7.7，丁哌卡因、罗哌卡因为 8.1，均较普鲁卡因（8.9）、氯普鲁卡因（9.1）、丁卡因（8.6）低。局部组织的低 pH，也使局麻药起效时间缓慢。增大剂量可以增加阻滞作用时间。

　　丁卡因毒性大，多用于表面麻醉。普鲁卡因和氯普鲁卡因毒性小，但弥散性差，常用于局部浸润麻醉。利多卡因弥散性能好，性质稳定，过敏反应少见，可用于各种局麻。丁哌卡因为长效局麻药，但无表面麻醉作用，运动神经阻滞差，对心脏的毒性较大。罗哌卡因性能与丁哌卡因近似，但对心脏的毒性较小，且感觉神经阻滞强于运动神经阻滞，近年来在逐步推广使用。

　　为了收缩局部血管，延缓局麻药吸收，延长阻滞时间，减少局麻药的毒性反应，在局麻药中可加用一定量的肾上腺素，常用浓度为 1：200 000，一次最大量小儿不超过 10μg/kg，成人为 200～250μg/kg。

（二）局麻药中毒反应及其防治

1. 原因 一次用药超过最大剂量，或虽未过量，但病人体质衰弱，对局麻药的耐受性差；局麻药误注入血管或局部血管丰富，局麻药吸收加快致血药浓度升高。

2. 临床表现

（1）中枢神经系统：早期有精神症状，如眩晕、耳鸣、多语、烦躁不安或嗜睡，舌唇麻木，眼球震颤；中期常有恶心、呕吐、视物模糊、肌肉震颤或抽搐；晚期全身肌肉痉挛抽搐，严重者昏迷。

（2）循环系统：早期表现为循环兴奋；晚期表现为循环抑制，严重者心力衰竭或心搏骤停。血管内误注入丁哌卡因，可引起心血管虚脱，因其与组织结合较强，治疗效果差。

（3）呼吸系统：胸闷、气短、呼吸困难，惊厥时出现发绀，严重者呼吸停止。

3. 紧急处理

（1）立即停止局麻药注入。

（2）早期吸氧，维持呼吸、循环稳定，静脉注射地西泮 5～10mg。

（3）抽搐、惊厥者可静脉注射地西泮或 2.5%硫喷妥钠 3～5ml，如仍不能抑制抽搐者可静脉注射肌松药，气管插管控制呼吸。

（4）生命支持疗法，包括吸氧、辅助呼吸或控制呼吸、输血补液、升压药应用、心肺脑复苏等，直至心脏毒性消退、呼吸循环稳定、病人清醒。

4. 预防 注意局麻药的一次最大用量；特别对老年、小儿和一般情况衰弱者应适当减量；局麻药中加入少量肾上腺素以减慢吸收；麻醉前应用巴比妥类药或地西泮；注药前必须回抽，防止误入血管。

二、表 面 麻 醉

将渗透作用强的局麻药与局部黏膜接触，使其渗透过黏膜，阻滞浅表神经末梢而产生的无痛状态，称表面麻醉。其常用的情况有：

（1）眼部表面麻醉：病人仰卧，滴入 0.25%～0.50%丁卡因或 1%～2%利多卡因 2～3 滴，滴后嘱病人闭眼，每 2 分钟滴一次，重复 3～5 次。如用丁卡因，在两次滴药之间滴 1∶1000 肾上腺素 1 滴。作用持续 30 分钟，必要时可重复。

（2）鼻腔内表面麻醉：用小块棉片或纱条浸入麻黄碱中，取出挤干再浸入 2%～4%利多卡因或 0.5%～1.0%丁卡因之中，挤去多余局麻液，然后将浸润棉片或纱条填敷于需麻醉部位，3～5 分钟即可。也可用喷雾器将药物喷入鼻腔。

（3）咽喉部及气管内表面麻醉：先令病人尽量张口，当病人深吸气时，用喷雾器对咽喉部喷入 2%利多卡因或 1%～2%丁卡因 3～4 次，连续 3 次，每次间隔 2～3 分钟。气管内黏膜麻醉时，可经环甲膜用注射器针头穿刺，当回抽有气时嘱病人屏气，快速注入 2%利多卡因或 0.5%丁卡因 2～4ml，迅速拔出针头，并鼓励病人咳嗽，以利局麻药分布均匀，3～5 分钟后出现局麻作用。气管内注药忌用肾上腺素。

（4）尿道表面麻醉：男性病人可用注射器将局麻药或含局麻药的凝胶逆行挤入尿道，然后用龟头夹子夹住阴茎头部，3～5 分钟即可达到表面麻醉作用；女性病人可用细棉棒浸入局麻药后塞入尿道内 3～5 分钟，操作应轻柔，一旦黏膜损伤，局麻药吸收极为迅速。

（5）近年来有一种新表面麻醉配方局麻药——低共熔合剂（eutectic mixture of local anaesthetics），即利多卡因和丙胺卡因（prilocaine）非离子化碱基乳膏，可透过完整的皮肤，起效时间约 1 小时。多用于儿科以减轻静脉穿刺的疼痛及用于一般情况较差病人的植皮。

三、局 部 浸 润 麻 醉

局部浸润麻醉是指沿手术切口线分层注射局麻药，以阻滞组织中的神经末梢。根据手术时间的长短，选择适当的局麻药：短时效，普鲁卡因或氯普鲁卡因（chloroprocaine）；中等时效，利多卡因、甲哌卡因（mepivacaine）；长时效，丁哌卡因或罗哌卡因。麻醉时先将局麻药用22G细针在手术切口一端做一皮丘，使皮肤隆起呈现白色橘皮样外观，后沿皮肤切口在皮内做连续皮丘。做新皮丘时，注射针应在前一皮丘内刺入，以减少穿刺时疼痛，然后再经皮丘按层浸润皮下、肌膜、腹膜或胸膜，也可浸润一层切开一层，以延长麻醉时间和减少单位时间内局麻药的剂量。注药时应加压，一边注药一边进针，使其在组织内形成张力性浸润，增强局麻效果，并对周围组织起到水压分离及止血作用。感染及癌肿部位不宜用局部浸润麻醉。

四、区域阻滞麻醉

在手术区四周和底部注射局麻药，以阻滞进入手术区的神经干和神经末梢，称区域阻滞麻醉。优点在于避免穿刺病理组织，适用于小囊肿切除、肿块活检，也可用于一般情况差的虚弱病人或高龄病人行胃造口术及腹股沟疝修补术。

五、静脉局部麻醉

静脉局部麻醉系指在肢体上端结扎止血带后，经静脉注入局麻药，使止血带远端肢体得到麻醉的方法。

常用局麻药：成人上肢0.25%普鲁卡因100～150ml；0.5%普鲁卡因60～80ml；0.5%利多卡因40ml。下肢用量为上肢的1.5～2.0倍。

操作方法：用静脉套管针穿刺固定后，抬高患肢或以弹力绷带与电动气压驱血带驱血，并在该肢体上端结扎止血带，通过静脉套针在其远端静脉内注入局麻药，3～10分钟即可产生局麻作用。

为防止出现止血带压迫疼痛，可在肢体上缚两套止血带，先行近端止血带充气，待肢体麻醉后，再充远端止血带（麻醉区），然后放松近端止血带。

如果手术时间持续1.0～1.5小时，可暂时放松止血带，恢复肢体循环，再次充气并注射1/2首次量的局麻药。

术毕止血带要缓慢间歇放气，以防局麻药涌入全身循环导致中毒反应。

六、神经阻滞麻醉

神经阻滞麻醉系将局麻药注射到神经干周围，暂时地阻断神经传导功能，达到手术无痛的方法。

（一）颈神经丛阻滞

（1）适应证：颈部及枕项部手术。

（2）解剖：颈神经丛由第1～4颈神经前支组成，每一神经出椎间孔后，越过椎动静脉在各横突尖端连接成丛。颈丛的分支有浅支和深支，浅支由胸锁乳突肌后缘中点处自深筋膜穿出，向前、向上和向下分布于颌下和锁骨以上整个颈部、枕项部的皮肤和浅层组织。深支分布于颈深层的肌肉和组织。

（3）药物：多用2%利多卡因与0.75%丁哌卡因（或0.3%丁卡因）等量混合，无禁忌（如甲状腺功能亢进症等）可加1：200 000肾上腺素。

（4）阻滞方法：病人去枕仰卧位，头偏向对侧。常规消毒，在胸锁乳突肌后缘中点与颈外静脉交叉处，即甲状软骨上缘水平处，摸到第4颈椎横突尖，乳突下方约一横指处摸到第2颈椎横突尖，两者之间为第3颈椎横突。以长4～5cm的22G针尖在第4颈椎横突处垂直皮肤刺入，然后略向后向下，直达横突骨面，若病人出现异常感，则更为准确。然后回吸确定无血或脑脊液，注入局麻药5ml，再退针到胸锁乳突肌深面，沿其向尖端及足端注射局麻药共5ml。同法在第2、3颈椎横突上注射局麻药各2～3ml。

另有仅在第4颈椎横突处注药，然后压迫穿刺针下方肌间沟，促使药液向头侧扩散，配合浅支阻滞亦能获满意效果。不可同时做双侧深颈丛阻滞。

（5）并发症：颈神经丛阻滞可引起局麻药中毒、高位硬膜外阻滞、脊椎麻醉、椎动脉血肿等严重并发症，应小心操作，一旦出现，应积极处理。另外，颈神经丛阻滞常出现膈神经阻滞、喉返神经阻滞及霍纳（Horner）综合征，多为一过性，术毕多能恢复。

为了避免上述并发症，麻醉医师在进行颈神经丛阻滞时，每侧各用局麻药 12ml，以胸锁乳突肌后缘中点与颈外静脉交叉处作为穿刺点，刺入皮肤后缓慢进针，当遇到穿破肌膜的落空感后，即将局麻药 6ml 注入肌膜下，将针尖拔至皮下，再向乳突、锁骨和颈前方向各浸润注射局麻药 2ml，也同样可得到良好的阻滞效果，且不易发生喉返神经麻痹、膈神经麻痹和 Horner 综合征等并发症。

（二）臂丛神经阻滞

1. 解剖　臂丛神经主要由第 5～8 颈神经及第 1 胸神经的前支组成，以上各脊神经，从椎间孔穿出，在前、中斜角肌之间形成臂神经丛，行于锁骨下动脉周围，经锁骨后方进入腋窝。臂丛神经至颈丛神经自颈椎到腋窝远端一直被椎前筋膜及其延续的筋膜所包绕，臂丛神经处于此连续相通的筋膜间隙中，故从腋鞘注入局麻药，只要有足够的容量，便可一直向上扩散到神经根部。

2. 药物　短于 1 小时的手术用 2%～3% 的氯普鲁卡因；2 小时左右的手术用 1.0%～1.5% 的利多卡因；超过 3 小时的手术用 2% 利多卡因加 0.75% 丁哌卡因等量混合液。

3. 阻滞方法

1）肌间沟径路：病人仰卧，患侧肩下垫薄枕，头转向对侧，手臂贴体旁。先令病人抬头，显露胸锁乳突肌的锁骨头，在其后缘可摸到一条小肌肉即前斜角肌，前斜角肌后可摸到一条大小相同的肌肉即中斜角肌，两肌间的凹陷处即前中斜角肌间沟。示指沿沟向下摸，在锁骨上窝可触到锁骨下动脉搏动，同时向沟内重压，病人诉手臂麻木或有异感，即证实定位无误。从环状软骨向后做一水平线，与肌间沟的交叉点即为穿刺点，如与颈外静脉相交叉，可牵拉皮肤，避开颈外静脉。用 22G 穿刺针垂直刺进皮肤，略向足端推进，直到出现异感或触到横突，回抽无血或脑脊液，注入局麻药 20～25ml。此法的优点是小剂量局麻药即可使肩及上臂外侧阻滞完善且不会发生气胸，是肩部手术的首选麻醉方法。但对尺神经阻滞起效慢，作用有时不完全，故手、前臂尺侧的手术须增大药量（30ml），才能取得较好的麻醉效果。

2）锁骨上径路：体位同肌间沟径路。在锁骨中点上方 1.0～1.5cm 处做一皮丘，经皮丘向内、后及下方刺入，进针 1～2cm 可达第 1 肋骨面，紧贴肋骨上面寻找臂丛神经异感，如上肢出现异感后，固定针尖，回抽无血或气体，即可注入局麻药 20～30ml。

另有改良法：沿前中斜角肌间沟向下摸，在肌间沟最低处可摸到锁骨下动脉搏动，紧靠动脉搏动点外侧，持 22G 穿刺针沿中斜角肌前缘向下进针，能体会到刺破臂丛鞘的感觉。再向前进就会出现异感。若无异感可使针稍偏内后，即针刺方向朝对侧足跟，常获异感，回吸无血、气或液体即可注入局麻药。此法又称锁骨上血管旁阻滞。

锁骨上径路适用于上臂及肘部手术，由于气胸发生率高，临床上已少用。

3）锁骨下径路：病人仰卧，麻醉者立于需阻滞者的对侧，通常患肢外展 90°，头转向对侧。在锁骨中点下方一横指处进针，与皮肤成 45°向锁骨下动脉方向（如不能扪及动脉，可向肱骨头方向）进针，出现异感后回吸无血，注入局麻药 20～30ml。此法气胸发生率较锁骨上径路少，可阻滞肌皮神经、腋神经及肋间臂神经。用于自肩至手的手术。

4）喙突下径路：病人仰卧，头偏向对侧，肥胖者可在肩下垫一薄枕，阻滞侧上肢外展 45°，自然悬垂。在锁骨肩峰端下方，肱骨头内侧可摸到一骨性突起，即为喙突。测量喙突至胸廓外侧壁最近距离（通常为第 2 肋外侧缘）并做一连线，即喙胸线。喙胸距离×0.3+8（mm）即为喙突下进针点，一般相当于三角肌-胸大肌间沟处。与皮肤垂直进针，针尖过于偏向下肢方向易引起气胸，偏向肩峰则往往阻滞不够完全。刺破胸大肌、胸小肌可有两次突破感，当针尖进入胸小肌与肩胛下肌间隙，病人可有异感，且可见针头随动脉搏动而摆动。回吸无气、血，可注入局麻药 25～

30ml。此法易于阻断肋间臂神经，有助于缓解上肢手术中止血带所引起的疼痛，是前臂手术的首选麻醉方法。

5) 腋窝径路：病人仰卧，头偏向对侧，阻滞侧上肢外展90°，肘屈曲，前臂外旋，手掌贴枕部做行军礼状。取 22G 穿刺针，在腋动脉搏动最高处，穿刺针与动脉成 10°～20°夹角刺进皮肤，缓慢进针，直到出现刺破鞘膜的落空感，松开持针手指，可见针头随动脉搏动而摆动，有时病人可出现异感。回吸无血，即可注入局麻药 30～40ml。待退针至皮下时再注入 2～3ml 局麻药以阻滞肋间臂神经。注药时用止血带或手指按压腋鞘远端，使局麻药上行扩散，可取得较好效果。注药完毕，立即内收上肢，使其紧贴躯干旁，以利局麻药上行扩散。此法无气胸及药物注入硬膜外腔或蛛网膜下腔的顾虑，但局麻药中毒发生率偏高。腋窝径路是手、腕及前臂尺侧部手术的首选，而锁骨上径路和肌间沟径路是桡侧手术的首选麻醉方法。

（三）坐骨神经阻滞

坐骨神经阻滞法可用于臀部以下疼痛治疗。

（1）侧卧位坐骨神经阻滞法（坐骨大孔处阻滞）：病人侧卧，阻滞侧在上，膝关节屈曲。由股骨大转子与髂后上棘做一连线，再于连线中点做一垂直线，此垂线与股骨大转子和骶裂孔连线的交点即为穿刺点。取长 8～10cm 的 22G 穿刺针，经皮肤垂直进针直至出现异感。若无异感而触到骨质，针可略偏向内侧再向前穿。出现异感后退针少许，注入局麻药 15～20ml。

（2）平卧位坐骨神经阻滞法（股骨大转子与坐骨结节间阻滞）：病人仰卧，髋关节屈 90°并略内收，膝关节屈曲 90°以上。在股骨大转子与坐骨结节连线的中点可摸到凹陷，用 8～10cm 22G 穿刺针经此点刺入，针干与床平行，刺向头侧而略偏内直至出现异感。回吸无血，注入局麻药 15～20ml。注药时以手指压迫神经远端以便药液向尖端扩散进而取得较好效果。

（四）腰丛坐骨神经联合阻滞

腰丛坐骨神经联合阻滞又称腰大肌肌间沟神经阻滞。病人侧卧，患侧向上，髋关节屈曲。以两髂嵴最高点做一连线，在此连线中点旁开 4～5cm 处为穿刺点，用 7 号腰麻穿刺针垂直进针，如触到第 4 腰椎横突，调整方向，针尖滑过横突上缘再进针 0.5～1.0cm，注气出现阻力消失，说明针尖已进入腰大肌间隙内，回抽无血，即可注药 30～40ml（穿刺时不必刻意寻求异感，如不出现异感也可注射药液，并不影响效果）。

适应证：单侧腰丛坐骨神经联合阻滞，因对机体病理生理影响小，适用于年老、体弱和一般情况比较差者。应用椎管内麻醉有禁忌或顾虑而须施行下肢手术或镇痛的病人，该法是较为理想的选择。

近年来，国内外出现了重视外周区域阻滞的新趋势，特别是采用周围神经刺激器（peripheral nerve stimulator, PNS）定位技术，可明显提高周围神经阻滞（如臂丛、腰丛、坐骨神经、股神经、椎旁神经等）的成功率。在 PNS 应用前，应给病人开放静脉通路，适当镇静，吸氧并建立监测系统。根据电刺激混合神经可引发支配肌群运动反应的原理，将 PNS 的正极与病人相接，负极连接于特制阻滞针的导线上，将 PNS 的初始电流设定为 1.0mA，频率 1～2Hz。按解剖定位进行穿刺并调整穿刺针的位置，使针头接近欲阻滞的神经，直至该神经所支配的肌群发生有节律的颤搐。随后减少 PNS 的电流（0.3mA 左右）并微调针头直至产生最大幅度的颤搐。则说明针尖已接近神经，定位准确，回抽无血，即可注药或置管。

这种方法与传统的寻找异感法比较，其优点在于减少病人的不适，避免术后神经损伤并提高了定位的准确率。

（五）肋间神经阻滞

肋间神经阻滞常用于肋间神经痛、带状疱疹及肋骨骨折的治疗，也可用于鉴别疼痛来自腹腔还是腹壁及胸腹部的小手术的麻醉。

阻滞时病人侧卧、俯卧或坐位，于肋骨角（背棘肌外缘）或腋后线处，用 4cm 22G 针头自肋骨下缘稍上方垂直进针，到达肋骨骨面，然后将穿刺针沿肋骨面向肋骨下缘移动，使针头滑过肋骨下缘，再进针 0.2～0.3cm 有落空感，病人亦可能有异感。嘱病人屏气，回抽无血或气体后注入局麻药 3～4ml。切忌穿刺过深，以防发生气胸。

（六）指（趾）间神经阻滞

指（趾）间神经阻滞可用于手指（脚趾）的手术。每指（趾）由指（趾）间腹侧神经及背侧神经各一对支配，神经接近于手指（脚趾）的四角，与骨膜相近。在指（趾）根部背侧做皮丘，在指（趾）两侧各注入 1.5%利多卡因 1～2ml。注意局麻药量不宜大，且其中不应含肾上腺素，以免影响指（趾）血运。

（七）骨折血肿内浸润

骨折处的骨膜及软组织均能通过骨折血肿内浸润而获得满意麻醉。此法安全简单，通常 5 分钟起效。操作：在骨折处做皮丘，针头刺入血肿（回抽有血），注入不含肾上腺素的 1.5%利多卡因 10～15ml。注射过快易引起疼痛。缺点为无肌松作用，用于单纯骨折闭合复位。

第八章　椎管内麻醉

将局麻药注入椎管内的不同腔隙，药物作用于脊神经根，暂时阻滞脊神经的传导，使其所支配的相应区域产生麻醉作用，称椎管内麻醉。椎管内麻醉包括蛛网膜下腔阻滞和硬脊膜外腔阻滞两种方法，后者也包括骶管阻滞。

一、椎管的解剖与生理

（一）脊椎与脊柱

1. 脊椎　包括椎体、后方的椎弓和由椎弓发出的棘突三部分。椎体的功能是承重，椎弓根及椎板位于椎体后方，呈半环形。其中椎弓与椎体相连结的部分（侧方）称椎弓根，其余部分（后方）称椎板。相邻两个脊椎的椎弓根切迹之间围成的孔叫椎间孔，脊神经由此通过（图 8-1）。棘突是椎板向后突出延伸部分，颈椎和腰椎的棘突基本呈平行排列，而胸椎（第4～12胸椎）棘突呈叠瓦状排列，棘突与椎体成锐角。

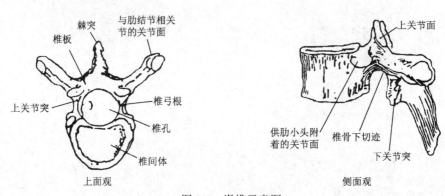

图 8-1　脊椎示意图

椎体与后方半环形的椎弓共同围成椎孔，所有脊椎的椎孔连通在一起形成的骨性管道称椎管。椎管上起枕骨大孔，下达骶骨裂孔。椎管起保护脊髓的作用。骶管位于骶骨（由5块骶椎融合而成）中央部分，是椎管内硬脊膜外腔向下的延续，上自第2骶椎，下至骶骨裂孔，后者为硬脊膜外腔隙的终止点。

连结棘突尖端的韧带较坚韧，称棘上韧带。连结棘突间的韧带较疏松，称棘间韧带。棘间韧带前方在椎板部与黄韧带相接，后方与棘上韧带相连。连结椎板间的是坚韧厚实并富有弹性的黄韧带。在椎管内麻醉穿刺时，穿刺针尖穿过黄韧带时，可有明显的落空感。

2. 脊柱及其生理弯曲　脊椎重叠构成了脊柱。它由7节颈椎、12节胸椎、5节腰椎、5节骶椎（融合成一块）和4节尾椎组成。正常成人脊柱呈4个生理弯曲，即颈曲、胸曲、腰曲和骶曲。仰卧位时，正常脊柱的最高点分别位于第3腰椎和第3颈椎，最低点分别位于第5胸椎和骶部。有时其生理弯曲度会受某些病理生理因素的影响，如妊娠晚期孕妇腰曲前突增大，脊柱后凸时则后弯曲增大等。生理和病理弯曲对药液在蛛网膜下腔的移动乃至麻醉效果产生重要影响，应综合局麻药液的比重、病人体位等因素注意这个问题。

（二）脊髓

椎管内容纳有脊髓及包裹脊髓的脊膜。脊髓上端从枕骨大孔开始向上与延髓相连，在成人下端一般终止于第2腰椎上缘或第1腰椎；小儿则终止于第3或第4腰椎。在人类生长发育过程中，脊椎的生长速度快于脊髓，形成脊神经根在离开脊髓（颈髓以下）后在椎管内向下斜行穿出相应的椎间孔的现象，且愈接近末端愈明显。成人从第 2 腰椎以下至第 2 骶椎之间的蛛网膜下腔只有脊神经根（马尾神经）而无脊髓，其腔隙称终池。这就是腰椎穿刺时多选择第 2 腰椎以下间隙的原因。

脊髓的脊膜从内到外共分三层，即软膜、蛛网膜和硬脊膜。软膜覆盖于脊髓表面，与蛛网膜之间形成蛛网膜下腔。蛛网膜与硬脊膜紧贴，两层之间的潜在腔隙称硬脊膜下腔。硬脊膜与椎管内壁之间构成的腔隙称硬脊膜外腔。

（三）脊神经

脊神经有 31 对，包括 8 对颈神经、12 对胸神经、5 对腰神经、5 对骶神经和 1 对尾神经。脊神经从脊髓发出后，分别经过蛛网膜下腔和硬脊膜外腔出椎间孔而离开椎管。每条脊神经由前、后根合并而成。前根（腹根）司运动，从脊髓前角发出，由运动神经纤维和交感神经节前传出纤维（骶段为副交感神经纤维）组成；后根（背根）司感觉，从后角发出，由感觉神经纤维和交感神经传入纤维（骶段为副交感神经纤维）组成。各种神经纤维粗细不同，它们有无髓鞘纤维和有髓鞘纤维之分。在相同局麻药浓度下，其阻滞顺序依次为：交感神经血管舒缩神经纤维→寒冷刺激→温感消失→对不同温度的辨别→慢（钝）痛→快（锐）痛→触觉消失→运动麻痹→压力感消失→本体感消失。即最细的交感纤维和副交感纤维最先受到阻滞，其次是感觉纤维，而运动纤维相对较粗，较迟受到阻滞，且运动神经阻滞持续时间短。在阻滞范围上，运动神经阻滞平面一般比感觉神经阻滞平面低（或少）1～4 节段，而交感神经阻滞平面又比感觉神经阻滞平面高（或多）2～4 节段。

（四）蛛网膜下腔及脑脊液

蛛网膜下腔在蛛网膜与软膜之间，上与小脑延髓池和脑室相通，下端止于第 2 骶椎平面，蛛网膜下腔内含脑脊液。脑脊液主要由侧脑室及第三、四脑室的脉络丛分泌。成人脑脊液量 120～150ml，其中 60～70ml 在脑室，35～40ml 在颅蛛网膜下腔，25～30ml 在脊蛛网膜下腔分布。脑脊液压力正常时，每天生成 12ml 脑脊液。从第 2 骶椎开始向上计算，每脊椎节段约分布脑脊液1ml，在第 3 腰椎平面约 5ml，第 6 胸椎平面约 15ml，到枕骨大孔达 25ml。

正常脑脊液外观无色透明，pH 约 7.4，比重 1.003～1.009，渗透压 292～297mmol/L。脑脊液中含葡萄糖 45～80mg/dl，蛋白质 15～45mg/dl，氯化物 700～760mg/dl（以 NaCl 计算）。含糖量是决定脑脊液比重的重要因素，氯化物则对维持渗透压有重要意义。

脑脊液压力：正常成人平卧时不超过 100mmH$_2$O，侧卧时 70～170mmH$_2$O，坐位时达 200～300mmH$_2$O。颅内占位性病变、静脉压上升和 PaCO$_2$ 升高等可使脑脊液压力增高，而脱水和老年病人等压力偏低。

（五）硬脊膜外腔及骶管

1. 硬脊膜外腔　硬膜由硬脑膜和硬脊膜两部分组成。颅腔内的硬膜称硬脑膜，分内层和外层，在静脉窦处两层分开，其他部位两层紧密融合。椎管内的硬膜称硬脊膜，在枕骨大孔处与枕骨骨膜连着，从此以下分为内、外两层，形成间隙。硬脊膜相当于内层及其在枕骨大孔向下延续部分，形成包裹脊髓的硬脊膜囊并终止于第 2 骶椎。因此，通常所说的硬脊膜实际上是指硬脊膜的内层，俗称硬膜。而椎管内壁的骨膜和黄韧带融合形成外层。内、外两层之间的腔隙即硬脊膜外腔（也称硬膜外腔），该腔上方因在枕骨大孔处闭合，故不与颅内相通。可以说，硬膜外腔起于枕骨大孔，止于骶骨裂孔。

硬膜外腔为一潜在腔隙，充满血管、脂肪、淋巴及疏松结缔组织，其中血管以静脉丛为主。硬膜外腔后方（背间隙）从背正中或黄韧带至硬脊膜之间的距离上窄下宽，下颈部 1.5～2.0mm；中胸部 3～4mm；腰部以第 2 腰椎间隙最宽，为 5～6mm。成人硬膜外腔总容积约 100ml（骶部占25～30ml）。其容积受诸多因素的影响，如妊娠末期由于腹内压增加使硬膜外腔静脉丛怒张或老年人骨质增生等因素使椎间孔变窄，均可造成硬膜外腔的窄小。

硬脊膜包裹着脊髓和脊神经根，在向外延伸中形成神经鞘膜管，后者一般止于椎间孔内。椎间孔内的神经鞘膜远较椎管内的神经鞘膜薄,易于一定浓度的局麻药渗入并暂时麻痹脊神经根,这便是关于硬脊膜外腔阻滞作用机制方面获得多数学者支持的椎旁阻滞学说。当然,局麻药可经多种途径产生阻滞作用,经蛛网膜绒毛阻滞及药物弥散通过硬脊膜进入蛛网膜下腔产生脊椎麻醉亦可为其作用方式。

关于硬膜外腔穿刺时出现负压的机制众说纷纭,至今尚无定论。主要归纳为以下几种:①硬脊膜被穿刺针推向前方,间隙增大而产生负压;②胸膜腔内负压通过椎间孔或椎旁静脉系统传递至硬膜外腔;③脊柱屈曲使硬膜外腔间隙增大产生负压;④穿刺针针尖压顶黄韧带,黄韧带弹性回缩时形成负压。颈胸段负压发生率可高达 90% 以上,腰段负压发生率为 50%~80%,而骶管穿刺则不出现负压。妊娠、咳嗽、憋气等可使负压变小,甚至出现正压。

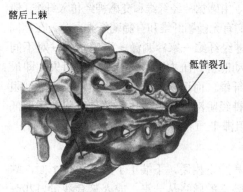

图 8-2　骶裂孔与髂后上棘三角区示意图

2. 骶管　是硬膜外腔的终末部分,从第 2 骶椎开始向下渐窄直至骶管裂孔,呈三角形。成人骶管容积占硬膜外腔的 25%~30%,其间含有疏松结缔组织、脂肪组织和丰富的静脉丛。骶管裂孔是骶管阻滞的穿刺部位,从尾骨尖沿中线向上摸到骶骨末端呈"V"或"U"形的凹陷处即为骶管裂孔(成人尾骨尖至骶管裂孔的距离一般为 4cm 左右,但应注意变异较大),其两侧上方可触及的豆大结节为骶角,骶管裂孔中心与两髂后上棘相互连线,呈一等边三角形,可作为寻找骶裂孔的参考(图 8-2)。应当指出,骶管裂孔的解剖变异较大,可偏向一侧,一般成人骶管裂孔至硬脊膜囊的长度为 4.5cm 左右,但有相当一部分病人的骶管裂孔位于第 4 甚至第 3 骶椎,从而缩短了其距离。为避免刺破硬脊膜囊使药物进入蛛网膜下腔,穿刺针切勿超过髂后上棘连线(相当于第 2 骶椎)。

(六)脊神经根的体表分布

一般按照从脊髓相应节段发出的脊神经根自上而下分别称为颈段、胸段、腰段和骶段脊神经根。胸段中 T_6 以上为上胸段; T_8 以下为下胸段。蛛网膜下腔阻滞骶段时称鞍区麻醉,硬脊膜外腔阻滞骶段时则为骶管阻滞。结合体表解剖标志可便于记忆脊神经在躯干皮肤的支配区域。甲状软骨为 C_2;上肢为 C_5~T_1;胸骨柄上缘为 T_2;两乳头连线为 T_4;剑突下为 T_6;肋弓下缘为 T_8;平脐为 T_{10};两髂前上棘连线(耻骨联合)为 T_{12};大腿前面为 L_1~L_3;小腿前面和足背为 L_4~L_5;足底、小腿与大腿后面、骶部及会阴部,逐次为 S_1~S_5。图 8-3 为脊神经在体表节段的分布。

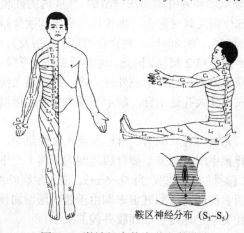

鞍区神经分布 (S_3~S_5)

图 8-3　脊神经在体表节段的分布

二、蛛网膜下腔阻滞

把局麻药注入蛛网膜下腔,由脊髓发出并经过蛛网膜下腔的脊神经根受到药物阻滞,使脊神经所支配的相应区域产生麻醉作用,称为蛛网膜下腔阻滞(subarachnoid block),习称脊椎麻醉(spinal anesthesia),简称脊麻或腰麻。

根据脊神经阻滞平面的高低,脊麻可分为:

高平面脊麻:阻滞平面在 T_4 以上。阻滞平面超过 T_2,有发生呼吸和心搏骤停的可能,故已很少用。

中平面脊麻:阻滞平面在 $T_4 \sim T_{10}$。可对呼吸和循环有影响,易于纠正。

低平面脊麻:阻滞平面在 T_{10} 以下。对呼吸和循环基本无影响。

鞍区麻醉:仅骶尾神经被阻滞,适用于肛门、会阴部手术。

(一)适应证与禁忌证

1. 适应证

(1)盆腔手术,如阑尾切除术、疝修补术、膀胱手术、子宫及附件手术等。

(2)肛门及会阴手术,如痔切除术、肛瘘切除术等,选用鞍区麻醉更为合理。

(3)下肢手术,如骨折或脱臼复位术、截肢术等。

2. 禁忌证

(1)中枢神经系统疾病,如脊髓和(或)脊神经根病变、颅内高压等。

(2)严重高血压、心功能不全者,高血压心脏代偿功能良好者,并非绝对禁忌,而高血压合并冠心病者,则禁用脊麻。收缩压超过 160mmHg 和(或)舒张压超过 100mmHg 者,一般应慎用或不用脊麻。

(3)休克、血容量不足,休克病人绝对禁用脊麻。血容量不足会促使麻醉期间低血压的发生。

(4)慢性贫血者,可考虑低平面脊麻,禁用中平面以上脊麻。

(5)穿刺部位有感染、全身性严重感染者。

(6)有凝血功能障碍或接受抗凝治疗者。

(7)脊椎外伤、脊柱畸形或病变者。

(8)老年人,尤其是合并心血管疾病、循环储备功能差者,阻滞平面不宜过高。除鞍区麻醉外,其他种类脊麻均应视为禁忌。

(9)精神病、严重神经症等病人及不能合作的小儿。

(二)常用局麻药

1. 常用局麻药及其剂量、浓度与作用时间　常用的局麻药有普鲁卡因、丁卡因、丁哌卡因、利多卡因和罗哌卡因等。为了防止局麻药的毒性作用,应严格按限定剂量给药,不应超过最大剂量。根据麻醉平面高低、病人脊柱长短及病情等因素确定具体用药剂量。从局麻药注入充分显示麻醉作用的这段时间称为脊麻的起效时间。起效时间可因局麻药的种类、溶液的比重及溶液的配合方式不同而异。一般来说,利多卡因起效时间最短(1~3 分钟),普鲁卡因次之(1~5 分钟),丁卡因和丁哌卡因需 5~10 分钟。在丁哌卡因重比重液中加利多卡因 40mg 或普鲁卡因 50mg,或在丁卡因重比重液中加普鲁卡因 50mg,可明显缩短起效时间,但原有局麻药剂量应酌减。

脊麻持续时间主要取决于药物浓度,也与药物种类和剂量有关。通常浓度高则作用维持时间长,麻醉效果也更确实可靠,但应注意过高的浓度可造成神经损害甚至永久性麻痹的不良后果。表 8-1 为脊麻常用局麻药剂量、浓度及作用时间。在临床剂量许可限度内适当增加药物剂量或在局麻药液中加入缩血管药物如肾上腺素等均能延长其持续时间。

表 8-1 脊麻常用局麻药剂量、浓度及作用时间

局麻药	高平面/mg	中平面/mg	低平面/mg	鞍区/mg	最高剂量/mg	最低有效浓度/%	常用浓度/%	维持时间/min
普鲁卡因	125～180	100～150	75～125	50～100	180	2.5	5～6	45～90
丁卡因	10～12	8～10	6～8	4～6	15	0.1	0.33	75～120
利多卡因	100～120	80～100	60～80	40～60	120	—	2～4	75～150
丁哌卡因	12～15	7.5～12.0	4.0～7.5	2.5～6.0	20	—	0.50～0.75	180～360
罗哌卡因	12～14	10～12	8～10	—	15	0.2	0.2～0.8	90～120
辛可卡因	9～11	6～8	4～6	3～5	12	0.05	0.3	180～240

2. 局麻药液的比重 脊麻用局麻药可配制成重比重、等比重和轻比重三种药液,临床上最常用的是重比重液。比重大于脑脊液的局麻药为重比重液;一般 2.5%普鲁卡因、1%丁卡因、生理盐水溶液等与脑脊液比重相等,为等比重液;低于此浓度或低于脑脊液比重的则为轻比重液。利用重比重液下沉,轻比重液上浮的特性,配合体位的变动,可使注入蛛网膜下腔的药物向一定方向和在一定范围内移动。药物比重与脑脊液比重差别愈大,则药液愈易移动。要使局麻药液配成重比重液,可加入 10%葡萄糖溶液。

3. 常用脊麻用药的配制方法如下

(1)普鲁卡因重比重液:普鲁卡因结晶粉 150mg,加入 5%葡萄糖溶液、生理盐水或脑脊液2.7ml,再加入 0.1%肾上腺素 0.3ml,溶成 5%普鲁卡因重比重液。

(2)丁卡因重比重液:1%丁卡因、10%葡萄糖溶液和 3%麻黄碱各 1ml,即配制成所谓 1∶1∶1 溶液。

(3)丁哌卡因重比重液:0.5%或 0.75%丁哌卡因 2ml(分别含丁哌卡因 10mg 或 15mg),加10%葡萄糖溶液 0.8ml,再加入 0.1%肾上腺素 0.2ml,配成重比重液 3ml。

关于上述各药的一次用量和最高剂量,与平面高低等因素有关,请参考表 8-1。

(三)脊麻方法

1. 麻醉前用药 常用巴比妥类药,目的是镇静并增强对局麻药的耐受性。也应用抗胆碱药,以抑制椎管内麻醉期间的迷走神经功能亢进作用。

2. 麻醉用具 包括 9 号(20G)或 7 号(22G)腰椎穿刺针(如有 24～26G 可同时准备)1～2 根,2ml 和 5ml 注射器各一副,5 号(25G)和 7 号(22G)注射针头各一枚,消毒钳一把,无菌单四块或孔巾一块,以及药杯、砂轮、棉球、纱布等,包好后高压蒸汽灭菌备用。同时准备好给氧、人工通气器具及急救药品,以备急用。

3. 体位 一般采用侧卧位,两手抱膝,大腿膝盖贴近腹壁,头向胸部屈曲,使腰背部尽量向后弓曲。背部应平齐手术台边沿,以利于穿刺操作。鞍区麻醉则应采取坐位。

4. 穿刺部位与消毒范围 脊麻穿刺常选 L_3～L_4 或 L_4～L_5 棘突间隙为穿刺点。两侧髂嵴最高点在背部作连线时与脊柱相交处即相当于 L_3～L_4 棘突间隙或 L_4 棘突。消毒范围为上至肩胛下角,下至尾椎,两侧至腋后线。

5. 操作方法 穿刺点用 0.5%～1.0%普鲁卡因或利多卡因做皮内(皮丘)、皮下和棘上、棘间韧带逐层浸润。

(1)直入穿刺法:固定穿刺点皮肤,穿刺针在棘突间隙中点刺入,注意与病人背部垂直,穿刺针方向应保持水平,针尖略向头侧,缓缓进针并仔细体会各层阻力变化。针尖穿过黄韧带时,有阻力突然消失的落空感,继续推进时可有第二次落空感,提示已穿破硬脊膜与蛛网膜,进入蛛网膜下腔。

（2）侧入穿刺法：也称旁入穿刺法。在棘突间隙中点旁开 1.5cm 处穿刺，穿刺针向中线倾斜与皮肤成 75°对准棘突孔方向进针。本穿刺法不经过棘上韧带和棘间韧带层次，经黄韧带、硬脊膜和蛛网膜而到达蛛网膜下腔。适用于韧带钙化的老年人或棘突间隙不清的肥胖病人等。直入穿刺法穿刺未成功时，常改用本法。

针尖进入蛛网膜下腔后，拔出针芯即见有脑脊液流出，如未见流出而又相信已进入蛛网膜下腔时，应考虑有无颅内压过低的情况，可试用压迫颈静脉或让病人屏气、咳嗽等迫使颅内压增高的措施，以促进脑脊液流出。考虑针头斜口被阻塞时，可转动针芯，或用注射器缓慢抽吸。若仍无脑脊液流出则应调整深度或重新穿刺。

穿刺成功后将盛有局麻药的注射器与穿刺针紧密衔接，用左手固定穿刺针，右手持注射器先轻轻回抽见有脑脊液回流再开始缓慢注射药物，一般于 10～30 秒内注完。注完后再稍加回抽并再次注入。这一方面可证明药物已确实注入蛛网膜下腔内，另一方面也可将或许残留在注射器内的药液全部注入。一般在注药后 5 分钟内即有麻醉现象出现。对双侧脊麻，注完药物后即可平卧。并根据手术要求调整阻滞平面。单侧脊麻则利用药液比重仍采取侧卧位。鞍区麻醉注药后保持坐位（重比重药液），至少 5 分钟后才能平卧。

6. 阻滞平面的调节　是指将局麻药注入蛛网膜下腔后，要在较短的时间内主动调整或限制阻滞平面在手术所需的范围内。这涉及麻醉的成败和病人的安危，是脊麻操作技术中的重要环节之一。

影响阻滞平面的因素很多，局麻药注入蛛网膜下腔后药液在脑脊液中的移动成为主要影响因素。这种移动又受到体位和药液比重的影响。体位的影响主要在麻醉后 5～15 分钟内起作用，此期间应注意通过改变体位调节阻滞平面。一旦平面确定之后，则体位的影响较小，但即使超过 30 分钟，仍有少数人阻滞平面受体位影响而有扩大的可能，必须严密观察。此外，局麻药的剂量、容积、注药速度、针尖斜口方向等均会对阻滞平面产生影响，如剂量大、容积大、注药速度快、针尖斜口向头侧易使阻滞平面过高。阻滞平面超过 T_4 很容易出现循环、呼吸的严重扰乱，应予避免。一般以每 5 秒注入 1ml 药物为宜，鞍区麻醉坐位推药时可减慢至每 20～30 秒注药 1ml，使药液集中于骶部。

另外，脊柱的四个生理弯曲，使穿刺部位也影响药液的移动方向。如在 T_3～T_4 或 T_4～T_5 穿刺注药，病人平卧后大部分药液向骶段移动，而在 T_2～T_3 穿刺注药，平卧后药液可向胸段移动。

（四）麻醉中的管理

脊麻所引起的一系列生理扰乱程度与阻滞平面密切相关，也与病人的病情等因素有关。因此麻醉中必须严密观察病情变化，加强对呼吸和循环等的管理。

1. 血压下降　常由于阻滞平面过高和病人心血管代偿功能较差所致。血压下降程度一般与阻滞神经节段呈正相关。胸腰段交感神经缩血管纤维受到广泛阻滞时可引起血管扩张、外周阻力降低、回心血量和心排血量骤减，以致血压下降。阻滞平面超过 T_4 时心交感神经受到阻滞，迷走神经活动亢进，引起心率减慢。少数病人可出现血压骤然下降，严重者可因脑供血不足引起恶心、呕吐和烦躁不安，甚至意识丧失。

遇到血压下降，在分析其原因时，首先应考虑阻滞平面是否过高，病人心血管代偿状态如何，有无血容量不足或酸中毒等。有血容量不足时在处理上应首先补充血容量。

考虑因血管扩张引起血压下降时，应肌内或静脉给予小剂量的麻黄碱（15～30mg），同时加快输液即可恢复。血压下降明显者，可抬高下肢，以利于增加回心血量，同时配合输液和升压药（如多巴胺 5～10mg 静脉滴注）的使用，多可很快纠正。对心率缓慢者可静脉注射阿托品 0.25～0.50mg。

2. 呼吸抑制　阻滞平面过高时（如高于 T_2）大部分肋间肌麻痹或低血压使呼吸中枢缺氧引起呼吸抑制，表现为胸式呼吸微弱、腹式呼吸增强。严重时病人呼吸困难、潮气量锐减、咳嗽和发音无力，甚至发绀、呼吸停止。此时必须有效给氧，如面罩给氧辅助呼吸。如呼吸停止应立即采取气管插管控制呼吸、维持循环等抢救措施，直至肋间肌张力恢复，呼吸和循环功能稳定。

3. 恶心、呕吐诱因 ①阻滞平面过广,血压急剧下降,脑供血锐减,兴奋呕吐中枢;②脊麻后迷走神经功能亢进,胃肠蠕动增加;③手术牵拉内脏。处理:如系血压骤降引起,应用缩血管药、加快输血输液、提升血压的同时吸氧;暂停手术,减少对迷走神经的刺激,或施行内脏神经阻滞;亦可考虑使用异丙嗪或氟哌利多等药物镇吐。

(五)麻醉后并发症及其处理

1. 头痛 多在麻醉作用消失后 24 小时内出现,术后 2~3 天最剧烈,多在 7~14 天消失。其发生原因至今尚不完全清楚。一般认为是脑脊液经穿刺孔外漏,或软脊膜受到刺激使脑脊液吸收增加,脑脊液压力降低所致。因此,选用细穿刺针以减少脑脊液外漏,输入或摄入足够的液体及脊麻后嘱病人去枕平卧是预防头痛的根本方法。

发现头痛则应持续平卧位,腹部应用加压腹带,硬膜外腔注射中分子右旋糖酐 30ml、5%葡萄糖溶液或生理盐水 30~40ml。应用肾上腺皮质激素亦有一定疗效,还可口服烟酰胺(nicotinamide)100mg,一日 3 次,以增加脑脊液的生成。

2. 尿潴留 主要是支配膀胱的骶神经恢复较晚所致,也可由下腹部手术刺激膀胱、会阴和肛门手术后疼痛所造成。病人术后不习惯在床上卧位排尿也是不可忽视的因素。可改变体位,鼓励病人自行排尿,而且下腹部热敷也有一定的作用。尿潴留一般多在术后 1~2 天恢复。潴留时间过长,上述措施无效时可考虑导尿。此外亦可用针灸进行治疗。

3. 下肢瘫痪 为少见的严重并发症,原因尚不清楚,但多认为是由药物化学刺激所引起的粘连性蛛网膜炎所造成。一般潜伏期为 1~2 天,以运动障碍为主,呈进行性,可向上发展影响呼吸和循环。无特殊疗法,主要为促进神经功能的恢复,可用激素及大剂量维生素 B_1、维生素 B_{12},配合理疗等。恢复情况视病变严重程度而定,轻者数月,重者数年。

4. 脑神经麻痹 偶尔发生,以展神经麻痹多见。术后 2~21 天先出现脑膜刺激症状,继之出现复视和斜视。多认为是穿刺后脑脊液外漏,脑脊液压力降低,脑组织失去脑脊液支持而下沉,使展神经在颞骨岩部伸展或受压所致。一旦发生应对症处理。半数以上在 4 周内自行恢复,个别人病程长达 2 年之久。

三、硬脊膜外腔阻滞

将局麻药物注入硬膜外腔,阻滞脊神经根,使其支配的区域产生暂时性麻痹,称硬脊膜外腔阻滞(epidural block),简称硬膜外阻滞。

硬膜外阻滞可分为连续法和单次法两种。单次法是指穿刺后将预定的局麻药一次注入硬膜外腔进行麻醉的方法。因可控性差,易发生严重并发症或麻醉意外,故已罕用。连续法是通过穿刺针在硬膜外腔内置入硬膜外导管,借此导管分次给药,视具体情况随时掌握用药量,使麻醉作用时间得以延续,手术时间不受限制,并发症明显减少。目前临床上主要采用连续硬膜外阻滞。

临床上根据不同的阻滞部位可将硬膜外阻滞分为四类:

1. 高位硬膜外阻滞 穿刺部位在 C_5~T_6,阻滞颈段及上胸段脊神经,适用于甲状腺、上肢或胸壁手术。

2. 中位硬膜外阻滞 于 T_6~T_{12} 进行穿刺,常用于上、中腹部手术。

3. 低位硬膜外阻滞 穿刺部位在腰段各棘突间隙,用于盆腔及下肢手术。

4. 骶管阻滞 经骶裂孔穿刺,阻滞骶神经,适用于肛门、会阴部手术。

(一)适应证与禁忌证

1. 适应证

(1)硬膜外阻滞主要适用于腹部手术。凡适于脊麻的下腹部及下肢等手术,均可采用硬膜外阻滞。

(2)颈部、上肢和胸部手术也可应用,但应加强对呼吸和循环的管理。

2. 禁忌证

（1）严重高血压、冠心病、休克及心脏功能代偿不良者。

（2）重度贫血、营养不良者。

（3）穿刺部位有感染者。

（4）脊柱严重畸形或有骨折、骨结核、椎管内肿瘤等。

（5）中枢神经系统疾病。

（二）麻醉准备

1. 麻醉前用药 术前应给予地西泮或巴比妥类药，以预防局麻药的不良反应。对高平面阻滞或迷走神经兴奋型病人及其他病人，应常规加用阿托品，以防止心动过缓。

2. 硬膜外穿刺用具 包括连续硬膜外（16G 或 18G）穿刺针及硬膜外导管各一根（两点穿刺需 2 根硬膜外导管）；15G 注射针头（供穿刺皮肤用）一枚；5ml 和 20ml 注射器各一副；5 号（25G）和 7 号（22G）注射针头各一枚；50ml 局麻药杯两只；无菌单两块，消毒钳一把，纱布数块，棉球数个。将以上物品（硬膜外导管除外）包好进行高压蒸气灭菌消毒备用。硬膜外导管应煮沸消毒或用 75% 乙醇浸泡消毒 1 小时以上，使用前用生理盐水冲洗导管腔及导管壁。近年来国内外厂家已有一次性硬膜外穿刺包供应使用。

3. 急救用具 硬膜外阻滞时，应有给氧装置、气管插管器具及其他急救药品，以备紧急情况使用。

（三）穿刺点的选择及体位

1. 穿刺点的选择 应以手术切口部位和支配手术范围中央的脊神经的棘突间隙为穿刺点。各手术部位穿刺点的选择及导管方向见表 8-2。

表 8-2　手术部位穿刺点的选择及导管方向

手术部位	手术	穿刺间隙	导管方向
颈部	甲状腺、甲状旁腺、颈淋巴手术	$C_4 \sim_5$ 或 $C_5 \sim C_6$	向头
上肢	上肢各种手术	$C_7 \sim T_1$	向头
胸壁	乳癌根治术等	$C_4 \sim C_5$ 或 $C_2 \sim C_3 + C_5 \sim C_6$	向头
上腹部	胃、肝、胆、脾、胰手术	$T_6 \sim T_7$ 或 $T_8 \sim T_9$	向头
中下腹部	小肠、结肠手术	$T_9 \sim T_{10}$	向头
	乙状结肠、回盲部、阑尾手术	$T_{11} \sim T_{12}$ 或 $T_{12} \sim L_1$	向头
腹壁	腹股沟疝手术	$L_2 \sim L_3$	向头
泌尿系统	肾、肾上腺、输尿管手术	$T_{10} \sim L_{11}$	向头
	膀胱切除、前列腺手术	$T_{11} \sim T_{12}$ 或 $L_2 \sim L_3$	向头
盆腔	子宫全切手术	$T_{11} \sim T_{12} + L_3 \sim L_4$	向头
	剖宫产、异位妊娠手术	$T_{12} \sim L_1$	向头
会阴	肛门、会阴、尿道手术	$L_3 \sim L_4$ 或骶管阻滞	向尾
下肢	大腿、小腿手术	$L_2 \sim L_3$ 或 $L_3 \sim L_4$	向头

下列体表解剖标志有助于确定相应棘突的位置：①颈部最明显突起的棘突为 C_7 棘突；②两侧肩胛冈连线为 T_3 棘突；③两侧肩胛下角连线为 T_7 棘突；④两侧髂嵴最高点连线为 L_4 棘突或 $L_3 \sim L_4$ 棘突间隙。

2. 体位 分侧卧位和坐位两种，临床上多采用侧卧位，具体要求与脊麻相同。

（四）操作方法

1. 穿刺方法 硬膜外腔穿刺可分为直入法和侧入法两种。

（1）直入法：在所选定的棘突间隙做一皮丘，再做深层次浸润。硬膜外穿刺针针尖呈勺状，较粗钝，穿过皮肤有困难，可先用 15G 锐针刺破穿刺点皮肤，再将硬膜外穿刺针沿针眼刺入，缓慢进针。针的刺入位置及到达硬膜外腔的位置必须在脊柱的正中矢状线上，在经过皮肤、皮下组织、棘上韧带、棘间韧带和黄韧带后，即到达硬膜外腔。穿透黄韧带有阻力骤减感，提示针尖已进入硬膜外腔。判断针尖在硬膜外腔后，即可通过穿刺针插入硬膜外导管。另外，在穿刺过程中应注意保持针尖斜口与纵行韧带纤维相平行，以免切伤韧带纤维。

（2）侧入法：也称旁入法。对直入法穿刺有困难，如胸椎中下段棘突呈叠瓦状、间隙狭窄或老年人棘上韧带钙化等情况可用侧入法。棘突正中线旁开 1.0～1.5cm 处为穿刺点，局麻后，用 15G 锐针刺破皮肤并沿针眼刺入硬膜外穿刺针，做法同直入法。应垂直刺入并推进穿刺针直抵椎板，然后退针约 1cm，再将针干略调向头侧并指向正中线，沿椎板上缘经棘突孔突破黄韧带进入硬膜外腔。侧入法所经过层次为皮肤、皮下组织、肌肉、部分棘间韧带、黄韧带、硬膜外腔，避开了棘上韧带。

2. 判断穿刺针进入硬膜外腔的方法

（1）阻力骤减：穿刺针抵达黄韧带时，操作者可感到阻力增大，并有韧性。此时取下针芯，将装有一定空气量（5ml 注射器含有 2ml 左右空气）的滑润注射器与针蒂衔接，推动注射器芯可有回弹感觉，表明针尖已触及黄韧带。此后边徐缓进针边推动注射器芯试探阻力（图 8-4）。一旦突破黄韧带，即有阻力骤然减弱或消失的落空感，此时注射器内空气即被吸入，再推进注射器芯可毫无阻力，表示针尖已进入硬膜外腔。应注意针尖位于椎旁疏松组织时，阻力也不大，易被误认为是在硬膜外腔。鉴别方法：①注入空气时，手感穿刺部位皮下组织肿胀；②置管遇到阻力。

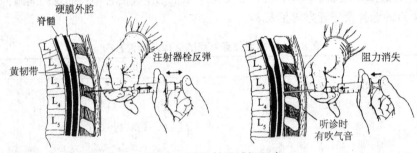

图 8-4　用注射器试探阻力

（2）负压试验：穿刺针触及黄韧带时有韧感，拔出穿刺针芯，先用空注射器试探阻力，如阻力很大，在针蒂上悬挂一滴局麻药或生理盐水，继续缓慢进针。当针尖突破黄韧带而进入硬膜外腔时，可见到悬滴液被吸入，此即为悬滴法负压试验。为便于操作，可将盛有液体的玻璃管与针蒂相接，当针尖进入硬膜外腔时，管内液体可被吸入，并可见液柱随呼吸而波动，此谓玻璃管负压测定法。负压现象一般在颈胸段穿刺时比腰段明显。

（3）正压气囊试验：针尖抵达黄韧带后，于针蒂处接一个正压小气囊，穿刺针尖进入硬膜外腔时气囊因气体进入硬膜外腔而萎瘪。

（4）进一步证实针尖已进入硬膜外腔的方法有：①抽吸试验，接上注射器反复轻轻抽吸，无脑脊液被吸出则证明针尖确已在硬膜外腔；②气泡外溢试验，接上装有 2ml 生理盐水和 3ml 空气的注射器，快速注入后取下注射器，见针蒂处有气泡外溢则已得到证实；③置管试验，置入导管顺利，提示针尖确在硬膜外腔。

3. 置管方法

（1）皮肤至硬膜外腔的距离=穿刺针全长（成人穿刺针长 10cm）-针蒂至皮肤的距离。

（2）置管：硬膜外导管进至 10cm 处（与针蒂外缘相对应的刻度）可稍有阻力，此时导管已达针尖斜面，继续徐徐插入 3～5cm，一般至导管 15cm 刻度，不宜置管过深。

（3）拔针、调整导管深度、固定导管：应一手拔针，一手固定导管，以防拔针时将导管带出。

拔针时切不可随意改变针尖斜口方向，以免斜口切割导管。拔针后，根据刻度及所测得的距离，适宜退出导管，调整导管在硬膜外腔的长度，一般以 3～4cm 为宜。置管后，将导管尾端与注射器相接，回抽无回血或脑脊液，注入少许空气或生理盐水无阻力则表明导管通畅，位置正确，即可固定导管。

（4）注意事项：置管遇到阻力需重新置管时，必须将导管连同穿刺针一并拔出，否则有导管被斜口割断的危险。不提倡以导管芯作为引导，导管太软时应更换导管，以防导管在硬膜外腔卷曲盘绕或穿破硬膜外腔进入蛛网膜下腔。置管过程中病人有肢体异感甚至弹跳，提示导管已偏于一侧椎间孔刺激脊神经根，应重新穿刺置管。导管内有血流出说明导管进入静脉丛，少量出血可用生理盐水冲洗，仍无效时应另换间隙重新穿刺。

（五）常用局麻药及注药方法

1. 常用局麻药

（1）利多卡因：起效快，潜伏期短（5～12 分钟），穿透弥散能力强，阻滞完善，常用 1%～2%溶液，作用持续时间为 60～90 分钟。成年人一次最大用量为 400mg。

（2）丁卡因：常用浓度为 0.15%～0.33%，用药后 10～15 分钟发挥作用，20 分钟左右麻醉作用完全。作用持续时间为 3～4 小时，成人一次最大用量为 60mg。

（3）丁哌卡因：常用浓度为 0.50%～0.75%，效能比利多卡因强 4 倍，用药后 4～10 分钟起效，15～30 分钟麻醉作用完全，可维持 4～7 小时，浓度较高方产生肌肉松弛效果。由于丁哌卡因对心脏有较强毒性作用，成人一次最大用量为 100mg。

（4）罗哌卡因：常用浓度为 0.3%～0.5%，欲使运动神经阻滞完善，可以将浓度提高至 0.6%～0.8%。起效和维持时间与丁哌卡因相当，但对心脏的毒性作用较弱。成人一次最大用量为 100～150mg。

决定阻滞强度和作用时间的主要因素是局麻药浓度，但浓度过高又易产生局麻药不良反应。因此，应根据穿刺部位高低和手术的不同需求选择适宜的局麻药浓度。一般来说，穿刺部位愈高，其浓度应愈低。如利多卡因用于颈胸部手术时以 1.0%～1.3%为宜。浓度过高加之阻滞平面过广，可引起肋间肌和膈肌麻痹。用于腹部手术时为达到麻痹运动神经进而腹肌松弛的需求，需用 1.5%～2.0%。此外，浓度的选择也与身体状况有关，健壮病人所需的浓度宜偏高；而虚弱或老年病人所需的浓度要偏低。对一般成人，1%利多卡因和 0.15%丁卡因混合液，内加 1∶200 000 肾上腺素，可缩短潜伏期而延长作用持续时间，为临床上应用较广泛的配伍方法。小儿用 0.8%～1.0%利多卡因即可取得满意的麻醉效果，亦可满足手术的需求。

2. 局麻药中加用肾上腺素

减缓局麻药的吸收速率、延长作用持续时间，并减少其中毒概率是局麻药液中加用肾上腺素的主要目的。一般加入后浓度变为 1∶200 000，即 20ml 药液中加入 0.1%肾上腺素 0.1ml，对高血压病人应免加或仅用 1∶400 000 即可。

3. 注药方法

（1）试验剂量：一般注入试验剂量为 3～5ml，5 分钟内如无下肢痛觉和运动消失，以及血压下降等体征，则可排除药液误入蛛网膜下腔的可能。如发生脊麻，应立即进行抢救，维持呼吸和循环功能稳定。另外，注入试验剂量前应常规回抽，观察导管（需透明）和注射器内有无回血。注药后心率增快 30 次/分以上，持续 30 秒以上，部分病人尚可有头晕目眩、血压升高等反应时，应考虑为药液注入血管内所引起。如先前已有回血则更能证实导管进入血管内，此时应停止给药，放弃硬膜外阻滞，改用其他麻醉方法。

（2）诱导剂量：不同神经节段的硬膜外腔容积不等，阻滞每一节段所需药量也不相同。一般为颈段 1.5ml/节段；胸段 2.0ml/节段；腰段 2.5ml/节段。根据阻滞平面及手术需求等，以此确定首次诱导剂量（也称初量），一般需 15～20ml（结合药物种类、浓度、一次最大用量等因素确定容量）。在试验剂量用后观察 5～10 分钟，证实无蛛网膜下腔阻滞征象后，则应分 2～3 次并每次间隔 5 分钟左右注入诱导剂量。并用针刺法或温差法试验判定阻滞平面。

（3）追加维持量：术中病人由无痛转而出现痛感，肌肉由松弛变为紧张，病人出现内脏牵拉反应如鼓肠、打逆等，则说明局麻药的阻滞作用开始减退。如循环功能稳定，可追加维持量，一般用量为首次诱导剂量的 1/3～1/2。追加时间依所用局麻药种类不同为 40～90 分钟不等。随手术时间的延长，病人对局麻药的耐受性将降低，应慎重给药。

（六）硬膜外阻滞平面的调节

穿刺部位（相当于注药部位）是影响硬膜外阻滞平面的主要因素，应按手术要求选择适当的穿刺点。其他影响因素如导管的位置和方向、药物容量和注射速度，以及病人体位及全身情况等也不可忽视。

1. 导管的位置和方向 导管偏于一侧，易出现单侧阻滞；导管进入椎间孔，则只能阻滞几个脊神经根。导管置向头侧，药液易向头侧扩散；置向尾端，则多向尾侧扩散。

2. 药物容量和注药速度 药物容量愈大，阻滞范围愈广，反之则阻滞范围狭窄。一般来说，注药速度稍快，可能有利于加快局麻药的扩散速度，使阻滞范围扩大。但临床实践表明，注药速度过快对扩大阻滞范围的影响有限。

3. 体位 一般认为硬膜外腔局麻药液的扩散很少受体位因素的影响，但体位可影响到硬膜外腔的压力，而压力则间接影响局麻药的扩散。如头低位可使腰段硬膜外腔压力降低，药液易于扩散；头高位时腰段硬膜外腔压力增高，药液不易扩散，用药量相对增大。

4. 病人情况 老年人硬膜外腔狭小，椎间孔变窄甚至闭锁，药液易于扩散，阻滞范围扩大，用药量可减少 20%～30%；小儿硬膜外腔也相对窄小，药液易向头侧扩散，用药量也需减少。因此，应遵循分次注射，仔细观察用药原则。

妊娠末期，因腹内压增高，下腔静脉受压使硬膜外腔静脉丛充盈、间隙变小，药液易于扩散，用药量可减少一半。其他腹内压增高（如肿瘤）、血容量不足、脱水等病理因素均可加速药物扩散，应格外慎重。

（七）硬膜外阻滞的并发症与处理

1. 血压下降 多发生于胸段硬膜外阻滞，主要是胸段交感神经受到阻滞引起血管扩张，外周阻力降低，回心血量和心排血量减少，血压下降。同时副交感神经相对亢进引起心率减慢。多于用药后 15～30 分钟内出现，处理措施：①缩血管药物，一般麻黄碱 15～30mg 静脉注射多可奏效。效果不明显或病人有心率增快时，用去氧肾上腺素（phenylephrine）25～50μg 静脉注射，常可获得满意效果。②加快输液输血，补充血容量。如考虑到血容量不足为主时，则应先迅速补充血容量，再用缩血管药物。兼有水电解质失衡和酸中毒存在时，必须同时给予纠正。

2. 呼吸抑制 一般阻滞平面低于 T_8，对呼吸功能并无影响。颈段及上胸段硬膜外阻滞时，由于肋间肌或膈肌受到不同程度的麻痹，一般阻滞平面超过 T_4，可出现呼吸抑制，呼吸困难甚至呼吸停止。因此，术中必须加强呼吸管理，仔细观察病人的呼吸（频率、潮气量、呼吸类型、每分通气量、有无发绀等），并做好给氧及人工通气等急救准备。对颈段及胸段硬膜外阻滞病人，无论阻滞平面如何，建议常规合并气管插管给氧吸入，并做辅助通气，才能保证安全，同时应有 SpO_2 监测。

3. 恶心、呕吐 其发生机制及处理原则同脊麻。

4. 脊麻 硬膜外阻滞时，误将药物注入蛛网膜下腔且未及时察觉或判断失误，可于短时间内出现凶险的脊麻，导致呼吸停止、血压剧降和神志消失，抢救不及时病人可因严重缺氧而迅速死亡。麻醉医师对此必须保持高度警惕，具有足够的思想认识和急救准备，掌握呼吸管理及心肺脑复苏技术。处理要点以保证呼吸和循环系统的稳定为原则。预防措施：仔细穿刺操作，置管后反复回抽证实无脑脊液，注射试验剂量，注药后严密观察阻滞平面及呼吸循环和神经系统的改变。

5. 神经根的损伤 多为穿刺操作不当所致。硬膜外穿刺针较粗，且针尖斜口较宽，操作粗暴，进针过快或针体方向偏斜易损伤神经根，可造成不良后果。穿刺过程中遇有病人诉说电击样疼痛并向单侧肢体放射传导，则不应强行进针，需退针后调整进针方向。最好改用其他麻醉方法，并于术后严密观察肢体的感觉与运动功能，给予维生素 B_2、维生素 B_{12} 等神经营养药物及理疗等治疗措施。

6. 硬膜外血肿或脓肿 术前病人凝血机制障碍，穿刺置管又不顺利，易引起硬膜外腔出血并有引发硬膜外血肿的可能。因此，应严格掌握硬膜外阻滞适应证并谨慎操作。硬膜外腔静脉丛在背正中线较两侧为少，力求穿刺针在背正中线（无论是直入法还是侧入法）进入硬膜外腔，不要强行置管，可最大限度地减少硬膜外腔出血的并发症。严重的硬膜外腔血肿可引起脊髓压迫症状，特别是老年人硬膜外腔窄小，更易引起压迫症状。出现下肢进行性截瘫时，应手术切开清除血肿。此外，硬膜外腔血肿亦可演变为脓肿。不按无菌原则操作，消毒处理穿刺器具不够严格，更易导致硬膜外腔发生感染。术后数日出现背部剧痛和脊髓压迫症状，并进行性加重，一旦确诊，当及时手术引流。

四、骶管阻滞

骶管阻滞是经骶裂孔穿刺，穿刺针抵达骶部硬膜外腔（骶管腔），并注局麻药于该腔以阻滞骶部脊神经，是硬膜外阻滞的一种方法。适用于直肠、肛门及会阴手术，小儿骶管阻滞可代替腰部硬膜外阻滞。

骶管裂孔和骶角是骶管穿刺点的主要解剖标志。

骶管穿刺术：一般取侧卧位或俯卧位。侧卧位时，腰背应尽量向后弓屈，双膝关节屈向腹部。俯卧位时，髋关节下需垫一厚枕，两腿伸开，大脚趾向内、足跟向外旋转，使臀肌松弛，显露并突出骶部。穿刺者位于病人一侧，消毒铺巾后，触及并触认骶管裂孔，于骶裂孔中心进行皮内及皮下局部浸润，用 9 号（20G）或 7 号（22G）穿刺针垂直刺进皮肤，当刺到骶尾韧带时有弹韧感，稍作进针穿过骶尾韧带则有阻力消失感。此时，应将针体放平（向尾侧方向倾斜），使针与皮肤成 30°~45°角，继续进针 1~4cm，即可到达骶管腔。注意针刺深度不得超过髂后上棘连线。接上注射器，抽吸无脑脊液及回血，注射生理盐水或空气无阻力，亦无皮肤隆起，则证实针尖确实在骶管腔内，即可注入试验剂量 3~5ml，观察 5 分钟后如无蛛网膜下腔阻滞征象，即可全部或分次注入其余药液。

骶管穿刺成败的关键在于是否掌握好穿刺针的方向。针体过度放平，针尖常抵骶管后壁；针体近于垂直，针尖则可触及骶管前壁。遇到阻力时不宜暴力强行进针，应退针少许重新调整针体的倾斜度后再进针，以免引起不必要的剧痛或损伤骶管静脉丛。另外，对手术时间长者亦可用硬膜外穿刺针按上述操作方法在骶管裂孔穿刺并置硬膜外导管，即为连续骶管阻滞，目前多不主张应用。

由于骶管裂孔解剖变异较多，约 10% 病人有骶裂孔畸形或闭锁，20% 病人有骶管解剖学异常，这是传统骶管阻滞失败率较高的主要原因。近年有人主张骶管阻滞改良法：嘱病人侧卧，在 S_2 平面以下先摸清骶管裂孔，穿刺针自中线垂直进针，类似于腰部硬膜外阻滞法，一般较易进入骶管裂孔。这种改良法失败的概率减少，并发症发生率也相应降低。另外如对骶管裂孔辨认不清或触摸不到骶裂孔，改为鞍区麻醉效果比较可靠。

骶管内有丰富的静脉丛，抽吸回血时最好改换其他麻醉方法。注药时如下肢或大腿有异感出现，常证实穿刺针确在骶管腔内。同时应注意注药速度不应过快，否则会引起眩晕和头痛等不良反应。

五、脊麻和硬脊膜外麻醉的联合使用

1982 年，Coates 和 Mumtaz 报告了于一个节段进行腰硬联合麻醉（combined spinal and epidural anesthesia，CSEA）的操作方法。先用 16GTuohy 穿刺针进行硬膜外腔穿刺，进入硬膜外腔后继用稍长 1cm 的 25~26G 脊麻穿刺针，以 16GTuohy 针为导针做蛛网膜下腔穿刺，注入脊麻用药，拔出脊麻穿刺针，然后置入硬膜外导管，称为单间隙穿刺法（single space technique，SST）。该法可以减轻疼痛，减少感染及发生血肿的机会。Tuohy 针作为脊麻穿刺针的引针，可减少皮肤上芽孢细菌污染脊麻穿刺针的机会。1995 年 Steenberge 对此技术做了改进，即所谓针套针的方法（needle through needle technique）。

CSEA 自推广以来，已受到重视和广泛应用于临床，适用于 8 岁以上病人、T_7 以下平面的外科手术，尤以产科病人应用较多，这类病人硬膜外腔的静脉丛充盈致腔隙窄小，故麻醉平面易于升高。另外，产妇的神经纤维对局麻药较敏感，这也是麻醉效果好的另一原因。产科病人经硬膜外导管注入较低浓度药液，运动神经可以不受阻滞，而不影响产程。

CSEA 应用的剂量和试验剂量一般在施行 CSEA 后麻醉平面较单独进行脊麻或硬膜外阻滞为宽，因此，在临床实际应用时两者的剂量均减少。应用 CSEA 时，先按通常情况注入脊麻剂量以达到一定的脊麻平面。由于硬膜外导管不慎置入蛛网膜下腔，则通常试验剂量即可引起脊麻的严重并发症，应特别注意加以辨别，采取小量分次注药的方法。

CSEA 的优点是，麻醉起效快，若手术时间延长可以通过硬膜外导管给药延长麻醉时间，而且还可进行手术后镇痛。

第九章　控制性降压和人工低温
在麻醉手术中的应用

一、控制性降压

采用各种方法和药物使血管扩张，主动降低手术区血管内压，以使手术区出血减少，此法称控制性降压。

（一）适应证

1. 心血管手术　如主动脉缩窄、动脉导管未闭等。

2. 神经外科手术　如颅内血管瘤、动脉瘤、脑血管畸形、巨大脑膜瘤。

3. 五官科手术　如鼻咽纤维瘤。

4. 泌外手术　嗜铬细胞瘤。

5. 血供丰富的组织和器官的手术。

6. 精细操作手术　如中耳手术、小血管的吻合术。

7. 大量输血有困难或必须限制输血者（如体内存在 P 抗体）。

8. 围麻醉期出现严重高血压而引起的左心功能不全和肺水肿。

（二）禁忌证

1. 有下列器质性疾病者　严重心脏病、严重高血压、严重肝肾功能损害及中枢神经明显退行性病变病人。

2. 全身状况差　如明显贫血、休克、低血容量及呼吸功能不全。

（三）临床麻醉常用控制性降压的方法

1. 应用血管扩张药　迄今临床上应用直接松弛动脉、静脉血管平滑肌的硝普钠或硝酸甘油，少数情况下选择三磷酸腺苷。

（1）硝普钠（sodium nitroprusside）：用 0.01%硝普钠（50mg 硝普钠加入到 5%葡萄糖溶液 500ml 中）静脉滴注，开始 1～8μg/（kg·min），2～3 分钟血压缓慢下降，酌情调节滴速，4～6 分钟便可达预定水平。停药后 2～8 分钟血压恢复至正常水平。安全剂量为 3.0～3.5mg/kg。

因药物见光分解而产生有毒的高、低铁氰化物，输液瓶外面用黑色纸或铝箔纸包裹。配制好的药物应在 12 小时内用完，逾期不用。

（2）硝酸甘油（nitroglycerin）：用 0.01%硝酸甘油（10mg 硝酸甘油加入到 5%葡萄糖溶液 100ml 中）静脉滴注。以 1μg/（kg·min）开始，观察降压效果，然后调节滴速，一般 3～6μg/（kg·min）可使血压降至需要水平。

（3）三磷酸腺苷（ATP）：此药直接作用于血管可引起血管扩张，临床上多采用静脉推注（1～2mg/kg）用于维持 2～6 分钟的降压。

2. 加深全麻或连续硬膜外阻滞降压　吸入麻醉药中的氟烷及恩氟烷均有扩张血管、降低血压的效应。如病人血压不高且手术仅要求短时间适度降压，在满足手术麻醉基础上将吸入氟烷或恩氟烷的浓度提高，以达到降低血压的要求。丙泊酚是当今临床麻醉中广泛应用的新型快速短效的静脉麻醉药，此药快速静脉推注时可引起病人血压下降及心率减慢。当全麻达到适当深度时于静脉快速推注丙泊酚 0.5～5.0mg/kg 可使血压下降 20～40mmHg。

（四）控制性降压的管理

1. 应进行血压的监测（最好直接动脉测压），同时行心电图、中心静脉压、尿量及血气的测定。

2. 应在麻醉达到适宜深度且在稳定情况下开始用血管扩张药。

3. 术中精确估计失血量，等量补充血容量。

4. 在满足手术操作基本要求前提下，尽可能维持较安全的血压水平。一般健康成人，无心血管疾病者收缩压可降至 60～70mmHg，老年人或有动脉硬化及实质性器官功能低下者，血压下降不宜超过原水平的 40%，避免降压及升压速度过快，力求缩短降压的持续时间。

5. 如药物降压效果欠佳，应适当加深麻醉或调节体位（术野处于高位）以协调降压效果。

6. 施行人工呼吸，保证有效通气，使血充分氧合。

7. 应待血压恢复接近原来水平，彻底止血，方可缝合切口。

8. 术后应使病人完全清醒，心肺功能正常时方可返回病房；严防剧烈搬动病人，以免改变体位。

（五）并发症

1. 脑缺氧或脑栓塞。

2. 冠状血管栓塞、心力衰竭。

3. 肾功能受损、少尿、无尿。

4. 持续低血压或苏醒延迟。

5. 呼吸功能障碍。

二、人 工 低 温

全麻下，为降低病人的基础代谢率，减少耗氧量，保护机体或器官免受缺血、缺氧的损害，用物理的方法有目的地降低病人体温，称为人工低温。

（一）适应证

1. 心脏手术 各种先天性心脏病施行心内直视手术，后天性心脏疾病如瓣膜置换及冠脉搭桥术。

2. 血管手术 主动脉瘤、主动脉缩窄症、升降主动脉疾病所需的手术治疗。

3. 颅脑手术 巨大颅内动脉瘤、脑血管瘤等。

4. 其他手术 如重症甲状腺功能亢进。

5. 非手术病人 大脑炎、严重中暑、恶性高热、中毒性痢疾、心搏骤停的脑复苏病人。

（二）降温的方法

1. 体表降温法 分全身体表降温与部分体表降温。后者是用冰袋置于双侧腹股沟、腋下或颈侧，亦可用冰水浸擦胸腹部，以达到体温适度下降，适用于非手术治疗而需降温处理的病人。

全身体表降温法：为迄今临床上简单而广用的方法，是在手术台上铺一块大的胶布或塑料布，将病人平置其上，待病人气管插管麻醉达到一定深度后，将胶布四周兜起，先用冷水将病人全身淋湿，然后将冰屑敷盖除颜面部以外的体表（两耳用凡士林油棉球堵塞），严密观测病人对降温的反应及体温下降的趋势。当降温达预定要求前 2～3℃，撤除冰屑、擦干全身冰水。体表降温无须特殊设备，操作简便，但降温的速度慢且受许多因素的影响，临床上主要用于只需浅低温的血管外科及颅脑外科手术。

2. 血流降温 利用血液的重力作用将病人的血引入体外循环机的贮血器，此贮血器与变温装置连接，再借助一个泵将已变温的血泵入病人体内，如此不断循环，体温不断下降。血流降温速度快且易调控，可达中度或深度低温，适用于复杂的心内直视手术及瓣膜置换术。

3. 体腔降温 开胸或开腹的病人，将大量的消毒冰水反复注入体腔内，使与冰水直接接触的脏器的温度较大幅度下降，而对全身温度影响不明显，仅用于胸腹腔某些脏器手术，迄今已不多用。

（三）人工低温的管理

1. 除用精确的电子温度计同时监测鼻咽温及直肠温外，还需行血压、心电图、中心静脉压及尿量的监测。

2. 降温的过程中特别是降温开始时要求一定深度的麻醉及良好的肌松效果,避免出现寒战及血管收缩而导致氧耗增高及影响体温降低。

3. 降温中御寒反应的处理,通常认为体温降低至 28℃(鼻咽温)易于发生心律失常,特别是频发室性期前收缩及心室颤动,应有预防和处理的措施。

4. 降温的速度与病人的体重、肥瘦、外周温度高低及麻醉深浅等因素有关。肥胖病人降温速度慢而停止降温后续降明显。

5. 血流降温的复温亦采用血流变温装置进行。复温速度不宜过快,以 1 分钟回升 1℃为宜。水温与血流之差不超过 15℃。体表降温的复温采用电热毯、热水袋及升高外周温度等方法,至 35～36℃即终止复温,待病人自身体温缓慢回升,但应避免复温过快及反应性高温出现。

第十章　围术期输液治疗

水和电解质平衡是维持机体内环境稳定的基础，了解围术期不同疾病和原因引起原发或继发的水、电解质紊乱，对于正确判断体液变化的程度及合理使用输液治疗，确保病人围术期的安全有积极作用。

一、水和电解质平衡

水和电解质平衡是围术期治疗的重要组成部分，输液治疗改善了全身的生理状态及过程。许多因素和某些生理参数，如体液在体内的分布，细胞内、外液电解质（Na^+、K^+）浓度的变化，每天从机体排出水和电解质的量等，都是人们应该考虑的问题。围术期如有疏忽很容易发生异常改变。

（一）水和电解质平衡的生理

1. 体液的总量和分布　体液的总量因体重、年龄、性别及胖瘦而异，通常按体重的百分数来计算。新生儿占体重的80%，1～11岁为60%，成人约为50%，肥胖者及女性因含脂肪较多而体液量相对减少（表10-1）。体液分布在机体的不同部位，细胞内液占体重的35%；细胞外液分为组织间液和血管内液，其容量随年龄而变化，成人约为20%，其中血浆占4%～5%，组织间液占15%。2个月以下的婴儿细胞内液相对较多，60岁以上的老年人细胞内液减少。组织间液与血浆不断互换，共同维持循环功能的稳定，分别将可互换部分的组织间液和血浆称为血管外功能性细胞外液和血管内功能性细胞外液。

表 10-1　体液的总量和分布

年龄	总水量	细胞内液	细胞外液	血管内液	血浆
新生儿	80%	33%	42%	8%	4%
婴幼儿（1～11岁）	60%	36%	24%	8%	5%
成人女	49%	35%	13%～25%	6%	4%
成人男	56%	35%	13%～25%	7%	4%

2. 体液中电解质的浓度　细胞外液中主要的阳离子是 Na^+，浓度为 135～145mmol/L，K^+ 的含量为 3.5～5.5mmol/L，相对应的阴离子是 Cl^-（98～110mmol/L）、HCO_3^-（23～30mmol/L）；而细胞内液的主要阳离子是 K^+（150mmol/L）、Mg^{2+}（13.5mmol/L）和少量的 Na^+（15mmol/L），重要的阴离子是 PO_4^{3-}（50mmol/L）、蛋白质离子 Pr^-（63mmol/L）、SO_4^{2-}（10mmol/L）、HCO_3^-（10mmol/L）。人体内不同部位电解质的浓度不同（表 10-2），这些电解质在体液中执行着不同的功能。

（1）维持体液渗透压的离子：Na^+、Cl^-（细胞外液），K^+、PO_4^{3-}（细胞内液）。

（2）组成酸碱平衡缓冲系统的离子：HCO_3^-（细胞外液），PO_4^{3-}和 Pr^-（细胞内液）。

（3）细胞内液的 Mg^{2+} 是各种酶的辅助因子。

（4）细胞外液的 K^+、Na^+，虽浓度较低，但与肌肉神经系统的兴奋性密切相关。

表 10-2　人体内不同部位电解质的浓度　　　　　　　　　（单位：mmol/L）

电解质	血清	组织间液	细胞内液
Na^+	142	144	15
K^+	4	4	150
Ca^{2+}	2.50	1.25	1.00

续表

电解质	血清	组织间液	细胞内液
Mg^{2+}	1.50	0.75	13.50
Cl^-	103	114	3
PO_4^{3-}	1	1	50
SO_4^{2-}	0.5	0.5	10.0
HCO_3^-	27	30	10
有机酸	5	5	—
Pr^-	16	0	63

3. 水和电解质代谢 每天摄入的水量分为三部分：①直接摄取（饮水）；②固体食物的含水量；③内生水（脂肪、蛋白质和碳水化合物氧化过程中产生的水量）。从机体排出的水量包括皮肤和呼吸道蒸发的隐性失水，经尿和粪便排出的水量。成人每天水的代谢总量约2400ml，占体重的3.5%，健康小儿占4%～8%，新生儿比成人明显增加，接近于10%（100ml/kg）。机体通过神经、内分泌系统和肾脏的调节作用来维持水量出入的平衡（表10-3）。

表10-3 成人每天水的出入量

水出入量	方式	容量/ml	总量/ml
摄入量	直接摄取	1200	
	固体食物	900	2400
	内生水	300	
排出量	隐性失水	900	
	尿中排出	1400	2400
	粪中排出	100	

各种原因使经口的水摄入量和内生水量减少或者排泄丢失量增加都可影响水的平衡。显性出汗和尿液的失水量不恒定，显性出汗可为0～1.5L/h（汗中盐的含量可为0.03%～0.30%），这与气温、湿度、人体的活动及内源性产热有关。成人的尿量至少有1400ml/d或1ml/（kg·h），当摄入量不足时，尿的生成减少（但应>700ml/d），同时生成尿素（12g/d）和NaCl（12g/d）。若有出血、胃管引流等异常情况，会使失水量增加。成人每天从体内排出的电解质主要是Na^+[1.0～1.5mmol/（kg·d）]和K^+[0.75～1.00mmol/（kg·d）]，而小儿的排出量为成人的2倍[Na^+2～3mmol/（kg·d），K^+1.5～2.0mmol/（kg·d）]。通常1L尿内含Na^+60～180mmol和K^+60～90mmol。

（二）水、电解质紊乱

1. 脱水 是以体液减少为特征的水、电解质（主要是钠）失衡。临床根据体内缺水或缺钠的多少及其症状分为三种：高渗性脱水（缺水为主）、低渗性脱水（缺钠为主）和等渗性脱水。

（1）高渗性脱水：多由于水摄入不足所致。如饮水困难（食管胃疾病、昏迷病人）、沙漠水源不足、溶质性利尿（甘露醇）和肾浓缩功能减退等使水丢失过多。

细胞外液因缺水而浓缩，刺激渗透压感受器兴奋大脑引起口渴感，同时促使脑垂体释放抗利尿激素，增加远端肾小管对水的再吸收，使尿量减少。如有效循环血量减少可激发醛固酮分泌，促进水、钠的再吸收，使尿量更少。进一步发展导致细胞内液向细胞外转移，组织间液向血浆内转移，出现细胞内脱水。

由于细胞内液的缓冲作用，早期并无容量不足的症状。主要表现：口渴和少尿，化验检查发现：①尿量少，比重高；②血液轻度浓缩，红细胞、血红蛋白、血细胞比容（Hct）均升高；③血

清 Na^+ 浓度升高（>150mmol/L）；④细胞内脱水明显时，Hct 缩小。

（2）低渗性脱水：以失钠为主，由于呕吐、腹泻、胃肠吸引、使用排钠的利尿药、高温大量出汗和反复抽吸胸腔积液与腹水，且只输入不含电解质的葡萄糖溶液均可导致失钠过多。

失钠使细胞外液呈低渗状态，脑垂体抗利尿激素释放减少，肾脏不断排出大量低渗尿，加之血清钠降低，水向细胞内转移，以代偿细胞外液低钠，最终导致循环血量不足。

临床表现为体重减轻、皮肤张力减退、血容量不足、血压下降、眩晕、休克等症状，一般无口渴感。化验结果提示有 Hct 升高，尿钠浓度<20mmol/L 和低钠血症。治疗可给予等渗或高渗盐水，以补充细胞外液容量的不足，纠正低钠血症。

（3）等渗性脱水：又称混合性脱水。由于胃肠液急性丢失（如大量呕吐、肠梗阻、肠瘘等）、大面积烧伤致渗出液丢失、大量出汗、渗透性利尿（糖尿病昏迷）等可导致水和电解质呈等渗性丧失。

水钠的急剧丢失，直接使细胞外液容量减少，激活肾素-血管紧张素-醛固酮系统，增加肾小球对 Na^+ 和 Cl^- 的重吸收，引起少尿。脱水较重者，细胞内液可向细胞外转移。机体脱水出现口渴感，黏膜干燥，缺钠表现为厌食、恶心、乏力、血压下降、尿量减少；化验检查结果提示血液浓缩，红细胞、血红蛋白和 Hct 均明显增高，血清 Na^+ 可正常或增高。

治疗：根据体液的容量改变和血清 Na^+ 的浓度来决定选择液体的种类及比例。一般可用等渗液治疗，高钠血症者输入 1/2～2/3 等渗溶液，对低钠血症可给等渗液或等渗液加高渗 NaCl 液治疗。

2. 水中毒 由于摄入水过多或某些疾病的原因，使入水量超过肾脏的排泄能力，导致体内水过剩称水中毒。

（1）病理生理改变：疼痛刺激、应激反应、内脏牵拉反射等诱发抗利尿激素分泌过多，垂体功能低下和肾上腺功能不全，糖皮质激素减少，原发性肾衰竭、肝衰竭和重度心力衰竭等，都可使肾血流减少、肾小球滤过率下降、尿稀释功能减退，加上醛固酮分泌停止、尿中钠丢失增加、糖皮质激素的利尿作用消除，引起少尿或无尿，形成低钠性（低渗性）水中毒。

（2）诊断与治疗：水中毒时细胞外和细胞内液体均增加，细胞水肿。临床表现为体重增加，皮肤湿暖，压陷性水肿；重者发生肺水肿。如出现头痛、嗜睡甚至昏迷，提示有脑细胞水肿、颅内压升高。化验检查结果提示有低钠血症（Na^+<130mmol/L），低渗透压血症，Hct 和血红蛋白浓度降低。水中毒的治疗原则是停止摄水，消除病因，酌情使用利尿药。

3. 几种常见类型的电解质紊乱

（1）低钾血症：血清 K^+<3.5mmol/L 时为低钾血症（hypokalemia）。细胞内、外液中钾对心肌及神经肌肉兴奋活动起着重要的作用，影响体内钾分布的因素很少，外科病人中常见的原因有三种。①肾脏排钾过多；②经胃肠丢失而得不到及时补充；③钾向细胞内转移。临床症状：肌张力减退，心肌收缩力减弱；心电图提示有 T 波低平，出现 U 波，心律不齐，或发生严重的心律失常，手术风险较大。血清 K^+<3.0mmol/L 时，任何择期手术均应列为禁忌。低钾者术前应予以补钾，在连续心电图监护下按<0.5mmol/（kg·h）的速度静脉滴注，麻醉中要避免过度通气。

（2）高钾血症：血清 K^+>5.5mmol/L 时为高钾血症（hyperkalemia）。多因肾衰竭、尿毒症时排钾障碍或输入大量库存血所致，临床上如有恶心、呕吐，心律失常所致心率减慢，心电图示 T 波高尖等即可诊断。血清 K^+>6.0mmol/L 时属麻醉禁忌。治疗以利尿排钾纠正原发病为原则。紧急情况下可注射高渗葡萄糖加胰岛素 10～20U 和钙剂，采取过度通气或使用 $NaHCO_3$ 促使 K^+ 向细胞内转移，以降低血清钾浓度，肾衰竭者可使用人工肾或透析治疗。

（3）低钙血症：正常血清 Ca^{2+} 介于 2.1～2.6mmol/L（8.5～10.5mg/dl），约 50%呈游离的离子状态，生理学上起重要作用。血清 Ca^{2+}<2.1mmol/L 时为低钙血症（hypocalcemia）。细胞外液 Ca^{2+} 参与膜功能、神经肌肉及心肌收缩功能。除外科疾病（如急性胰腺炎和肠瘘）外，大量输库存血（枸橼酸盐中毒）、严重碱中毒及甲状旁腺切除后，可引起较为严重的低钙血症，产生低钙性抽搐，可静脉缓慢注射葡萄糖酸钙直到急性症状消失。

二、围术期输液

围术期输液治疗的目的在于供给机体对水的生理需要量，补充各种形式所丢失的水量，以纠正低血容量、电解质和酸碱平衡失调，维持机体内环境和循环稳定，保持组织灌注和维护器官的正常功能。

（一）体液状态的估计

术前通过了解病史、体检和实验室检查，对病人目前的体液状态进行评估，为制订全面系统的治疗方案提供依据。

1. 病史 术前水电解质代谢异常依年龄、性别、体重、疾病的种类和严重程度、手术方式和术前禁食的时间等有所不同。择期手术的病人术前禁食的时间长短不一，多伴有程度不等的脱水，禁饮食的时间越长症状越明显。夏季隐性失水增加，成人禁饮食 12 小时以上者失水量达 8～10ml/kg，小儿基础代谢率较成人高，水分丢失更多[1.5～2.0ml/（kg·h）]，应加以注意。特殊病例术前做清洁灌肠可加重脱水和电解质紊乱。长期慢性消耗性疾病（如晚期恶性肿瘤、肾衰竭、食管和胃肠道梗阻性病变等）体内已有典型的水、电解质紊乱，为增加手术和麻醉的安全性，术前应予治疗。因此，对于长时间且较复杂的手术应了解病人术前的饮食、摄水量，有无呕吐、腹泻史，每日的次数及持续的时间，出血量、尿量，出汗情况及口渴感，术前的治疗情况等。危重病人的急性脱水，应考虑在抢救生命的同时，一并加以纠正。

2. 体检 有关水、电解质紊乱的体征主要有以下几个方面。

（1）神志：病人的意识状况反映了脑血流灌注及脑细胞功能的好坏。严重脱水的病人表现为嗜睡、表情淡漠、意识丧失，脑细胞水肿时颅内压将升高伴头痛、昏迷、抽搐。

（2）皮肤黏膜：皮肤的色泽、弹性、温度和毛细血管充盈度，反映了细胞外液容量的状况，脱水时皮肤黏膜干燥、无光泽、弹性差，皮肤厥冷提示末梢循环较差；皮肤压陷性水肿说明有钠、水潴留。

（3）颈静脉充盈情况：颈静脉塌陷提示血容量不足，结合其他体征判断有无脱水。钠潴留时颈静脉呈现怒张伴球结膜或其他部位水肿。

（4）心率和血压：低血容量或心力衰竭时由于机体容量绝对或相对不足，兴奋交感神经系统，使心率加快来进行代偿。血压受麻醉和体位变动的影响，在排除上述因素的情况下，血容量减少超过体重的 30%，血压将明显下降，如心率每分钟增加 10 次以上，说明体内的有效循环血量不足。测量中心静脉压（CVP）或肺毛细血管楔压（PCWP）可用于血容量不足或是心力衰竭的鉴别诊断。

（5）尿量：脱水或血容量不足可使肾血流及灌注压降低，肾小球滤过率下降，进而导致少尿或无尿。

3. 实验室检查

（1）血清钠：正常血清 Na^+ 为 136～146mmol/L（平均为 142mmol/L），血清钠随脱水的类型和程度而变化。低渗性脱水伴低钠血症时，血清 $Na^+<135mmol/L$；当体液的水丢失大于钠丢失时，血液浓缩，血钠升高（$Na^+>146mmol/L$）。

（2）尿生化检查：尿量、尿钠浓度及渗透压的测定是判断水、电解质失衡的类型和循环功能不良的有效指标。尿量达 0.5～1.0ml/（kg·h），说明病人的血容量和循环功能已改善。

（3）其他血液成分：机体脱水或血容量不足时，Hct、血红蛋白、血浆蛋白浓度及尿素氮均会发生相应的改变，上述参数升高提示血液浓缩，体内有血浆丢失；反之，则反映血管内水过剩，血液稀释。

（二）液体的种类及用途

围术期输液治疗的液体分为两大类：晶体液和胶体液。两者用途不一，各有优缺点（表10-4）。

晶体液常用于择期手术的液体治疗，在明显脱水或容量不足的情况下，长时间大量输入以晶体为主的液体，易引起血管内水向血管外间隙或细胞内转移而导致组织水肿，因此，需间断输入一定量的胶体液或血浆。在条件允许的情况下，输液治疗中监测 CVP 和 PCWP 可防止输液过量而致肺水肿。有以下情况时可考虑使用胶体液：①为了维持血流动力学稳定，需快速输入晶体液，可配合使用胶体液；②血容量明显不足，血压下降，需用缩血管药时；③术中大失血，而血源暂时不足时，可用一定量的胶体液替代；④不具备持续监测血流动力学的手段；⑤心力衰竭病人，PCWP升高，血浆胶体渗透压<12～15mmHg 时。

表 10-4　晶体液和胶体液的比较

内容	晶体液	胶体液
作用特点	使用方便，较安全 增加肾小球滤过率 起效快，效率高	分子量>10 000，需要量少 扩容作用明显，维持血浆渗透压，防止组织、细胞和肺间质水肿
成分	含电解质，接近细胞外液生理	血浆、白蛋白、人造胶体（淀粉、明胶）
血管内半衰期	短，仅 1～2 小时	长，4～6 小时
价格	低廉	较贵
不良反应	血液稀释，血浆渗透压降低，易发生水肿甚至肺水肿	有渗透性利尿作用，导致出血倾向（右旋糖酐），降低离子钙浓度（白蛋白），降低肾小球滤过率，有过敏现象

输入晶体液可提高肾小球滤过率，使尿量增加，而胶体液可降低肾小球滤过率，产生渗透性利尿。如果在输入晶体液的同时配合一定量的胶体液，将达到既纠正血容量不足、稳定循环功能、改善肾血流，又不影响肾小球滤过率的目的。

晶体液或胶体液一般都不会对凝血功能产生明显的影响。在血液大量更换时，不论何种液体都可导致凝血因子的稀释，只是胶体液比晶体液更易造成凝血因子的稀释效应。个别胶体液（如羟乙基淀粉）有导致血小板减少、部分凝血激酶时间延长的不良反应。氟碳化合物除有与羟乙基淀粉类似的效应外，尚能够抑制凝血因子 X、XI，在用量上需加以限制。

1. 常用的晶体液

（1）生理盐水：即 0.9%NaCl 溶液，其渗透浓度为 380mmol/L，含 Na^+ 和 Cl^- 各 154mmol/L，pH5.6（4.5～7.0），生理盐水除实际渗透浓度（286mmol/L）与细胞外液相同为等渗溶液外，其他含量并非生理，不含 K^+、Ca^{2+}、Mg^{2+}，而 Cl^- 的浓度比细胞外液高出 50%，输入过多可导致高氯血症或酸中毒。临床用于治疗细胞外液丢失或碱中毒。

（2）复方氯化钠注射液：又称林格氏液（Ringer solution），含 Na^+ 147mmol/L、K^+ 4mmol/L、Ca^{2+} 3mmol/L、Cl^- 156mmol/L，所含电解质成分与细胞外液近似，渗透浓度约 310mmol/L，属等张溶液，其中 Cl^- 含量也高于细胞外液。用途同生理盐水。

（3）乳酸盐林格氏液：又称平衡盐液，含 Na^+ 131mmol/L、K^+ 5mmol/L、Ca^{2+} 2mmol/L、Cl^- 111mmol/L、HCO_3^- 28mmol/L，渗透浓度 277mmol/L，其电解质成分更接近于细胞外液，用于血钠偏低时，属低张溶液，pH6.6（6.0～7.5）。乳酸盐林格氏液有降低血液黏稠度的作用，有利于微循环灌注，可保护肾功能，多用于扩容。在 Hct≥0.35 时可代替输血，还可用作人工心肺机的预充液。成人用量可达 1～3L，维持量以 10ml/（kg·h）为宜。

（4）葡萄糖溶液：为临床上最常用的不含电解质的晶体液，常用浓度有 5%、10%，5%葡萄糖溶液为等张溶液，实际渗透浓度为 277.8mmol/L。葡萄糖对脑组织、红细胞供能需要，成人糖的基础消耗量为 4～5mg/（kg·min），5%葡萄糖 240ml/h 即可补充。创伤、缺氧、失血、疼痛和恐惧等会产生应激反应，使分解代谢增强，儿茶酚胺、高血糖素释放，血糖升高，继而对肌体产生不利影响。因此，麻醉及手术期间应限制使用葡萄糖溶液。4 小时以内的手术一般不输葡萄糖溶液，必要时可根据血糖检查结果决定是否补充。下列情况可考虑输注葡萄糖溶液：①术前空腹的婴幼儿、营养不良和禁食 24 小时的妇女；②术前低糖饮食或应用胰岛素治疗者（术中需监测血糖）；③术前应用 β 受体阻滞药普萘洛尔或钙通道阻滞药维拉帕米者；④采用静脉高营养者；⑤长时间手术、嗜铬细胞瘤切除术后及有低血糖倾向者。使用方法：5%葡萄糖溶液 5～10ml/（kg·h）。

2. 胶体液 分为天然或人造的血浆代用品。

（1）人血浆蛋白溶液：属天然胶体溶液，含 5%人血浆蛋白（溶于生理盐水中），其中白蛋白含量不少于 83%，其余为 α 和 β 球蛋白，与血浆的渗透压相等。主要补充血浆容量和血浆凝血因子，产品有 250ml 和 500ml 包装的新鲜冷冻制品。

（2）人白蛋白溶液：也是一种天然胶体溶液，主要含白蛋白，它是从健康人血液中分离出的 5%（等渗）和 25%（高渗）血清蛋白灭菌制剂。5%的溶液有 250ml 和 500ml 瓶装；25%的溶液是以 20ml、50ml 和 100ml 为包装单位。所有天然血浆蛋白质溶液来源有限，价格都较昂贵，不作常规应用，只用于低血容量或明显低蛋白血症（血浆蛋白含量<5g/100ml）的备用品。由于天然人体蛋白的灭活不完全，严重反应的病例偶有发生。

（3）右旋糖酐：一种人造胶体溶液，常用制品有右旋糖酐 70（DX_{70}，中分子右旋糖酐）和右旋糖酐 40（DX_{40}，低分子右旋糖酐）。6%DX_{70} 所产生的胶体渗透压作用，高于白蛋白和血浆蛋白，特别适合于血浆容量的补充。DX_{40} 的浓度为 10%。DX_{70} 的分子量大，500ml 可增加血浆容量 450ml，扩容作用可持续 4 小时，24 小时用量不宜超过 1000～1500ml，否则可导致出血倾向。偶然发生有过敏现象。低分子右旋糖酐输入后在血中停留时间短，扩容作用仅持续 1.5 小时，常用于改善微循环。此外，还能降低血液黏稠度和红细胞聚集作用。

（4）明胶：也是一种人造胶体溶液，临床上用于补充血浆容量，根据原料来源、制造方法和理化性质不同，有三种商品制剂。①尿素交联明胶：分子量 35 000，浓度为 3.5%，在血管内停留 2～3 小时；②改进液体明胶（MFG）：分子量 35 000，浓度为 4%，在血管内停留 2～3 小时；③氧基聚明胶（OPG）：分子量 30 000，浓度为 5.5%，在血管内停留 2～4 小时。由于分子量低，易于通过肾小球膜，因此，明胶溶液在血管内存留的时间明显低于 6%DX_{70} 或羟乙基淀粉。但可反复使用，除了稀释性降低红细胞外，对输入明胶的量没有限制。明胶对凝血止血机制无特殊作用。

（5）羟乙基淀粉 40（706 代血浆，HES）：是由支链淀粉制成，含羟基化葡萄糖。目前有四种制剂用于临床。①高分子羟乙基淀粉（HES 450/0.7）：使用 6%溶液，平均分子量 450 000，血管内作用相当于 6%DX_{70}，输入 HES 后血清 α 淀粉酶浓度可升高达数天之久，但无致病的意义。主要用于扩容治疗，有血液稀释作用，并影响某些凝血因子（如Ⅷ因子）。②中分子羟乙基淀粉（HES 200/0.5）：平均分子量 200 000，有两种不同的剂型即 10%和 6%，10%为高渗性溶液，其扩容效应相当于 10%DX_{40}。③低分子羟乙基淀粉（HES 40/0.5）：此溶液不能满足胶体血浆代用品的要求。

（三）手术中液体的补充

手术中水、电解质的补充应考虑三方面的因素：基本需要量；术前缺失量；术中丢失量。

1. 基本需要量 机体对水、电解质的基本需要量与代谢状态密切相关，而与是否手术无关。除给予代谢所需要的水量外，还需要补充从呼吸、皮肤的蒸发、出汗和体力活动的效应等隐性失水及经尿、粪中排出的水量，在估计基本需要量时，还要考虑病人的体温和外界气温的影响。成人对水的需要量是 20～40ml/（kg·d），电解质的丢失量：Na^+ 1.0～1.5mmol/（kg·d）和 K^+ 0.75～1.00mmol/（kg·d），婴幼儿每天的丢失量几乎是成人量的 2 倍。正常基本需要量是按体重来计算的：第 1 个 10kg 体重按 4ml/（kg·h），第 2 个 10kg 加 2ml/（kg·h），>20kg 时，加 1ml/（kg·h）。

一天的总需液量为 20～40ml/kg。成人每天水和电解质的基本需要量与代谢需要量见表 10-5。

表 10-5　成人每天水和电解质的基本需要量与代谢需要量

水和电解质	基本需要量	代谢需要量
水/ml	1500～2000	100
K^+/mmol	30～60	2～3
Na^+/mmol	75	2～3
Mg^{2+}/mmol	8	—
Cl^-/mmol	含在钾盐和钠盐中	4～6

2. 术前缺失量　指疾病本身的异常丢失（发热、呕吐、腹泻、伤口和瘘管引流、失血）及术前禁饮食、清洁灌肠、出汗等。围术期可测定体液中的电解质含量，见表 10-6。

表 10-6　围术期可测定体液中的电解质含量

可测体液	Na^+/（mmol/L）	K^+/（mmol/L）	Cl^-/（mmol/L）	HCO_3^-/（mmol/L）
唾液	33	20	34	—
出汗液	45	5	50	—
血浆	145	4	100	—
胃液（酸性）	50	10	100	—
胃液（中性）	100	10	100	5～25
胆汁	145	5	100	35
胰液	140	5	75	80
小肠液	110	5	105	30
回肠液	80	8	45	30
直肠液	80	30	60	40
水肿漏出液	145	5	110	—

择期手术病人术前禁饮食可造成轻度脱水，成人禁食 12 小时后失水 8～10ml/kg[或 0.7～0.8ml/（kg·h）]，小儿失水更多为 1.5～2.0ml/（kg·h）。对于术前疾病本身所致的异常丢失应予以注意，高热可导致病人失水达数升之多，汗液为低渗性，钠的丢失比水少，易形成高渗性脱水；呕吐和腹泻的病人，加上术前灌肠，可从胃肠道大量失液，由此而产生虚脱的病例并不少见。失血一般都会引起人们的重视，但有些内出血如胃肠道出血、腹膜后血肿、骨盆骨折、股骨骨折、胸腔和腹腔内出血等均不易被发现，其造成出血量难以估计。术前是否需要补充液体及种类可依据病人的临床表现、血流动力学状态和对治疗的反应而定。

3. 术中丢失量　应及时补充，最常见的是失血。失血量的多少，通常用肉眼来估计，包括伤口内外的出血、吸引瓶内的积血、所用纱布及敷料的含血量等，也可测量血红蛋白含量来计算。根据手术的部位和大小，失血量可有不同，为了减少失血量，可采用一定的止血和预防措施。一般出血少的手术仅输入维持量的液体即可；中度失血者，单纯应用晶体液可维持血容量；对于大量失血的病人，除了输入晶体液外，还需要一定量的胶体液，甚至输入全血或浓缩红细胞。治疗失血的原则是量出而入。

手术中失液的另一方面是创面的蒸发和漏出液，组织液、淋巴管液、脑脊液均可经手术创面流失。腹腔手术平均可流失 50～100ml，开放的脑脊液可流失 300～400ml；加上大手术的创面和胸腹腔暴露在室温下可蒸发失水[0.8～1.2ml/（kg·h）]；50kg 的病人，历时 3 小时的手术，可蒸发失水 150～200ml。

第三间隙隔离液的丢失量常常被人忽视，此部分的细胞外液称非功能性细胞外液，第三间隙隔离液的丢失量往往还比较大，并一直持续到术后数天，一般围术期输液未考虑这部分液体的丢失量，但对于危重病人已有明显脱水症状者，应将第三间隙隔离液的丢失量计算在内：轻度创伤 4ml/（kg·h），中度创伤 6ml/（kg·h），严重创伤 8ml/（kg·h）；输液治疗以选择等渗电解质液（如乳酸盐林格氏液）为佳。术后 3 天第三间隙隔离液开始回渗，可能会出现血容量的反弹现象，对有心、肾功能不良者注意防止肺水肿的发生。

4. 手术后病人的输液治疗　手术后根据手术部位、手术大小、麻醉种类及能否经口进饮食的情况，输液量有所不同。术后数小时内由于疼痛，抗利尿激素和肾上腺皮质激素分泌增加，体内有水、电解质潴留的倾向，加上创口渗出、发热、过度通气等原因使水蒸发和丢失增多，输液量常难以确定。原则上除补给生理需要量外，根据胃管和伤口引流量，加上皮肤和呼吸道蒸发的估计量，按 2ml/（kg·h）计算，补给 2/3 等渗溶液和静脉高营养液维持到术后第 3 天。若少数病人伤口继续渗血，当失血量超过 300ml/h 应酌情输血。

（四）围术期输注治疗的监测

水、电解质失调的病人生命体征及生化检查随治疗的效果不断发生变化，应注意观察病人对输液治疗的反应，及时进行输液量及成分的调整，防止输液过量引起的循环超负荷和医源性水、电解质紊乱。术中可监测的项目有：①脑神经症状；②皮肤黏膜的光泽度和弹性；③颈静脉血管的充盈度；④动脉血压和心率；⑤尿量及性质；⑥CVP 和 PCWP；⑦血红蛋白和 Hct；⑧电解质（Na^+、K^+）；⑨动静脉血气；⑩血浆渗透压。经输液治疗后症状好转者可见：血压回升，心动过速得以纠正，皮肤末梢的血管灌流良好，CVP、PCWP 及尿量恢复正常。

尿量<0.5ml/（kg·h）即为少尿，经治疗后若尿量>0.5ml/（kg·h）则提示肾灌注，即器官血流趋于足够，循环血容量正常。CVP<7mmHg 或 PCWP<10mmHg 的情况下可安全补液；严重休克尤其伴有毛细血管渗漏的病人，如 PCWP>8mmHg 时易促使发生间质性肺水肿；当 PCWP>15～18mmHg 或血浆胶体渗透压<12～15mmHg，应考虑加输胶体液。若病人的尿量、血压下降、心率上升、CVP 和 PCWP 下降，说明循环血量不足，可继续输液治疗；如 CVP 上升、PCWP 正常、尿量增多、血压回升、心率正常，提示液体入量已足够或过多；但当血压下降、心率上升、尿量减少，而 CVP 和 PCWP 上升时，要谨慎输液，应加测心排血量，以排除肾功能不全或心力衰竭。

在通气功能正常时，低氧血症反映了 O_2 的输送障碍，低血容量时，循环周期延长，组织灌注不良而缺氧。测量动静脉血气，可了解循环功能状况；混合静脉血（指肺动脉血）P_vO_2、P_vCO_2 及 S_vO_2 反映了灌注与代谢的平衡，P_vO_2<25mmHg，提示有严重循环功能不足，P_vO_2 达 40mmHg 时，提示循环血供基本满足机体的需要。监测 SpO_2 可诊断机体缺氧或间接提示末梢循环不良。各种液体的成分与作用见表 10-7。

表 10-7　各种液体的成分与作用

内容	电解质溶液	全血	5%白蛋白	右旋糖酐 40～70	明胶	羟乙基淀粉
pH	5.50～6.55	7.4（有缓冲能力）	6.4～7.2（有缓冲能力）	4.5～5.7	7.0～7.6	5.0～7.0
平均分子量	—	—	66 000	40 000/70 000	30 000 和 35 000	200 000/450 000
渗透压	非等渗	等渗	等渗（320～350mmol/L）	高渗（800 mmol/L）	等渗（350～390 mmol/L）	高渗（800～1200 mmol/L）
血管内与组织间液	有水肿的危险	保持平衡	扩容	脱水	扩容	脱水
半衰期	数分钟	数天或数周	数天	6～8 小时	4～6 小时	12 小时

续表

内容	电解质溶液	全血	5%白蛋白	右旋糖酐 40～70	明胶	羟乙基淀粉
蓄积	无	无	无	数周	无	数月
干扰血型	无	通常无	无	假凝集反应影响	无	无
对凝血功能的影响	仅稀释	有可能	仅稀释	影响血小板和凝血功能	仅稀释	影响凝血因子的功能
对肾功能的影响	改善休克	可能损伤	改善休克	可能受损	改善休克	未见报告
循环超负荷	少见	可能有	少见	可见	少见	可能有
不良反应	肺水肿	过敏反应或溶血	皮肤过敏，发热，一过性低血压	过敏反应	过敏反应	类过敏/过敏反应
传染病的播散	无	易感染肝炎或艾滋病	无	无	无	无
有效期	3 年	21 天	3～5 年	5 年	5 年	3 年
储存温度	室温	4～6℃	2～25℃	室温	2～25℃	室温

第十一章 术中输血和自体输血

一、术中输血

术中输血的主要目的是补充血容量、改善循环、提高红细胞的携氧能力及增加血浆蛋白、凝血因子等，以保证手术的成功和病人安全。目前，输血已由输全血发展到成分输血，更有效地发挥着输血功能。此外，自体输血和术中失血回收技术的发展可避免或减少同种异体输血及由此带来的许多潜在危险，已引起人们重视。

（一）血型及血容量

1. 血型及交叉配血试验

（1）血型：迄今人类已发现了 20 多种红细胞血型系统，其中 ABO 血型系统同临床输血关系最为密切，是最重要的血型系统。Rh 血型系统在输血中的重要临床意义：Rh 阴性病人第二次输入 Rh 阳性的血液时可产生溶血性输血反应；Rh 阴性的产妇第二次孕 Rh 阳性的胎儿时，可致新生儿溶血。其他如 MNSs、Kell 等血型系统可能与少见的输血反应有关。因此，在输血前必须进行 ABO-Rh 定型、筛选和鉴定不规则抗体及交叉配血试验三个步骤。

（2）交叉配血试验：主要目的是检查并核对有无血型不合，首先主要观察供血者的红细胞与受血者的血清是否相配，同时还需观察受血者红细胞与供血者血清是否相配。常用的交叉配血技术：①盐水法；②酶介质法；③抗球蛋白法。为确保输血安全，目前提倡这三种技术同时使用。紧急输血缺少同型血时，也可输 O 型血，此时在交叉配血试验中只要求供血者红细胞与受血者血清不产生凝集反应即可。病人一旦输入 O 型血后，则不宜再输其他型血。同样，AB 型血的病人接受 A 型血后不宜再接受 B 型或 O 型血。当然，条件许可时最好输同型血。

2. 血容量

（1）正常人血容量：成人占体重的 6%～8%；儿童占 8%～10%。男性平均为 75ml/kg，女性为 65ml/kg，新生儿为 90ml/kg。

（2）失血：人体对失血的反应，主要取决于失血速度、失血量及机体循环系统代偿能力等多种因素。机体对失血有一定的代偿力，正常人血容量减少 10%，机体可通过自身调节机制调节而不至于发生循环功能紊乱。超过此范围如失血超过血容量的 20%，可发生低血容量性休克甚或凝血功能障碍，需及时补充血容量。

（二）失血量的估计与测定

1. 失血量或失血程度的估计 ①术前对急症创伤失血等病人，应估计失血量，急查血常规，特别注意血红蛋白和 Hct 等，并及时采取相应的处理措施；②术中对失血量的估计，除注意肉眼观察并计量吸引瓶中、蘸血纱布及手术野敷料等的血量外，尚应结合临床表现，包括对脉搏、血压、中心静脉压及尿量等的综合判断。关于术中失血量及失血程度的综合判定，详见表 11-1。

表 11-1 术中失血量及失血程度的判定

内容	少量失血	中量失血	大量失血
估计失血量/L	1	1～2	>2
失血量占血容量的百分比/%	<20	20～40	>40
休克指数*	0.5	1.0	>1.0
脉搏	正常或稍快	100～120 次/分	>120 次/分，细弱或触不到

续表

内容	少量失血	中量失血	大量失血
脉压	正常	<30mmHg	更小或无
收缩压	正常	<90mmHg	<60mmHg
中心静脉压	正常	降低	明显降低
尿量	正常或稍少	少尿	无尿
末梢循环	尚正常	差	衰竭
临床表现	无症状或口渴，站立时眩晕	四肢厥冷，烦躁	肢端发绀，反应迟钝，意识模糊或昏迷

*休克指数＝脉搏÷收缩压，正常时≈0.5；>1.0 为休克；>2.0 为严重休克。

2. 术中失血量的测定

（1）血纱布称重法：此法简单易行，即先称出干纱布的重量，再称蘸血纱布的重量，其差即为失血量（1g 按 1ml 计算）。

（2）测血红蛋白法：收集术中已蘸血的纱布、纱垫等，清洗后将血水与血块加上吸引瓶中的血水混匀后用量杯测出总的血水量，测其血红蛋白（Hb）值，根据血红蛋白测失血量的公式如下：

$$失血量（ml）=\frac{血水中Hb（g/L）\times 血水总量（ml）}{病人术前Hb（g/L）}$$

经血红蛋白法和称重法求得的失血量，尚不包括手术野的蒸发和毛细血管断面血栓形成的消耗，所测出的失血量常较实际失血量少，应再增加 25%～35% 的计算量。

（3）测血细胞比容法：正常男性 Hct 为 40%～50%，女性为 37%～48%。机体失血后由于自身代偿调节机制使血液稀释，Hct 降低。Hct 降低的程度往往可反映失血量及失血程度。根据 Hct 推算失血量的公式如下：

$$失血量（ml）=\frac{原测得Hct-失血后Hct}{原测得Hct}\times 体重（kg）\times 7\%$$

（三）术中输血的适应证

1. 损伤与出血 创伤和手术均可导致出血，出血是输血的主要适应证。一般认为，成人一次出血量在 500ml 以内不需输血，失血 500～800ml 时需在输入晶体液（如乳酸盐林格氏液）的同时补充胶体液。一次失血量超过 1000ml 应输全血。近代的输血观点认为，在病人无严重心血管和呼吸系统疾病，心肺有较强代偿能力的情况下，如①失血量占全身血容量的 20%～30%，可输电解质溶液、代血浆、血浆、白蛋白及浓缩红细胞；②失血量大于 30%，应加输全血，使 Hct 不低于 35%；③失血量大于 50% 时，还须加输浓缩白蛋白；④失血量大于 80% 者，除补充上述各种成分外，还需补充凝血因子如新鲜冷冻血浆和浓缩血小板。

2. 贫血或低蛋白血症 此类病人对手术和麻醉的耐受性差，术前如有贫血或血浆蛋白过低，应予纠正。贫血病人应输全血或红细胞混悬液，血红蛋白提高到 90g/L 以上较为安全。低蛋白血症宜输入血浆或白蛋白液。就血红蛋白或 Hct 而言，一般病人 Hct 在 30% 以上或血红蛋白在 100g/L 以上时不主张输血。Hct 低于 28% 时才考虑输血。

3. 凝血功能障碍 对出血性疾病的病人，应输注有关血液成分。如血友病病人宜输抗血友病球蛋白；纤维蛋白原缺少症者应输入冷沉淀或纤维蛋白原制剂。一般库存血凝血因子减少，不适宜用于此类病人。如无上述成分的血液，应输注新鲜全血。

4. 严重感染或烧伤 输血有助于增加抗感染能力，通常采用少量多次的输血方法。

（四）术中输血方法

1. 途径

（1）静脉输血：为麻醉和手术期间最主要的输血途径。输血前先用生理盐水充盈输血导管，输血后也应用生理盐水冲洗，不用含钙的复方氯化钠注射液或葡萄糖溶液预充导管，以免促使针头凝血。估计术中失血量较大的情况下，可经颈内静脉或锁骨下静脉穿刺置管，其既可用于测定CVP，又可保证输血速度。

（2）动脉输血：曾是抢救急性大出血病人的有效措施之一。可直接而又迅速地补足血容量，产生较为明显的升压效果。动脉输血最严重的并发症是输血的动脉远端肢体坏死，目前已几乎不用。

（3）其他途径：心脏内输血、骨髓内输血、腹腔内输血等，难以施行，也无实用价值。

2. 输血程序

（1）确定输血内容及数量。

（2）输血前严格查对血型，严防误输异型血。对库存血应认真检查血液有无溶血、凝集、异物及污染。

（3）管道的冲洗：一般用生理盐水进行输血前管道的预充或输血后的冲洗，但血浆代用品可免冲洗。单纯的葡萄糖溶液、乳酸盐林格氏液或其他含钙液体均与血液不相容。不宜经输血静脉通路使用钙剂、葡萄糖溶液等药物和输液制品，以免引起血液凝固、红细胞聚集、溶血等不良反应。

（4）输血前轻轻倒转输血瓶（袋），使血浆与血细胞部分充分混合。常规将冷血加温 （勿超过40℃）后输入病人体内。

3. 输血注意事项

（1）输血前严格核对，严防误输异型血。

（2）输血操作必须坚持无菌原则。

（3）输血及血液制品时均应使用过滤器，滤器标准孔径为170μm方能有效滤除血液中的微聚物及纤维状物质。每24小时或输血4单位以上至少更换一次输血器，以免滤网被堵塞或受到污染。

（4）加快或加压输血时应注意防止产生泡沫或将空气输入体内而造成空气栓塞。

（5）对大量输入ACD保存液，多主张每输500mlACD保存液常规静脉注射葡萄糖酸钙1g，但也有争议，理由是大量输ACD保存液通常并不引起低钙血症。有条件者在大量输血时应做电解质测定，根据有无低钙血症和（或）高钾血症来决定是否给予钙剂更为适宜。

（6）一般应遵循输血量与失血量等量或欠量的原则输血，但有效血容量的补充常需超过失血量。应更多根据病人的生命体征，特别是能否维持血压、脉搏、中心静脉压及尿量在正常范围，结合红细胞、血红蛋白、Hct等决定输血量。

（五）成分输血

成分输血是将全血中的各种有效成分经过物理处理分离出来，分别制成高浓度和高纯度的血液制品，根据病情选择性地输给病人某种或某些血液成分。成分输血是输血领域的新进展。成分输血可提高输血效果，减少输血并发症，节约用血，避免不必要的浪费。

1. 红细胞制品

（1）浓缩红细胞（packed red blood cells，P-RBC）：适用于失血量在1500ml以内的病人、贫血只需增加红细胞数目以增强其携氧能力的病人。

（2）少白细胞的红细胞（leukocyte poor red blood cells，LP-RBC）：适用于多次输血后产生白细胞凝集素且有发热反应的贫血病人，或待做异基因骨髓移植的病人。

（3）洗涤红细胞（washed red blood cells，W-RBC）：适用于严重过敏性输血反应、免疫功能低下的病人，器官移植、睡眠性血红蛋白尿、尿毒症及血液透析的病人。

（4）冷冻红细胞（frozen red blood cells，F-RBC）：用于稀有血型的红细胞输血，其他适应证同 W-RBC。

2. 白细胞制品 浓缩粒细胞（granulocyte concentrates，GC）适用于各种原因引起的中性粒细胞减少，用抗生素不能控制的感染。对慢性粒细胞白血病等，亦可用作替代治疗。

3. 血小板制品 浓缩血小板（platelet concentrates，PC）适用于血小板功能正常而血小板数目减少（血小板减少症）者，如白血病、淋巴瘤、再生障碍性贫血等病人。

4. 血浆制品 新鲜冷冻血浆（fresh frozen plasma，FFP）用于缺乏凝血因子的渗血，如严重肝病、血友病等病人，以扩充血容量。注意大规模使用有经输血传播疾病的潜在危险。

5. 血浆凝血因子制品

（1）血浆冷沉淀（cryoprecipitate）：主要用于Ⅷ因子、纤维蛋白原缺乏的出血病人。

（2）凝血酶原复合物（prothrombin complex）：适用于Ⅸ因子缺乏（血友病乙）病人。

（3）Ⅷ因子浓缩物（factor Ⅷ concentrates）：用于中、重度血友病 A 病人术中出血的防治。

6. 白蛋白和血浆蛋白制品（albumin and plasma protein preparations） 包括脱Ⅷ因子血浆、25%白蛋白等，用于扩容和提高胶体渗透压，纠正低血压伴急性低蛋白血症。

（六）输血反应

1. 溶血反应 常因 ABO 血型不合所致。受血者抗体与供血者红细胞相结合，形成抗原抗体复合物并激活补体，引起血管内溶血。发病快，多在输血过程中或输血后即刻发生。病情重，极易导致肾衰竭和弥散性血管内凝血（DIC），死亡率高达 20%～60%。

（1）临床表现：常见的症状和体征为发热、寒战、胸痛、腰背痛、低血压及血红蛋白尿。个别病人有恶心、颜面发红、呼吸困难等，全麻下常掩盖上述症状和体征，此时重要体征为血红蛋白尿、渗血不止和（或）不明原因的低血压。

对轻度溶血反应，应注意与发热反应、细菌污染输血反应早期相鉴别，疑有溶血反应时应即刻停止输血，剩余血做细菌涂片和培养。重新化验血型和交叉配血试验证明血型不合、直接抗球蛋白试验（direct antiglobulin test，DAT）阳性、输血后有血浆游离血红蛋白（>1000mg/L 时血浆呈粉红色或红色）和血红蛋白尿即可确诊。

（2）治疗原则：①立即停止输血；②尽早扩容利尿，保护肾脏，防止 DIC 的发生。早期应用氢化可的松或地塞米松以减轻抗原抗体复合物反应，静脉输注甘露醇 12.5～50.0g，维持尿量在 75～100ml/h。少尿时给予呋塞米 20～80mg 或依他尼酸（ethacrynic acid）25～50mg 静脉注射；③碱化尿液，便于血红蛋白的排出。用碳酸氢钠 0.5～1.0mmol/kg 使尿 pH 在 8 左右；④检验项目包括尿及血浆血红蛋白的浓度，血小板数、血清纤维蛋白原及部分凝血激酶时间等；⑤休克严重并发出血倾向时，应输注新鲜血或补充血小板、纤维蛋白原或其他凝血因子；⑥病情较重者，早期可考虑用部分换血法；⑦纠正血容量，维持血压，保证肾脏灌注。可输入血浆、右旋糖酐或 5%白蛋白液。

（3）迟发性溶血反应：多因 ABO 血型以外的红细胞不合所致，病人多有输血史或妊娠已致过敏的受血者。抗体的效价随时间推移已变得很低，多在输血 4～6 天后发病。症状轻，发热、贫血、黄疸较多见，预后良好，处理原则同急性溶血反应。

2. 非溶血反应

（1）发热反应：是最常见的输血反应。多次输血后受血者存在抗供血者白细胞抗原的抗体（如白细胞凝集素等）及保存液或输血用具受致热原污染是引起发热反应的主要诱因。临床特征为输血过程中发生寒战、发热、恶心呕吐、头痛、肌肉痛等。个别病人出现低血压、胸痛及呼吸困难。白细胞凝集效价高者，发热反应重。全麻时多掩盖这些症状。治疗多为对症性的，应立即停止输血，体温较高者可用解热镇痛药和物理降温处理，寒战病人可静脉滴注异丙嗪 25mg 或肌内注射哌替啶 50mg。

（2）过敏反应：为血浆蛋白的免疫性抗原抗体反应。临床表现为轻者输血后出现面色潮红、局部红斑、皮肤瘙痒，局限性或全身性荨麻疹。荨麻疹是输血中常见的输血反应之一，应暂停输血，注射抗组胺药物。严重过敏反应常发生于 IgA 缺乏的多次接受输血的病人，临床表现为血管神经性水肿、皮肤潮红、烦躁不安、脉搏增快、血压低、呼吸困难、腹痛腹泻等，严重者可出现过敏性休克。治疗方法包括立即停止输血，静脉注射肾上腺素 0.5～1.0mg，注射抗组胺药物如苯海拉明（diphenhydramine）、异丙嗪，应用肾上腺皮质激素如氢化可的松、地塞米松等，对低血压可用去甲肾上腺素及葡萄糖酸钙治疗，严重喉头水肿致呼吸困难者，应行气管造口或气管插管术。

3. 传染疾病

（1）输血后肝炎 （post transfusion hepatitis，PTH）：是输血常见的并发症。输血引起的病毒性肝炎的发生率有增高趋势，主要为乙型肝炎和丙型肝炎，迄今尚无可靠的控制方法。应加强肝炎病毒的检测技术，严格筛选献血者等可能减少 PTH 的发生率。用低温乙醇法制备的白蛋白和免疫球蛋白能消除完整的病毒，不再具有传播 PTH 的能力，属于相对安全的血液制品。

（2）其他疾病：输血还可以引起疟疾、丝虫病、梅毒等。此外，输血还能够传播人类免疫缺陷病毒（human immunodeficiency virus，HIV），导致艾滋病，应引起重视。

4. 细菌污染血反应 是输血并发症中最严重的一种，虽较少见但后果严重，死亡率可高达75%。致病菌为革兰阴性杆菌，这类细菌可在低温（2～4℃）条件下繁殖，故称为"嗜冷杆菌"。临床表现与严重感染性休克相似，如头痛、烦躁、畏寒、高热、皮肤潮红、血压下降、脉搏增快、少尿或无尿等。全麻下病人不能自诉主观症状，可表现为切口持续渗血，出现难以解释的严重低血压，且对一般抗休克治疗措施反应不佳，此时应高度怀疑血液污染问题。立即取血袋内剩余的血浆做直接涂片或涂片染色检查，如为阳性可初步诊断，但镜检结果阴性仍不能排除细菌污染的可能性。剩余血和病人的血标本细菌培养均为阳性，且菌种相同，即可明确诊断。治疗：立即停止输血，与感染性休克处理原则相同，即充分给氧，维持呼吸功能，改善微循环灌注，给予大剂量的广谱抗生素和肾上腺皮质激素等静脉滴注。预防：采血与保存过程应严格遵守无菌操作规程；按要求在 2～6℃保存库存血，在运输途中亦应低温保存；库存血在取出后、输入前在室温中放置时间不宜超过半小时。

二、自 体 输 血

自体输血是指术中回输术前所采集的病人自身的血液或将术中创伤手术野或胸腹腔内丢失的血液收集并再输回病人体内的一种输血方法。自体输血不仅可以节约库存血，而且可避免经同种输血所传播的疾病，也不会发生血型不合或过敏等输血反应。

自体输血主要有两种方法：①血液稀释；②血液回收。

（一）血液稀释

1. 血液稀释的种类 包括术前自体血储备和急性等容性血液稀释。

2. 血液稀释的方法

（1）术前自体血储备：一般可根据病情及所需求的血量于术前 1～3 周间断采血，每次采血300～500ml，同时补充等量的右旋糖酐铁（iron dextran）和 5%葡萄糖溶液（1:1）。只要病人无症状，且 Hct>35%，可每隔 5～7 天采集一次。为使采集的自身血不至于存放过久，可于第二次采血后将第一次采集的血返输回病人，这样第三次采血量可相当前两次采血量的总和，如此自术前 3 周至术前采血总量可达 1000～1500ml。值得指出的是自体采血后病人的血浆蛋白恢复至正常水平需 72 小时，所以术前 3 天应停止采血。同时给病人进行铁剂治疗及重组人促红细胞生成素（erythropoietin）的治疗，以加速内源性红细胞的生成。重组人促红细胞生成素治疗可以使红细胞生成增加 40%，用法一般为每次取血后皮下注射 400μg/kg。

（2）急性等容性血液稀释：分为两个步骤。①麻醉后手术开始前或手术早期采集自体血 500～1000ml；②以与采血相适应的速率输入 3 倍采血量的乳酸盐林格氏液或等量的胶体液，使血液稀释。目的是在手术失血前降低 Hct，而不降低血管内容量和血压，使其后的术中失血所含红细胞少，减少红细胞的真正丢失。采血量可按下列公式计算：

$$采血量=\frac{血容量\times(初始Hct-计划稀释Hct)\times2}{初始Hct+计划稀释Hct}$$

计划稀释的 Hct 值，成人为 25%～30%，小儿为 20%～25% 时属于安全范围。采集的血液可在室温下保存 6 小时，如预计 6 小时内不能输入体内，则应置于冰箱内保存；并在 24 小时内输入。如手术失血较多，且血液稀释后 Hct<30% 或 Hb<90g/L 时，可自体输血。术中失血少于 1000ml，且能保持有效循环血容量时，则可不必输库存血。

3. 适应证

（1）原则上讲，只要择期手术病人一般情况好（ASA Ⅰ～Ⅱ级），Hb>110g/L（Hct>33%），都适合进行血液稀释。

（2）术前估计术中出血量超过循环血容量的 15%，且必须要输血的病人或预计手术中的出血量在 600ml 以上的成人。

（3）已经对输血产生免疫抗体的手术病人。

（4）病人对自身输血的优越性了解并愿意配合者。

（5）稀有血型，配血困难的病人。

（6）因宗教信仰不接受同种异体输血的病人。

（7）需要降低血液黏稠度，改善微循环灌流时（如小血管吻合术）也可采用。

4. 禁忌证

（1）输血可能性小的病人。

（2）有造血功能障碍或凝血功能异常者。

（3）Hb<100g/L 的病人，有器官器质性病变的病人和有菌血症的病人。

（二）血液回收

血液回收指应用回收装置，将手术中未被病原微生物或恶性肿瘤细胞污染的手术部位所出的血液进行清洗处理，然后再输给病人。本法可节约用血、满足开展长时间大型手术的需要。

1. 血液回收技术的种类　常用的有用过滤罐装置过滤的简单回收系统和采取离心进行细胞处理及清洗的自动洗红细胞机。

2. 血液回收的方法

（1）过滤法：血液回收到过滤罐内，过滤器用 170μm 的过滤网，负压一般设为 -50～-30mmHg。可在罐内加去泡沫材料或用去泡沫材料的过滤网来防止泡沫产生。如果手术病人未采用全身抗凝，则应加入抗凝药或专门设计的双腔吸引管，吸引头端自动混入抗凝药。抗凝药可用肝素或枸橼酸。此种方法设备简单，容易操作，成本低，回收过程快，可立即获得回输血。

（2）细胞处理及清洗技术：手术创面渗出的血被吸引时与抗凝药混合后，进入储存袋。当血液收集到足够量后，自动被泵入旋转（约 5000r/min）的离心滚筒内，按质量不同分离血液的不同成分。在离心滚筒充盈过程中，质量较大的红细胞不断与其他成分分离，其他成分则溢出到废液桶里。当滚筒内充满红细胞时，就泵入生理盐水，进一步漂洗红细胞，溢出残余杂质及抗凝药，剩下一定浓缩比例（一般 Hct 为 50%～70%）的红细胞悬浮在生理盐水里。为了保证回收质量及回收血的安全性，必须由经过专业培训的人员负责操作机器。

3. 适应证　主要适用于心脑血管、胸腹腔、脊椎等大手术。

4. 禁忌证

（1）血液流出血管外超过 6 小时。

（2）怀疑流出的血液被细菌或消毒液污染。

（3）怀疑含有癌细胞。

（4）病人患有镰状细胞贫血（sicklemia）。

（5）大量溶血。

最近，有文献报道用巴氏消毒法来处理病人血浆，以灭活脂质体包裹的病毒（甲型、乙型肝炎及 HIV），还有报道用放疗方法杀灭回收血液癌细胞，也取得较好的效果。

三、大量输血的不良反应

大量输血系指：①1 小时内输入的血量相当于或超过体内血容量的 1/2；②20 分钟内输血速度>1.5ml/（kg·min）；③一次输血总量达到病人总血容量的 1.0~1.5 倍。

此处所提大量输库存血的不良反应，系指血型鉴定没有错误，采血和储血中血液亦未发生细菌污染，亦非指输血后引起的过敏反应和疾病传染。

临床实践经验表明，输血愈多，其中库存时间较长的血液比例愈大；血液愈冷，输血速度愈快，则不良反应也愈明显且严重。

1. 保存液组成及功能 ACD 和 CPD 保存液所含成分见表 11-2。

表 11-2 ACD 和 CPD 保存液所含成分

成分	ACD-A	ACD-B	CPD	CPDA-1
葡萄糖/g	2.45	1.47	2.55	2.90
枸橼酸三钠/g	2.20	1.32	2.63	2.63
枸橼酸/g	0.00	0.44	0.327	0.30
蒸馏水/ml	100	100	100	100
腺嘌呤/mg				27.5
双氢磷酸钠/mg			222	251
保存液量/全血量/ml	67.5/450	100/400	63/450	63/450

注：保存液的主要功能如下，①枸橼酸，保持保存液的 pH；②枸橼酸三钠，结合游离的 Ca^{2+}；③葡萄糖，给红细胞糖酵解提供能量。

但是，保存液对储存血液只能延缓而不能阻止其老化。

2. 库存血储存中的变化 无论是 ACD 还是 CPD 保存液，在血液酸碱度、凝血因子和电解质离子方面都有明显的变化。

（1）红细胞、血小板和白细胞的存活时间缩短：红细胞的正常存活时间约为 120 天。储存 21 天的 ACD 保存液，输血后 24 小时 70% 的红细胞是存活的，血液储存 6 小时后血小板数仅为原来的 50%~70%，24~48 小时后仅为 5%~10%。粒细胞在储存血液中只能保存 24 小时，储存 7 天后所有粒细胞均死亡。

（2）凝血因子活力减低：大部分凝血因子在储存血中比较稳定。第 I、IV 因子随储存时间增加而呈进行性的减少，在 21 天时仅为原来的 15%~20%。一般为达到凝血级联反应，第 V 因子只需 5%~20%，第 VIII 因子只需 30%。因此，第 V、VIII 因子活力减低，不致引起凝血障碍。

（3）钠与钾的变化：储存较久的血液，无论是 ACD 保存液还是 CPD 保存液血浆中的钾含量可达 20mmol/L。

（4）pH 的变化：随储存时间增长，pH 也逐渐下降。

（5）微聚合物的形成：储血过程中可以产生微聚合物，这些微聚合物来自老化和破坏的淋巴细胞、白细胞及细胞碎片、纤维蛋白、脂质和蛋白质。

3. 大量输库存血的不良反应——预防和处理

（1）体温下降：输入大量冷的库存血会引起全身体温降低。实验和临床研究均证明，心脏温度降低至28℃是引起心搏停止的主要原因，因此，这一心室温度界限被认为是绝对的危险临界温度。

在大量输血时，应做体温监测。当体温下降至32～34℃时，应视为已达相对的危险临界温度。除复温外，应将拟输的库存血预先用40℃水槽或红外线等类似的血液加温器将血液加温至37℃。

（2）凝血障碍：大量输库存血后可出现明显出血倾向，手术创面呈"出汗样"渗血。库存血中缺少游离的钙、血小板，第Ⅴ、Ⅷ因子明显减少；大量输库存血后还会引起"稀释性血小板减少"。这些都是引起渗血的主要原因。为此，有些医院规定凡输库存血超过 3000～4000ml 者，应补充一定量的新鲜血或加输血小板、冻干血浆及纤维蛋白原。

（3）微聚合物的输入和对微循环的影响：7 天库存血中形成的直径 10～164μm 微聚合物可达 140 000ml 以上。临床上普通滤网只能滤过 170μm 的聚合物，因此微聚合物可进入体内如脑、肺、肾等。

手术后的急性呼吸窘迫综合征、一过性黑蒙、内耳性重听等均可能与微血管栓塞引起的微循环障碍有关。

（4）枸橼酸盐中毒和低钙血症：肝功能异常者或输入库存血过多，枸橼酸盐在体内积存，当血中浓度达 100% 时，即引起所谓"枸橼酸盐中毒"。临床表现为缺钙性神经肌肉障碍，伴强直性抽搐；低血压、脉压变小、中心静脉压上升。

为防治这种反应，理论上可及时补充一些游离钙（葡萄糖酸钙或氯化钙），但对具体病例针对性调节适合剂量。关于补钙问题，尚无明确规定。

（5）大量输库存血后引起的溶血和高钾血症：库存血储存 2 周，红细胞约有 15% 被破坏，会发生溶血变化；3 周后可有 30% 的红细胞发生溶血，输入后将对病人不利。由于红细胞在库存时不断溶血，致库存血中血钾含量高于正常值数倍。一旦发生高钾血症，则需做如下紧急处理：①立刻停止输血；②应用呋塞米等利尿药；③给予葡萄糖-胰岛素注射；④给予葡萄糖酸钙；⑤给碳酸氢钠 20～40mmol/L；⑥必要时应用离子交换方法或应用透析治疗。

（6）大量输库存血后引起的酸血症：ACD 和 CPD 保存液的 pH 分别为 5.0 和 5.6。血液一旦进入保存期，其 pH 即从 7.4 降到 7.0～7.1。但大量输血后的代谢性酸碱变化很不一致，事先并不能预知输血后的酸碱状态。因此，预防性给予碳酸氢钠溶液不一定合理，而应该在确诊有代谢性酸中毒时给予治疗。

（7）大量输库存血后 2,3-二磷酸甘油酸（2,3-DPG）的变化和对氧离曲线的影响：给病人输入大量 2,3-DPG 含量少的库存血，不仅会使受血者红细胞氧亲和力 P_{50} 减低，而且，即使在最好的情况下，输血后也需要几小时才能使下降的 2,3-DPG 恢复一半，24 小时才能完全恢复。

大量输库存血后红细胞内 2,3-DPG 下降、碱中毒及体温下降，使氧离曲线左移，血红蛋白和氧的亲和力增加，血流经过组织时氧气不易释放。其结果是导致组织缺氧。

4. 大量输血病人的监测　　大量输库存血是一个很复杂的问题。储血过程会带来血液生化方面的巨大变化。将库存血大量输入人体，不仅凝血过程、血流动力学会受到影响，也会给体内电解质和酸碱平衡带来变化。微聚合物的输入也会给肺、肾、脑等带来严重问题。为了减少大量输库存血带来的不良反应，应尽量采用近期库存血或新鲜血，并加强输血中的生理、生化监测。

（1）病人的一般状况和中心体温。防止体温下降，事先应将拟输入的血加温至 37℃。

（2）脉搏、血压、中心静脉压、PCWP（必要时）和呼吸的监测。

（3）心电图，重点监测钾、钙。

（4）24 小时尿量和尿的颜色。

（5）记录输血量和速度，每快速输入 4～5U 的血应做动脉血血气分析，以防酸中毒，并考虑给予碳酸氢钠溶液。

（6）凝血因子的检查。

第十二章　肝脏与麻醉

一、肝脏的解剖与生理

肝脏为体内最大的实质性器官。成人肝脏重 1.2～1.5kg，由 50 万～100 万个形状相同的肝小叶组成。每个肝小叶有许多由单层细胞组成的板状结构（简称肝板）。肝板间填充着血窦。来自肝小叶间动、静脉的血液进入血窦，然后汇流至肝小叶中心的中央静脉，经肝静脉进入下腔静脉。

肝脏是唯一有双重血液供应的器官。肝脏的每分钟血流量为 1.25～1.50L，占心排血量的 25%。其中 1/4 来自肝动脉血，3/4 来自门静脉血。任何原因引起肝动脉或门静脉的血流减少时，肝总血流量均降低，可能引起正常肝细胞损害，或加重肝细胞损害。

二、肝脏的功能

（一）代谢功能

1. 蛋白质代谢　肝脏是人体合成和分解蛋白质的主要器官。除免疫球蛋白外，大多数血浆蛋白、部分运载蛋白及凝血因子（Ⅱ、Ⅴ、Ⅶ、Ⅷ、Ⅸ、Ⅹ和ⅩⅢ因子）均由肝脏合成。体内蛋白质的分解，是先经组织蛋白酶水解成氨基酸，再经脱氨作用，进入三羧酸循环。而脱下的氨，在肝内合成尿素自肾排出。故肝病时病人有出血倾向，且有时血氨增加，可导致肝昏迷。

2. 碳水化合物代谢　肝脏对碳水化合物代谢的作用在于维持血糖浓度的恒定。当自肠道吸收入血的葡萄糖浓度增高时，肝脏迅速将葡萄糖合成糖原储存起来，反之，当血糖浓度下降时，肝脏又将糖原分解为葡萄糖以提高血糖浓度。另外，肝脏还能将蛋白质和小部分脂肪转化成葡萄糖。健康肝含有糖原约 100g，可以维持禁食 12 小时的葡萄糖供应。

3. 脂类代谢　脂肪自肠道吸收后在肝内被分解为甘油和游离脂肪酸，部分脂肪酸在肝细胞内缩合成酮体。酮体不能在肝内分解，而须经血液运至肝外其他组织进一步分解。肝脏能合成脂肪、磷脂、胆固醇等脂类物质。脂类物质与肝内蛋白结合形成脂蛋白。肝脏使胆固醇氧化成胆酸，继而成为胆汁盐。胆汁盐为脂类及脂溶性维生素的吸收所必需。

4. 激素代谢　许多激素主要是在肝脏内被分解转化，从而降低或失去其活性，此种过程称激素的灭活。灭活过程对于激素作用的时间长短及强度具有调节控制作用。胰岛素、甲状腺素（T_4）、醛固酮、雌激素、雄激素、皮质醇及抗利尿激素等均在肝脏灭活。肝细胞功能障碍时，由于激素灭活能力减弱，必然对机体产生一系列的影响（图 12-1）。

5. 电解质代谢　肝脏与电解质代谢具有密切关系。肝功能障碍时常发生低钾血症、低钠血症、低钙血症及低磷血症。

6. 药物及毒物代谢　直接来自体外的毒物或药物及代谢过程中产生的毒性物质，均在肝内转变为无毒或毒性小而溶解度大且容易排泄的物质后排出体外。肝功能异常时主要通过三方面影响药物代谢：①门脉血中的药物通过侧支循环逃避肝细胞代谢；②肝脏疾病直接损害肝细胞代谢药物的能力；③血清白蛋白减少，药物与血浆蛋白的结合率降低，从而使药物在体内分布、代谢和排泄发生改变。

（二）分泌排泄功能

胆汁中的主要成分是胆汁盐、胆红素和胆固醇。胆汁盐促进脂类和脂溶性维生素（维生素 A、D、E、K）及铁、钙等的吸收。如果肠道中数日无胆汁盐即可出现维生素 K 缺乏和脂肪泻。维生素 K 的缺乏又会导致凝血因子Ⅴ、Ⅶ、Ⅸ、Ⅹ的合成障碍。胆红素是由衰老红细胞中的血红蛋白在网状内皮系统中分解产生，进入血液后与血浆白蛋白结合（未结合胆红素），此种胆红素在肝细胞中经酶催化，生成葡萄糖醛酸胆红素（结合胆红素），性质由原来解离度小的脂溶性变为解离度大的水溶性物质，随胆汁排入肠道。细胞外液中胆红素过多聚积可导致黄疸。

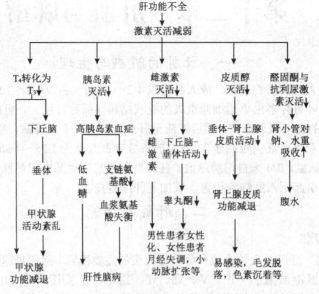

图 12-1　激素灭活障碍对机体的影响

（三）肝脏的吞噬与免疫功能

肝脏的库普弗（Kupffer）细胞属于网状内皮系统。血流中的细菌、衰老或破坏的红细胞和白细胞、抗原抗体复合物及胶体颗粒、染料等均可被库普弗细胞吞噬。此外，库普弗细胞还有特异免疫应答和调节作用。

（四）体温调节及储存作用

安静时肝脏是体内产热最多的器官，在维持体温恒定上具有重要作用。肝脏除储存糖原外，也储存维生素 B_{12}、铜、铁等。

三、麻醉对肝脏的影响

麻醉与肝脏的关系极为密切，几乎所有的麻醉药均经肝脏代谢、灭活而降低其浓度或在肝脏内转化后经肾排出。大多数麻醉药物具有脂溶性和非极化性质，不能经肾排出。因此，肝脏将其转化为水溶性和极化性化合物的功能具有特别重要的意义。

（一）麻醉药对肝脏功能的影响

1. 吸入麻醉药　氧化亚氮-氧麻醉，如氧供应在 20%以上，对肝功能无影响。氟烷与甲氧氟烷因在体内代谢程度较高，中间氟化代谢产物亦多，有引起药物性肝炎的顾虑。恩氟烷优于氟烷，异氟烷与七氟烷对肝脏无明显损害。

2. 静脉麻醉药　硫喷妥钠、安泰酮和依托咪酯均可使肝血流减少。芬太尼、氟哌利多、依托咪酯和苯二氮 类药物在肝脏病变时消除半衰期延长，需适当减量。丙泊酚的代谢主要靠肝外机制，因此对肝功能无影响。

3. 肌松药　肝病病人中细胞外液增多与非去极化肌松药的分布容积增大常并存，因而对非去极化肌松药有抵抗力，初量宜增加，但维持量宜小，用药间隔应延长。琥珀胆碱有赖于血浆胆碱酯酶分解，肝病病人此酶合成减少，因此严重肝病病人，琥珀胆碱用量宜小。

4. 局麻药　酯类局麻药如普鲁卡因、氯普鲁卡因、丁卡因等，在血浆和肝内主要由胆碱酯酶水解；胺类局麻药如利多卡因、丁哌卡因、罗哌卡因等则在肝内代谢。因此，肝损害病人宜减量，并需注意药物蓄积所致的中枢神经系统毒性反应。

（二）其他因素对肝脏的影响

腹部手术时，压迫牵拉肝脏，能使肝血流量明显减少，损害肝功能。缺氧和低血压均能损害肝脏。高碳酸血症可使内脏血管阻力增加，降低肝血流量而致肝细胞受损。低温虽增强肝脏对缺氧的耐受力，但也抑制肝功能，延长肝内解毒药物的作用时间。

综上所述，尽管某些麻醉药、麻醉方法和手术操作都可影响肝血流和肝功能，但对肝功能正常的病人，其影响可逆，一般无大危害；但对原有肝病或心肺疾病，特别是肝功能明显障碍的病人，则肯定有潜在危险，应切实重视预防。预防的关键就是保证病人在麻醉和手术过程中不缺氧。

四、麻醉前肝功能的评估

由于肝脏具有多种重要功能，而且肝脏的再生和代偿能力很强，即使肝细胞已有显著损害，某些肝功能试验仍可能正常或接近正常，故必须选择适当的肝功能检查项目，将检查结果与临床表现密切结合起来分析，才能正确衡量肝功能状态（表12-1、表12-2）。

表 12-1　肝损害程度的 Child 分类

项目	轻度损害	中度损害	重度损害
血清胆红素/（μmol/L）	<34.2	34.2～51.3	>51.3
血清蛋白/（g/L）	>35	30～35	<30
腹水	无	易控制	不易控制
神经症状	无	轻度	昏迷前期
营养状态	好	一般	差
手术危险性	小	中	大

表 12-2　肝损害程度的 Pugh 分级评分

项目	分数		
	1	2	3
脑病（分级）	无	1～2	3～4
腹水	无	轻度	中度
胆红素/（μmol/L）	17.1～34.2	34.3～51.3	>51.3
白蛋白/（g/L）	>35	28～35	<28
凝血酶原延长时间/s	1～4	5～6	>6
手术死亡率	29%	38%	88%

五、肝功能异常病人的麻醉

（一）麻醉前准备

1. 加强营养　给予高蛋白、高糖、低脂饮食，口服多种维生素。高蛋白可提供肝脏合成蛋白质所必需的氨基酸，促进肝细胞再生。高糖不仅提供热量，节约体内蛋白质的分解，还增加了糖原的储量，因而可避免或减轻麻醉药对肝脏的损害。维生素 B 对肝脏代谢有重要影响，维生素 C 可增强肝细胞抵抗力，促进再生。维生素 E 有抗毒素、防止肝细胞坏死的作用。

2. 改善凝血功能　维生素 K 是多种凝血因子合成的原料，维生素 K_1 较 K_3 作用迅速、疗效高、副作用少。疑有纤维蛋白原减少时，可输纤维蛋白制剂。对有出血倾向的病人，最好少量多次输新鲜全血、血浆或浓缩血小板制剂。

3. 贫血病人　可少量多次输血或浓缩红细胞，力争 Hb 高于 120g/L，RBC 在 $3×10^{12}$/L 以上，血清总蛋白 60g/L、白蛋白在 35g/L 以上。

4. 腹水病人 应积极对症处理,如限制水和钠的摄入,使用利尿药,给予促进蛋白质合成的药物(苯丙酸诺龙)。必要时可输血、白蛋白等。术前 24～48 小时可穿刺放腹水,一般一次量不超过 3000ml。

(二)麻醉药和麻醉方法的选择

麻醉前用药中巴比妥类在肝内代谢对肝细胞有不同程度的影响,应慎用。地西泮和哌替啶代谢虽与肝脏有关,但作为麻醉前用药仍属安全(已有精神症状病人除外)。吗啡主要在肝内代谢,应避免应用,芬太尼及其衍生物(舒芬太尼和阿芬太尼)应减量,但雷米芬太尼(remifentanil)代谢方式独特,不受肝肾功能影响,适用于肝肾功能不良病人。阿托品和东莨菪碱可常规应用。

局麻和神经阻滞对肝脏无大的影响,只要能满足手术要求,宜优先使用。

椎管内麻醉如能维持循环、呼吸稳定,对肝脏无明显影响。

如病人情况严重,不能耐受椎管内麻醉对血流动力学的干扰或需开胸手术,应选用气管内全麻。氧化亚氮对肝功能无影响。异氟烷、七氟烷等影响亦小,可单独使用,也可以复合静脉麻醉或连续硬膜外阻滞应用。

术中加强监测,充分供氧并防止二氧化碳蓄积,尽量维持血流动力学稳定,避免低血压。

第十三章 糖尿病病人手术的麻醉

一、病理生理特点和病情估计

(一)病理生理特点

糖尿病(diabetes mellitus)一般分为两种类型:胰岛素依赖型糖尿病(insulin-dependent diabetes mellitus,IDDM,1型糖尿病)和非胰岛素依赖型糖尿病(noninsulin-dependent diabetes mellitus,NIDDM,2型糖尿病)。

1型糖尿病系胰岛中B细胞损害或由于自身免疫因素引起的胰岛素绝对缺少的疾病,多在16岁以前发生,发病较急,又称幼年型糖尿病。2型糖尿病,其胰岛中B细胞组织学正常,但胰岛素分泌减少,多在35岁以后发病,发病缓慢,又称成人型糖尿病。

胰岛素分泌不足可引起糖、蛋白质、脂肪代谢紊乱。糖代谢失调为糖尿病的主要表现,此时肝糖原合成减少,分解和异生增多,肌肉及脂肪组织对葡萄糖的利用减少,使血糖过高。当血糖水平超过肾糖阈值(一般为全血8.88mmol/L)时,就可发生尿糖,引起渗透性利尿。糖尿病时脂肪分解加强,生成大量的酮体,临床上易出现酮症酸中毒。酮体的产生也与胰岛A细胞分泌的胰高血糖素(glucagon)相应增多有关。胰岛素缺乏时,蛋白质合成受到抑制而分解加速,尿氮排出增加,出现负氮平衡。

糖尿病时全身脏器和组织的病理变化可表现为胰岛玻璃样变性和纤维化,糖尿病性肾小球结节性、弥漫性或渗出性病变、糖尿病性视网膜病变、糖尿病性白内障、动脉粥样硬化等血管病变。主要累及主动脉、冠状动脉、大脑动脉、肾动脉和外周肢体动脉,微血管病变以眼和肾脏最为常见。慢性糖尿病病人可伴有神经病变,侵及感觉和运动神经时病人可出现肢体麻木、腱反射低下等症状,易发生下肢溃疡且影响伤口愈合,末梢神经病变可表现为多发性周围神经炎。由于心血管调节功能较差,病人易发生直立性低血压。心脏副交感神经病变较交感神经多见,心率往往有减慢趋势,此时用阿托品治疗心动过缓效果不佳。糖尿病的心血管并发症及微血管病变已成为主要死亡原因。

(二)病情估计

术前应根据糖尿病的发病方式、分期分型、临床症状及实验室检查等对病情及并发症做出评价。

糖尿病可有急性和慢性两种发病方式。急性发病多见于儿童,可迅速发展为脱水、酮症酸中毒甚至糖尿病昏迷。慢性发病大多见于成年人,发病缓慢,症状典型,症状不典型者多因并发症而发现糖尿病。

继发性糖尿病为其他疾病或综合征的一部分,又可分为胰源性、内分泌性和医源性糖尿病,在术前病情估计时应充分注意这一点。

糖尿病的典型症状为多食、多饮、多尿和消瘦即"三多一少"的表现,常见于1型糖尿病病人。相当一部分2型糖尿病病人常无"三多一少"症状。

高血糖和高尿糖是糖尿病的主要诊断依据。凡空腹血糖超过6.7mmol/L,或血浆血糖大于7.8mmol/L者就可确诊为糖尿病。重症病人血浆血糖可高达33.3mmol/L以上。糖尿病病人尿糖含量一般为27.75~277.50mmol/L,极少数最高达555.6mmol/L。对重症病人,还应查血酮和尿酮、尿蛋白、血脂、非蛋白氮、CO_2结合力(CO_2CP)及电解质测定等项目,以对病人病情做出全面的估计和判断。

临床上一般将糖尿病病情分为轻、中、重三种类型。轻型属于非胰岛素依赖型,发病缓慢,病情较稳定,血糖低于8.9mmol/L,最高不超过11.1mmol/L。在没有创伤、感染等应激状态下可无酮症酸中毒，多只需控制饮食或口服降糖药，极少数需用胰岛素治疗。中型特别是脆性型病人病情不稳定，血糖波动较大，有时高血糖和低血糖交替发作，空腹血糖在 8.3～11.1mmol/L，对胰岛素治疗敏感，易发生酮症酸中毒，需用胰岛素，应严密观察此型病人的病情变化。重型一般指胰岛素依赖型糖尿病，以发病年龄较小、起病急、有酮症史、病情重为特点，但也有患病较久者，空腹血糖可在 13.9mmol/L 以上，必须接受胰岛素治疗。

评价糖尿病病情时，应注意病人有无对全身或重要器官功能造成影响的并发症，如冠心病、心肌梗死、高血压、心肌病、肾脏病变、严重感染有酮症酸中毒、代谢和电解质紊乱等，这些并发症和机体内环境不稳定可给麻醉处理增加困难。另外，成年人糖尿病伴肥胖者约占 60%，此类病人麻醉手术后易发生呼吸道梗阻、肺部感染等并发症。

二、麻醉前准备和麻醉处理

(一)麻醉前准备

对不同类型与阶段的病人有针对性地采取不同的治疗措施如饮食疗法、口服降糖药和胰岛素等治疗糖尿病，防治糖尿病各种并发症，以控制病情，改善全身状况，增加糖原储备，提高病人对麻醉、手术的耐受性，是糖尿病病人麻醉前准备的主要目的。麻醉前除了详尽了解病史，疾病的类型和严重程度，是否伴有酮症酸中毒，是否应用胰岛素及应用剂量，血糖、尿糖及并发症的治疗情况外，也应注意分析病人手术的性质、大小，是择期还是急症等。

1. 关于口服降糖药和胰岛素治疗

(1)口服降糖药：适于病情较轻、饮食控制效果不满意的 2 型糖尿病病人。常用药物：①磺脲类药，如甲苯磺丁脲（D-860）、格列本脲（优降糖，glibenclamide）、氯磺丙脲（chlorpropamide）等。D-860 作用较弱，作用时间较短（6～12 小时）；格列本脲作用强度大，作用持续时间可达 10～24 小时；而氯磺丙脲的降糖作用强度为 D-860 的 7～8 倍，可持续 24～72 小时。②双胍类药，如苯乙双胍（降糖灵，phenformin）及二甲双胍（降糖片，metformin）。苯乙双胍作用较强，可维持 4～6 小时；二甲双胍作用较弱，可维持 8～14 小时。一般不应将口服降糖药特别是作用时间长的口服降糖药作为麻醉前准备的治疗用药，对已用口服降糖药治疗者也应主张术前 48 小时改用普通胰岛素治疗，以免术中发生低血糖。

(2)胰岛素治疗：主要用于 1 型糖尿病、重型糖尿病、饮食控制和口服降糖药无效者，以及合并酮症酸中毒、糖尿病性昏迷或严重感染等病人。根据胰岛素作用的快慢和长短一般分为三种类型：①短（速）效型胰岛素，作用快而持续时间短（6 小时）。普通胰岛素（regular insulin, RI）和锌结晶胰岛素（crystalline zinc insulin, CZI）等属此类。②中效型胰岛素，有低精蛋白锌胰岛素、半慢胰岛素等。③长（慢）效型胰岛素，包括鱼精蛋白锌胰岛素、特慢胰岛素等。使用原则：无酮症的糖尿病病人一般用普通胰岛素，根据尿糖定性与定量调整用量。伴有严重酮症昏迷者可用大剂量普通或锌结晶胰岛素静脉滴注。对重型糖尿病则一般选用鱼精蛋白锌胰岛素加普通胰岛素。

2. 择期手术病人的准备 麻醉手术前对糖尿病病情控制标准：①空腹血糖以维持在 6.1～7.2mmol/L 为佳，不高于 8.3mmol/L 为宜，最高不能超过 11.1mmol/L；②无酮血症，尿酮体阴性；③尿糖测定为阴性或弱阳性（−或±）。要求至少术前两周就控制尿糖。一般病人经过饮食疗法及口服降糖药可达上述标准。为避免术中发生低血糖，一般术前不要求血糖降到正常水平。已用长效型或中效型胰岛素的病人，最好于术前 2～3 天改用普通胰岛素，以免麻醉与手术期间发生低血糖。对酮症酸中毒病人，术前应积极治疗，纠正酮症酸中毒，待病情稳定后再进行手术。

对胰岛素依赖型病人，术前必须控制酮体为阴性及血糖在正常范围。每日胰岛素用量超过 40U 者即属中度以上糖尿病或幼年型糖尿病。

糖尿病病人择期手术前准备期间，应特别重视对糖尿病并发症如高血压、冠心病等的治疗及对感染的控制等，以增加对手术、麻醉等刺激的耐受力。同时注意心、肝、肾等重要器官功能及各项化验检查结果也是十分重要的麻醉前准备内容。

3. 急症手术的术前准备　糖尿病病人行急诊手术时，首先应查血糖、尿糖、尿酮体，争取做血清钾、钠、氯、HCO_3^-、pH 等测定。如病人血糖高且伴有酮血症时，说明糖尿病病情未获控制，权衡酮症酸中毒的严重性和手术的紧迫性，应先纠正酮症酸中毒。酸中毒的原因主要是胰岛素分泌不足，因此应以补充胰岛素为主纠正酸中毒，同时可考虑使用碳酸氢钠。如血糖>16.6～22.2mmol/L，血酮增高达++++以上，第一小时给普通胰岛素 100U，待血糖下降至 13.8mmol/L 时，每小时给普通胰岛素 50U，静脉注射葡萄糖 10g。同时严密监测血糖和尿糖，一般每 4～6 小时给普通胰岛素 10～15U，pH<7.1 时应给 5%碳酸氢钠溶液 250ml 静脉注射，原则上按血气及 pH 结果调整剂量，维持血糖在 8.3～11.1mmol/L，最好待尿酮体消失、酸中毒纠正后再进行手术。

病情危急如急腹症、创伤大出血等情况下需即刻手术时，也应立即抽血和留尿做化验检查，以便手术中根据血尿化验结果考虑给予胰岛素或其他液体等。

糖尿病病人伴有酮症酸中毒时可发生所谓假性糖尿病性腹膜炎，应注意与急腹症相鉴别。

（二）麻醉处理

1. 麻醉方法的选择　结合手术的性质、大小及病人的具体情况，尽可能选择对糖代谢影响最小的麻醉方法和麻醉药物。一般认为局麻、硬膜外阻滞对代谢影响小，可部分阻断交感神经兴奋引起的肾上腺皮质与高血糖反应，应为首选方法。但应注意伴有动脉粥样硬化或心脏血管功能障碍的病人，使用椎管内麻醉容易引起低血压。全麻对机体的代谢影响较大，不作为首选麻醉方法。全麻期间影响糖代谢的因素较多，如能熟悉各种全麻药的药理作用，选择对血糖影响最小的全麻药，麻醉深度适宜，麻醉期间加强对循环、呼吸、水电解质酸碱平衡的管理等，全麻也可作为一种选择方法。不论选用何种麻醉方法，应避免使用肾上腺素等交感兴奋药，局麻药中不加肾上腺素，但可用麻黄碱。全麻药物中恩氟烷、异氟烷、氧化亚氮及麻醉性镇痛药对血糖基本无影响，硫喷妥钠、氟哌利多等对血糖影响也不大。乙醚对血糖影响最大，可能与交感神经兴奋、儿茶酚胺释放增多有关，故糖尿病和酸中毒病人禁用乙醚。

2. 麻醉处理要点

（1）血糖、尿糖等监测：术前糖尿病的严重程度和控制情况常与麻醉中的状态不符，病情较轻、血糖已控制的病人麻醉期间也可产生高血糖、酮症酸中毒。所以定时测血糖、尿糖、酮体、血气分析及电解质等十分必要。血糖、尿糖的监测应作为糖尿病病人术中常规监测项目，一般术中每 2 小时测定一次，以控制血糖在 8.3～11.1mmol/L、尿酮-、尿糖维持在±的程度为宜。

（2）麻醉期间葡萄糖和胰岛素的应用：术中一般主张应用短效型普通胰岛素，根据血糖及尿糖结果给予胰岛素。可按尿糖每增加一个+增加胰岛素 4U 给药，按胰岛素 1U 与葡萄糖 4g 之比（即 1∶4）酌情给药，血糖超过 14mmol/L 时则按 1∶3 补充胰岛素与糖，维持尿糖在±或+则较为理想。静脉给予胰岛素时应考虑到约有 20%的胰岛素可吸附在玻璃瓶或输液管上，应用胰岛素的同时应加强对血糖的监测。对非胰岛素依赖型病人，手术时间较短，术前血糖控制较好，术中可不输含糖液也不补充胰岛素。一旦出现酮血症，应查 CO_2CP 以了解有无酸中毒，此时宜加大胰岛素用量。

（3）低血糖的处理：局麻或椎管内麻醉病人清醒时诉心慌、饥饿感或眩晕、出冷汗可认为有低血糖；全麻期间病人出现不明原因的低血压、心动过速、出汗、脉压增大甚或全麻停药后长时间不苏醒，也应考虑有低血糖的可能。血糖检查<2.7mmol/L 则可明确诊断，静脉注射 50%葡萄糖溶液 20～40ml 常可好转，血糖回升正常。

（4）加强对呼吸和循环的管理：麻醉与手术期间应尽量避免如严重缺氧、二氧化碳蓄积、低血压等可使儿茶酚胺释放增加，导致血糖升高的不利因素。加强呼吸管理，维持适宜的麻醉深度，保持血流动力学稳定对糖尿病病人尤为重要。值得指出的是糖尿病病人心血管调节功能较差,术中易发生直立性低血压,搬动体位应格外小心。

(5)关于麻醉后苏醒延迟:在分析糖尿病病人全麻后苏醒延迟的原因时,应特别注意有无酮症酸中毒(尿酮强阳性)、高渗性高血糖性昏迷(尿酮为阴性、高血糖明显、血浆渗透浓度上升)、低血糖昏迷(血糖显著降低)等。当然,脑血管病变如脑出血、脑栓塞等因素亦不可忽略,应根据不同原因给予处理。

第十四章　高血压病病人手术的麻醉

一、病理生理和分期

高血压即体循环动脉压增高。当成人收缩压≥160mmHg 和（或）舒张压≥95mmHg 时，就认为是高血压。成人高血压发病率约为 10%。

原发性高血压约占高血压病人的 90%，还有约 10%为继发性高血压或称症状性高血压（肾病性、内分泌性等）。

高血压的主要病理变化是全身小动脉硬化，小动脉内膜下玻璃样变，中层平滑肌细胞增生，管壁变厚变硬，管腔变窄，心、脑、肾等重要器官的血供减少，最终造成这些器官的功能衰竭。

高血压的病程分期：

第一期：血压达到确诊水平，但无心、脑、肾等器官损害。

第二期：高血压伴器官损害，但这些器官还有代偿能力，临床有下列表现之一：①体检、X线、心电图或超声心动图检查有左心室肥大；②眼底动脉变狭窄；③蛋白尿和（或）血肌酐升高。

第三期：高血压伴器官损害，并失代偿，临床有下列表现之一：①高血压脑病或脑出血；②左心衰；③肾功能不良；④眼底出血、渗出或视盘水肿。

二、麻醉前估计及准备

首先应明确是原发性还是继发性高血压，特别要排除未诊断出来的嗜铬细胞瘤所致的高血压。

高血压病人的麻醉危险性与其重要器官损害相关。此外要弄清病人高血压的病史进程，高血压的程度、有无合并糖尿病、应用降压药的时间和效果、有无低血钾等情况。麻醉危险性估计如下：

第一期：麻醉危险性与一般病人相当，手术过程一般平顺。

第二期：病人麻醉有一定危险性，术中发生低血压、心力衰竭、脑血管意外等并发症的发生率为 14.2%。

第三期：病人麻醉有较大危险性，术中心、脑血管并发症的发生率可达 30%。

麻醉前准备包括下列项目：

1. 择期手术应待高血压得到控制后方可进行。

2. 一般主张抗高血压药持续用至手术前。

3. 术前使用普萘洛尔等 β 受体阻滞药者一般可用至手术当天，但应注意术中心动过缓和出血导致的心率增快等情况。

4. 高血压合并心力衰竭者，术前应得到控制。

5. 术前长期使用噻嗪类利尿药者，应注意纠正低血钾。

手术前用药：①高血压病人术前应充分镇静，术前口服地西泮 5～10mg，肌内注射哌替啶 50mg和异丙嗪 50mg，效果良好。②术前服用利血平和（或）普萘洛尔的病人，术前需常规使用阿托品，以免麻醉中发生心动过缓。

三、麻醉选择

1. 体表、四肢的短小手术可用局麻或神经阻滞麻醉。局麻药中不应加入肾上腺素。

2. 会阴、下肢、下腹的中小手术可采用低位脊麻或硬膜外阻滞。

3. 胸、颅脑、腹部创伤大的手术，宜用全麻。

4. 恩氟烷和异氟烷虽有心肌抑制，但可减低心肌氧耗，虽使血压下降，但由于阻力降低，组织血流并未减少。所以只要控制适当麻醉深度，即可控制血压。

5. 硫喷妥钠可明显抑制心肌，故只能用小量进行麻醉诱导。

6. 氯胺酮可使血压显著升高，心率增快，故高血压病人不宜使用。

7. 戈拉碘铵可使心率增快。此药自肾排出，故对心功能或肾功能受损的高血压病人要避免应用。

8. 静吸复合麻醉，即以芬太尼、氟哌利多、肌松药组成静脉复合麻醉，再吸入低浓度的恩氟烷或异氟烷加深麻醉，效果比较满意。

四、麻醉管理

麻醉管理的原则是维持血压接近术前水平，保证心、脑、肾等重要器官的血供，防止高血压或高血压所致的并发症，如脑血管意外、心肌梗死、心力衰竭、肾衰竭等。

1. 防治低血压 麻醉期间血压下降幅度以不超过原来水平的20%为宜。如较原血压水平降低25%，即视为低血压；如较原血压水平降低30%，则认为是显著低血压。

（1）低血压的原因：①全麻药对心血管的抑制作用；②椎管内麻醉致交感神经阻滞；③低血容量，因动脉硬化、原血容量已偏低，故当失血、脱水时易发生低血压；④心律失常致心排血量锐减；⑤手术刺激，如腹腔内牵拉反射；⑥体位变动，因此类病人血管调节功能低下，故易发生直立性低血压；⑦心肌梗死、夹层动脉瘤破裂，当发生持久的低血压，又难以用一般原因解释时，应考虑特殊并发症。

（2）低血压的预防：①全麻诱导注药应缓慢；②吸入全麻药时，避免高浓度吸入；③椎管内麻醉时，应先建立静脉通道，适当补充血容量，注入椎管内的局麻药应从小剂量开始；④变动体位时动作应轻巧且慢。

（3）处理：①减浅麻醉，暂停手术。②如若有出血，应迅速输血，但应防止过量，可先用小剂量多巴胺等，待增强心肌收缩力后再补充血容量。③椎管内麻醉所致低血压，可用升压药。要注意到，术前长期服用利血平、胍乙啶等药物的病人对麻黄碱等药物不敏感，而对去甲肾上腺素敏感。

2. 防治血压过高 麻醉中血压较麻醉前升高 30mmHg 就认为血压过高，此时不仅使心肌耗氧量增加，而且因左心室舒张期容积和压力增加从而引起心内膜下心肌缺血，严重时可发生心肌梗死、左心衰、脑出血等。

（1）血压升高的原因：①浅麻醉时对强刺激的交感神经反应，如气管插管、手术操作（剥离骨膜、腹腔探查等）；②麻醉中低氧血症和高碳酸血症。

（2）预防：①预防气管插管的高血压反应：喉气管内表面麻醉；插管前 2 分钟静脉注射利多卡因 $1.0 \sim 1.5mg/kg$；插管前静脉注射芬太尼 $6 \sim 8\mu g/kg$；诱导前 1 分钟鼻腔内滴入硝酸甘油 $50 \sim 60mg$。②保持呼吸道畅通和良好通气。③在病人心血管可耐受范围内维持麻醉于一定深度。

（3）血压过高的处理：①首先应排除低氧血症和高碳酸血症；②若麻醉过浅则应加深麻醉；③药物降压，可用下列药物之一：氯丙嗪小剂量分次静脉注射，2.5mg/次；肼苯达嗪（hydralazine）$2.5 \sim 5.0mg$ 静脉注射，15 分钟后可重复注射，总量不超过 20mg，冠心病病人禁用；二氮嗪（diazoxide）$200 \sim 300mg$ 静脉注射，冠心病病人禁用；酚妥拉明（phentolamine）$1.25 \sim 2.50mg$ 静脉注射，或 10mg/100ml（5%葡萄糖溶液）静脉滴注；硝普钠 $0.5 \sim 1.5\mu g/（kg \cdot min）$ 静脉滴注；硝酸甘油可舌下含服，或 $0.25 \sim 2.00\mu g/（kg \cdot min）$ 静脉滴注；艾司洛尔（esmolol）$0.25 \sim 0.50mg/kg$ 静脉注射，其后可用 $50 \sim 300\mu g/kg$ 静脉滴注，对高血压伴有心动过速者更适用；拉贝洛尔（labetalol）$5 \sim 10mg$ 静脉注射，必要时可重复应用，但对低血压，严重慢性阻塞性肺疾病或合并支气管哮喘者不用；硝苯地平（nifedipine）$5 \sim 10mg$ 舌下含服；维拉帕米（verapamil）2.5mg 静脉注射，必要时可重复使用；地尔硫（deltiazem）2.5mg 静脉注射，必要时可重复使用。

第十五章　心脏病病人施行非心脏手术的麻醉

心脏病在老年手术病人中多见，据资料显示，其占比随年龄增长而增加，41～50岁占6%，51～60岁占23%，61～70岁占45%，71～80岁约为100%。此类病人做非心脏手术不仅不能纠正心脏病变，而且由于疾病本身、手术创伤、麻醉因素等可加重心脏病的病情。因此，这类病人的重点问题是：

1. 病人能否耐受麻醉和手术？
2. 术前应做好哪些准备？
3. 何种麻醉方法、哪些麻醉药对维护循环功能有利？

一、手术危险性的一般估计

（一）手术危险性的影响因素

1. 心脏病的性质、程度、心功能状态。
2. 外科疾病对循环的影响、手术创伤的大小。
3. 麻醉者及手术者的技术水平。
4. 术中和术后的监测条件。
5. 术前病史资料，如①平时病人的活动能力，有无早期心力衰竭；②有无缺氧性晕厥史；③有无心绞痛发作史，发作频度；④心电图表现（有无心肌肥厚、心律失常、心肌缺血）；⑤心胸比值；⑥心导管检查资料。

Goldman心脏病病人非心脏手术危险因素评分见表15-1。

表 15-1　Goldman 心脏病病人非心脏手术危险因素评分

危险因素	计分
奔马律、颈静脉压增高	11
6个月内的心肌梗死	10
室性期前收缩>5次/分	7
非窦性心律或房性期前收缩	7
年龄>70岁	5
急诊手术	4
主动脉瓣显著狭窄	3
全身情况差	3
胸腔或腹腔手术	3

注：0～5分（1级），危险性一般；6～12分（2级），有一定危险性；13～25分（3级），危险性较大；≥26分（4级），危险性极大。

（二）各种心脏病人的术前估计

1. 冠心病病人的术前估计

（1）平静时心电图正常，一般不能否定冠心病。

（2）40岁以上的高血压病人应高度怀疑存在冠心病。

（3）手术距心肌梗死的时间对术后再发心肌梗死的发生率有决定性的影响。①心肌梗死后

3

个月内手术，再梗死发生率为 37%；②心肌梗死后 6 个月内手术，再梗死发生率为 18%；③心肌梗死后 6 个月以后手术，再梗死发生率为 5%。

（4）冠心病病人若有左心功能不全，预示手术麻醉危险性大。有下列表现之一示左心功能不全：①发生多次心肌梗死；②有心力衰竭症状和体征；③左室舒张末期压（LVEDP）>18mmHg；④心脏指数<2.2L/（min·m^2）；⑤左室射血分数（LVEF）<0.4；⑥左室造影显示多部位运动障碍。

2. 心脏瓣膜病的术前估计

（1）若伴有心力衰竭或心源性哮喘病史，于术中、术后可能再发心力衰竭。

（2）胸片示间质性肺水肿者，说明二尖瓣狭窄较严重，易致心力衰竭。

（3）二尖瓣狭窄病人，若心功能为Ⅲ～Ⅳ级，手术危险性大。

（4）二尖瓣关闭不全病人，若心功能不良，手术危险性增加。

（5）主动脉瓣显著狭窄或关闭不全的病人，其冠状动脉均供血不足，麻醉期间可能因发生心室颤动而猝死。

（6）心脏瓣膜病合并心房颤动者，可能发生血栓脱落致重要器官梗死；心室率>100 次/分时，舒张期缩短，心肌缺氧、耗氧量增加。

3. 先天性心脏病术前危险性估计

（1）房间隔缺损、室间隔缺损、动脉导管未闭等左向右分流的先天性心脏病，麻醉危险性视其分流量而定。分流量大而引起心力衰竭或存在肺动脉高压者，麻醉危险性大。

（2）右向左分流的法洛三联症或四联症（室间隔缺损、主动脉骑跨、肺动脉口狭窄和右室肥大），若肺动脉严重狭窄，对缺氧的耐受力极差，当发生低血压或缺氧时，可诱发肺动脉漏斗部痉挛而致心搏骤停。

（3）紫绀型先天性心脏病，因存在红细胞增多症，术中有异常出血和血栓形成的危险。

二、麻醉前给药及麻醉选择

（一）麻醉前给药

要达到镇静目的，但同时要避免呼吸、循环抑制。

1. 术前晚给予适当的安眠药和地西泮、司可巴比妥等。

2. 术晨可肌内注射地西泮或异丙嗪或哌替啶。

3. 心脏病病人需用颠茄类药物时，一般不用阿托品而改用东莨菪碱，以防心动过速增加心肌耗氧。但术前因服用普萘洛尔等而致心动过缓者除外。

4. 冠心病病人，有心绞痛发作者，可于体表皮肤涂 2%硝酸甘油软膏。

（二）麻醉选择

心脏病病人的麻醉选择应依据病人情况、手术范围大小和麻醉者技术及其实际经验而定。一般来说，手术范围小、精神不紧张的病人可用局麻、神经阻滞或椎管内麻醉。如果手术广泛、创伤大和精神紧张的病人宜采用全麻。

1. 局麻适用于范围局限的小手术，局麻药中不应加入肾上腺素。

2. 低平面的椎管内麻醉可用于下肢、会阴部、下腹的短小手术，但麻醉平面应控制在 T_{10} 以下。

3. 全麻适用于手术范围大和精神紧张的病人。麻醉者应充分掌握和了解全麻药对心血管的影响。

（1）吸入麻醉药的选择：①氟烷，抑制心肌收缩、减慢心率，引起周围血管阻力降低，促使心肌耗氧减少，对缺血心肌有一定保护作用，但应防止过深而抑制循环。另外，当应用氟烷时勿使用肾上腺素，否则可诱发室性心律失常，甚至心室颤动。②恩氟烷，对心肌的抑制作用与氟烷相似，但它较少增加心脏对儿茶酚胺的敏感性，因而较少引致心律失常。③异氟烷，对心肌的抑制作用较恩氟烷和氟烷轻，目前认为是适用于心脏病病人的吸入麻醉药。④七氟烷，临床上当用 2%～3%浓度时，收缩压降低 11%，心率随浓度增加而减慢。心肌收缩力呈剂量依赖性抑制。因其易于调节，故亦适用于心脏病病人的麻醉。

（2）静脉麻醉药的选择：①硫喷妥钠，有直接抑制心肌、扩张周围血管和增快心率的作用，致使心排血量减少、动脉压下降，若是用于冠心病和其他心脏病病人，则要十分小心。②氯胺酮，对心肌有抑制作用，但对交感神经中枢有兴奋作用。当交感兴奋下降时，心肌抑制才显现出来，此时血压下降。它的血管兴奋作用可使心肌耗氧量增加，所以它对于冠心病、缩窄性心包炎、肺动脉高压病人应避免使用。③吗啡，可使瓣膜性心脏病病人的心脏指数增加，周围血管阻力下降，中心静脉压和肺动脉压增加。虽然吗啡可引起组胺释放致血压下降，但吗啡麻醉下当手术刺激时可引起内源性儿茶酚胺释放，使血压增高，心率加快，心肌耗氧量增加，故对冠心病病人不利。④芬太尼，对心肌和血压无明显影响，可使心率减慢。目前认为是冠心病及其他心脏病较好的镇痛药。⑤羟丁酸钠（γ-羟基丁酸钠），对心排血量无影响，可使心率减慢、脉压增宽、周围循环改善，并可提高心肌对缺氧的耐受力。但它使血清钾转移至细胞内，有诱发心律失常的可能，故低血钾病人慎用。⑥依托咪酯，对心血管系统无明显影响，并可使冠状动脉扩张，增加冠状动脉血流，适用于心功能不全的病人。⑦丙泊酚，可使平均动脉压下降23%，心脏指数下降18%，体循环血管阻力和心率无显著改变。可见丙泊酚对循环动力学有明显影响，在临床应用时，特别在老年、高血压及心功能不全的病人中要慎用。

（3）肌松药的选择：①戈拉碘铵和泮库溴铵均可使心率增快、心肌耗氧量增加，不宜用于冠心病病人。但如果这些病人术前因服用β受体阻滞药而致心动过缓，则可用此两种肌松药，以预防心动过缓。此两种肌松药不宜用于二尖瓣狭窄和主动脉瓣狭窄的病人，因这类病人心率增快时可致心排血量减少。相反，在二尖瓣关闭不全和主动脉瓣关闭不全的病人，则适用此两种肌松药，因此两种药物可维持较快的心率，以保持所需的心排血量。②阿曲库铵和维库溴铵，此两种肌松药对心血管和血流动力学的影响较小，无明显的组胺释放作用，为目前用于心脏病病人较为理想的肌松药。

（三）麻醉期间的管理

原则：充分镇痛；维护循环稳定，使血容量接近正常；适度通气。

要求：

1. 麻醉诱导力求平稳，避免憋气、呛咳等，否则可能导致血压剧烈波动而发生心力衰竭、心律失常，甚至心搏骤停。

2. 冠心病病人麻醉时要注意心肌氧的供需平衡，既要防止心肌氧供减少的因素（缺氧、低血压等），又要避免心肌耗氧量增加的因素，如心率过快、血压过高、心肌收缩力增强等。

3. 周围血管张力的调节，对不同心脏病病人有不同的要求：

（1）冠心病病人，既不应维持张力过高（增加心肌氧耗），又不能使血管张力过低（冠状动脉血流减少）。

（2）二尖瓣或主动脉瓣关闭不全的病人，应适当降低周围血管阻力，以减少反流，增加心排血量。

（3）法洛四联症病人，不应降低周围血管阻力，因为当左心室排出阻力降低时，右向左分流加大，于是肺循环血流减少，氧合减低，发绀加重。

4. 适度通气

（1）当通气不足时可产生缺氧和CO_2蓄积，由此可引起心肌缺氧，心肌氧供减少，心肌收缩力减弱，并可致心律失常、肺血管痉挛，出现肺水肿和心力衰竭。

（2）过度通气时致$PaCO_2$过低，可使冠状动脉痉挛，因而冠状动脉血流减少。当$PaCO_2$降至20mmHg时，冠状动脉血流可减少20%。另外，低碳酸血症可使氧离解曲线左移，增加血红蛋白对氧的亲和力，导致氧不易释放给组织，心肌供氧必然减少。据测定，$PaCO_2$每下降10mmHg，血清钾下降 1.0mmol/L,若血清钾过低,可引起心律失常、低血压和心肌缺血。

法洛四联症病人,当过度通气时,肺内压增加,因而肺血流进一步减少,右向左分流增加,导致发绀加重。

(四)术中监测

监测项目一般包括血压、心率、心电图、中心静脉压、尿量及 SpO_2。有条件时应监测血气、PCWP。

心电图 II 导联的 P 波较清楚,有利于鉴别室上性心律失常或室性心律失常,但不能显示常见的心前壁及侧壁心肌缺血(仅显示下壁),V_5 导联则可显示心前、侧壁的心肌缺血。

心率收缩压乘积(rate-pressure product,RPP)为间接反映心肌耗氧的指标,正常不超过 12 000。

三联指数(triple index,TI),为心率、收缩压、PCWP 的乘积,正常值应在 150 000 以下,亦可间接反映心肌耗氧的情况。

(五)手术中并发症的防治

1. 低血压 手术各阶段均可发生低血压,若舒张压降得过低,可减少冠状动脉的血流量,因而引起心功能低下。术中低血压的常见原因及处理如下:

(1)麻醉过深,应减浅麻醉。

(2)急性失血,要及时输液、输血。

(3)心肌收缩无力,可用正性肌力强心药。

(4)手术刺激引起神经反射性低血压,应立即暂停手术、加深麻醉。

2. 高血压 下面两种情况认为是高血压已发生:①原血压正常者,血压升至 160/100mmHg 以上时;②高血压病人,其血压较术前增高 30mmHg 时。

术中发生高血压的原因及其处理:①病人精神紧张或情绪波动,可以使用镇静药;②浅麻醉下气管插管,此时需加深麻醉;③浅麻醉下手术刺激引起,除加深麻醉外,尚可使用血管扩张药。

3. 心律失常 通常心律失常的原因多为麻醉尚浅时做气管插管,或手术刺激,此外还可能由于通气不良所引起。处理心律失常时首先应排除造成心律失常的原因,然后使用抗心律失常药。

4. 心力衰竭 心脏病病人中,后天性瓣膜病变所致的心脏病于术中易发生心力衰竭,原因有:①输血、输液量过多或过快;②精神紧张致心动过速或血压急剧升高;③某些麻醉药致心肌抑制;④通气障碍致缺氧和 CO_2 蓄积。

心力衰竭的治疗:主要使用强心药(增强心肌收缩力)、利尿药(减少前负荷)和血管扩张药(减少后负荷)。具体如下:

(1)抬高上半身 30°~40°。

(2)毛花苷丙 0.2~0.4mg,静脉注射。

(3)呋塞米 20~40mg,静脉注射。

(4)必要时可应用血管扩张药,如硝普钠、硝酸甘油和酚妥拉明等。

5. 急性心肌梗死 冠心病病人更易在术中、术后发生心肌梗死。其发生与下述因素有关:

(1)50 岁以上的病人,发生率为 0.9%~4.4%。

(2)术前有高血压者,心肌梗死发生率高于正常人。

(3)大手术,胸、腹腔手术,心肌梗死发生率为其他手术的 3 倍。

(4)同类手术中,手术时间越长,心肌梗死发生率越高。

(5)麻醉、手术期间,血压显著波动者易发生心肌梗死。

(6)术前曾有心肌梗死者,术中、术后易发生再梗死。

(7)术后心肌梗死多发生于术后 3 天之内(占 87%)。术后发生心肌梗死而无症状者占 21%~37%。常见临床表现为严重低血压。术后心肌梗死的死亡率高达 69%。

（六）术中、术后心肌梗死的预防

（1）防止低血容量和其他原因所致的低血压。

（2）防止高血压和心动过速。降压药可用于单纯的高血压，当心动过速时可静脉注射普萘洛尔 0.25～0.50mg，每 10 分钟可重复使用，但总量不超过 2～3mg。

（3）纠正水及电解质平衡紊乱，尤其要注意脱水和低血钾等。

（4）充分给氧。

（5）避免高热和寒战。

（6）充分镇痛。

（7）病情较重、围术期不易维持循环稳定者，需送 ICU 监测治疗。

第十六章　呼吸系统疾病病人手术的麻醉

一、急性呼吸道疾病病人手术的麻醉选择

急性呼吸道炎症,如鼻炎、咽喉炎、扁桃体炎及支气管肺炎,这些病人如需行择期手术,应延期1~2周,待炎症消退后才可考虑,因为手术后肺部并发症发生率高,影响手术后恢复。若为急诊应尽量选择局麻、神经阻滞或低位硬膜外阻滞。高位硬膜外阻滞对呼吸功能影响常较全麻严重。全麻时应尽量采用静脉复合麻醉。

二、慢性呼吸道疾病的病理生理

1. 慢性阻塞性肺疾病的病理生理

(1) 慢性支气管炎(chronic bronchitis)的病理生理:慢性支气管炎病人由于支气管黏膜充血水肿,管壁增厚及管腔变窄,形成阻塞性通气功能障碍。同时因支气管黏液分泌增加,纤毛功能减弱,炎症细胞浸润,黏液及炎性渗出物在支气管腔内潴留,易继发感染。病变加重时可出现呼吸困难、高碳酸血症和低氧血症,甚至呼吸衰竭。

(2) 肺气肿(pulmonary emphysema)的病理生理:肺气肿多继发于慢性支气管炎,此时呼吸面积减少,余气量增加,肺功能减退,致使通气功能障碍;肺毛细血管床受肺泡压迫及炎症侵蚀,使局部血流灌注降低,通气/血流比例失调,导致换气功能障碍。慢性支气管炎症反复发作及肺气肿,可导致肺动脉高压症,重者可致肺源性心脏病。

(3) 支气管哮喘(asthma)的病理生理:支气管哮喘发作时,广泛的细支气管平滑肌痉挛、管腔变窄,呼气做功增加,再加上黏膜水肿,小支气管黏稠痰栓堵塞,导致阻塞性通气障碍。早期有缺氧、但$PaCO_2$正常,随着病情加剧,$PaCO_2$升高,出现呼吸性酸中毒。

(4) 支气管扩张(bronchiectasis)的病理生理:扩张的支气管管腔可呈囊状、柱状或梭状,其中有黏液存在,可反复发作炎症和溃破,溃破时可致反复大咯血。病变严重时出现呼吸困难、缺氧、发绀及杵状指。

2. 限制性通气障碍的病理生理　限制性通气障碍的病理生理改变的主要特点是各种原因所致的胸部或肺组织扩张受阻,肺顺应性降低。

三、麻醉前准备

1. 术前检查

(1) 一般实验室检查:结合实验室检查可估计病情。血红蛋白在160g/L以上、血细胞比容超过50%,提示存在慢性缺氧。支气管哮喘病人嗜酸性粒细胞增多。血气分析有助于进一步了解病情和病人呼吸功能状态。

(2) 肺功能检查:①肺功能的简易估计:运动负荷试验为评价呼吸循环储备功能的简易方法,一种方法是屏气试验,屏气时间可持续20秒以上者,麻醉无特殊困难,10秒以下者提示心肺储备功能很差,常不能耐受手术和麻醉;另一种方法是吹气试验,嘱病人尽力吸气后,能在3秒内全部呼出者,表示用力呼气肺活量基本正常,若需5秒以上才能全部呼出者,提示有阻塞性通气功能障碍。②肺功能检测仪:有人将第1秒用力呼气量(FEV_1)和肺活量(VC)、最大通气量作为判断慢性阻塞性肺疾病病人手术预后的指标。FEV_1 <0.5L、FEV_1<预计值 70%,最大通气量<预计值50%,手术要慎重,手术后并发症显著增多,危险性显著增高。

(3) 肺动脉压:如有条件,可行肺动脉压检测,如超过20mmHg,容易由肺动脉高压发展为肺源性心脏病。

2. 术前准备 术前准备的目的在于改善呼吸功能，提高心肺代偿能力，增加病人对手术和麻醉的耐受性。准备的重点是控制呼吸道感染、解除支气管痉挛，并施行呼吸锻炼等，但一般应在肺部疾病缓解期进行。

（1）一般准备：对胸腔积液或气胸病人术前应行胸腔闭式引流。长期吸烟者，术前应禁烟至少2周。支气管扩张伴低蛋白血症、贫血者，术前应予以纠正。

（2）控制呼吸道感染：根据痰培养及药敏试验，明确致病菌后再合理用药。术前祛痰治疗也是控制呼吸道感染的重要方面，方法有以下几种：①拍击胸背部有助于排痰；②鼓励病人咳嗽；③痰量多者可做体位引流；④药物治疗，如氯化铵、溴己新（bromhexine）等稀释类及乙酰半胱氨酸（acetylcysteine）等痰液解聚药。

（3）解除支气管痉挛：支气管痉挛病人除控制感染外，还可选用下列药物，①β_2受体兴奋药：如沙丁胺醇（salbutamol）100～200μg雾化吸入；②茶碱类药物：如氨茶碱（aminophylline）0.25g加入葡萄糖溶液20～40ml中静脉注射，但要避免静脉注入速度过快，否则有恶心、呕吐、心悸、血压下降、惊厥等副作用；③抗胆碱类药物：如异丙托溴铵（ipratropium）20～80μg雾化吸入；④色苷酸钠（sodium cromoglicate）：20mg喷吸，可保护肥大细胞溶酶体膜，从而阻止生物活性递质释放，可预防哮喘发作；⑤肾上腺皮质激素：仅用于顽固性哮喘；⑥钙通道阻滞药：如硝苯地平（nifedipine）等，目前报道也有一定的解除支气管痉挛的作用。

（4）呼吸锻炼：指导病人进行呼吸锻炼。在胸式呼吸已不能有效增加肺通气量时，应练习深而慢的腹式呼吸，以增加膈肌的活动范围。

3. 麻醉前用药

（1）镇痛镇静类药物：阿片类药物能显著抑制呼吸中枢，作为麻醉前用药要谨慎。吗啡有兴奋迷走神经释放组胺而诱发哮喘的副作用，还能削弱咳嗽反射，故禁用。哌替啶可松弛支气管平滑肌，芬太尼有抗组胺和抗5-羟色胺的作用，都可缓解支气管痉挛。巴比妥类药物有良好的镇静作用，通常剂量不抑制呼吸功能。地西泮和氟哌利多的镇静作用较强，且有呼吸道舒张作用，是理想的镇静药；异丙嗪有较强的镇静和抗组胺作用，是理想的麻醉前用药，宜与哌替啶合用。

（2）抗胆碱类药物：为减少呼吸道分泌物，解除迷走神经反射，抗胆碱能药物如阿托品或东莨菪碱的应用是必要的。但要防止剂量过大引起心动过速、呼吸道分泌物黏稠不易吸引和咳出等并发症，使用异丙托溴铵优于阿托品。

（3）其他药物：支气管哮喘病人术前应用支气管扩张药者无须停药。近期使用肾上腺皮质激素治疗的病人，麻醉前或术中应继续使用，以防引起急性肾上腺皮质功能衰竭，而致严重低血压或休克。

四、支气管高反应病人手术的麻醉处理

1. 支气管高反应（bronchial hyperreactivity，BHR）的病理生理 BHR描述的是一种支气管的高反应状态，这类病人较正常人更容易出现气道狭窄或支气管痉挛，对低水平的刺激反应也较重。正常情况下气道存在着轻度的收缩张力，主要由迷走神经传出纤维控制。BHR一般是因为自主神经失衡，副交感神经活性相对增强所致。常见的病因有支气管哮喘、慢性支气管炎、肺气肿、过敏性鼻炎和上、下呼吸道感染等，这些病人在受到如机械刺激、热刺激、吸入粉尘等刺激的条件下容易出现气道的高反应，其他如组胺释放、应用β受体阻滞药等也容易诱发支气管痉挛。

2. 麻醉前评估 麻醉前仔细评估围术期发生支气管痉挛的危险性很重要，但是临床上尚缺乏评估BHR的确切方法。病人在支气管反应性增加时表现的呼吸道主要症状包括夜间呼吸窘迫、睡醒后胸壁紧缩感、对各种呼吸道的刺激出现呼吸困难和喘息反应。肺功能测定中第1秒用力呼气量下降可以反映气道阻力，其他检查如血气分析和胸片等都有助于了解呼吸功能。

麻醉前询问病史，可以发现可能导致围术期支气管痉挛的危险因素。慢性阻塞性肺疾病是BHR的常见原因，但应引起重视的是近期的上呼吸道感染，严重的上呼吸道感染导致的BHR将持续 3~4 周。病毒感染使胆碱能受体或神经介导的支气管收缩反应增强。支气管痉挛主要由迷走神经反射介导，如果须急诊手术，在全麻诱导前给予抗胆碱药阿托品或格隆溴铵（glycopyrronium）可有一定的预防作用。哮喘病人在围术期支气管痉挛的发生率比患其他呼吸道疾病病人的发生率低，治疗效果也较好。相反，有气道梗阻症状的吸烟者术中出现支气管痉挛的发生率明显较高。对吸烟病人，应尽量戒烟。戒烟能使气道分泌物减少，促进黏膜纤毛的运动，但这种作用要经过数周才出现，而短期（48~72 小时）戒烟实际上增加了气道的反应性和分泌物，但是它的益处是降低了碳氧血红蛋白含量，增加了组织氧供。

合并有心血管疾病的病人常使用 β 受体拮抗药如普萘洛尔等治疗，但有增加支气管痉挛的危险。因此，需要调整为选择性 β_1 受体拮抗药如阿替洛尔（atenolol）或美托洛尔（metoprolol）治疗。静脉给予短效药物如艾司洛尔（esmolol）不增加不良的气道反应。

3. 麻醉处理

（1）麻醉方式的选择：对于 BHR 病人，局麻是较为理想的麻醉，由于不需要气管插管，减少了诱发气道反应的可能，但是它仍然有一定的不足，如局麻不能满足所有手术的需要，清醒状况使病人紧张焦虑，容易诱发支气管痉挛，椎管内麻醉阻滞平面较高时将会减弱呼吸功能。另外，手术体位还可能会进一步加重呼吸困难。全麻（气管插管）能满足各种手术需要，且便于呼吸管理。BHR 病人在全麻时最主要的问题是防止反射性气道狭窄，应避免在麻醉深度不够时对气道有机械刺激，抗胆碱能药物（如格隆溴铵 0.5~1.0mg）有一定的防治作用。

（2）麻醉药物的选择：吸入麻醉药主要是通过阻断气道反射的传导及对气道平滑肌的直接松弛作用，产生支气管扩张作用，从而减弱因刺激引起支气管收缩的反应，防止支气管痉挛。对气管插管的病人，在达到一定的麻醉深度后，吸入麻醉药可产生治疗效果，其中七氟烷效果尤为明显。但是，吸入麻醉药抑制纤毛上皮细胞功能，将影响术后气道的清除作用。

静脉麻醉药中丙泊酚能显著抑制气道反射，适用于有支气管痉挛的病人，氯胺酮对支气管的扩张作用可能与儿茶酚胺的释放有关。苯二氮䓬类药物通过中枢作用机制产生支气管扩张作用。依托咪酯和硫喷妥钠不能降低气道反射，硫喷妥钠诱导在气管插管时可能诱发支气管痉挛。

麻醉性镇痛药对气道反应性的影响较为复杂，其可抑制支气管收缩，但是吗啡可能增加组胺的释放而引起支气管痉挛，芬太尼可使躯干肌肉僵硬，吗啡和芬太尼还可产生一定程度的支气管收缩作用（可能与迷走神经介导有关，给予阿托品可逆转），没有证据表明在 BHR 病人应限制使用麻醉性镇痛药。

肌松药如阿曲库铵和泮库溴铵可能会产生难以预料的组胺释放和自主神经效应，增强迷走神经介导的支气管收缩，维库溴铵则不会。琥珀胆碱有与乙酰胆碱相似的结构，增加支气管平滑肌张力，可能增强气道反应性，甚至导致支气管痉挛。另外，更重要的是肌松拮抗药——胆碱酯酶抑制药新斯的明能抑制内源性乙酰胆碱的降解，增加气道分泌物，促使支气管痉挛，常需用大剂量的毒蕈碱受体拮抗药如阿托品来拮抗其副作用。因此，使用短效的肌松药来避免拮抗，如必须拮抗可选用依酚氯铵（erdrophonium chloride，腾喜龙），它不易引起气道平滑肌的收缩。

（3）麻醉期间的管理：麻醉期间发生支气管痉挛时主要表现为伴有气道峰压增高和呼气相哮鸣音的通气困难。

治疗：首先可增加麻醉深度，但对严重的支气管痉挛病人，不适合应用高浓度的吸入麻醉药，因为药物很难在气道中运转。治疗的关键是以喷雾形式吸入拟交感类药物（如沙丁胺醇 200~400μg），比静脉注射氨茶碱方便且起效迅速，支气管扩张效果更强。支气管收缩最显著的影响是肺泡低通气导致的通气/血流比例下降，产生低氧血症，因此吸入纯氧不仅可使低氧血症的程度改善，而且有助于增加肺泡内氧的压力，从而防止肺泡低氧而增强支气管收缩。

麻醉中防治支气管痉挛的常用药物有以下几种，①β-肾上腺素受体激动剂：沙丁胺醇吸入治疗是常用的治疗方法，其 β_2 受体选择性较高。②氨茶碱：虽然治疗范围很窄，但仍是治疗气道梗阻的标准用药。与 β 受休激动药相比，氨茶碱治疗或预防麻醉期间支气管痉挛的效能不够确切。③皮质类固醇：是预防围术期气道高反应性疾病及治疗术中支气管痉挛的重要辅助药物。一般 1～2mg/kg 的氢化可的松（或等效剂量的其他激素）能产生良好的临床效应，对于曾经使用激素治疗的病人则需要加量。④抗胆碱能药物：如阿托品及格隆溴铵是治疗支气管痉挛的又一辅助药物，但是无论是静脉使用还是雾化吸入，起效都较慢，作用高峰在用药后 20～30 分钟，所以其预防作用比治疗更有效。⑤事先静脉注射利多卡因 1～2mg/kg，有一定的预防作用。⑥由于正压通气及其他因素，支气管痉挛常伴有血压下降，对此类病人静脉注射麻黄碱或肾上腺素（0.25～0.50mg）在升压的同时有支气管扩张作用，尤其是在无法给予 β-肾上腺素类气雾剂时。

支气管痉挛病人因为其气道阻力显著升高而造成通气障碍，长期以来因为害怕气压伤，通常是使用降低吸入气流速的方法，在满足充分通气的同时避免气道峰压的增加。但是气道峰压并不等于肺泡内压力，后者更接近于吸气相的平台压力值。增加吸入气流速的最大好处是在较短时间内达到潮气量，从而最大限度延长呼气相时间。在气道梗阻时，呼气流速显著降低，呼气所需时间显著延长，如果呼气时间不足，将产生肺动力性过度膨胀，导致气压伤及循环抑制。因此，增加吸入气流速，减少呼吸频率（<10 次/分），能保证足够的呼气时间和足够的通气，对于 BHR 病人发生支气管痉挛时的治疗更为有利。

五、麻醉处理

1. 麻醉方法的选择 应遵循的原则：①呼吸循环系统干扰小；②镇静、镇痛和肌松作用好；③手术不良反射阻断满意；④术后苏醒恢复快；⑤并发症少。

（1）局麻及神经阻滞：对呼吸功能影响小，能主动咳出气管内分泌物，故对呼吸系统疾病病人较为安全，但因其镇痛不够完全，肌松作用也不够满意，故只适用于短小手术。

（2）椎管内麻醉：镇痛及肌松效果好，常用于腹部、盆腔及下肢手术。脊麻对循环干扰大，较少选用。胸部或上腹部硬膜外阻滞对呼吸、循环影响大。阻滞平面控制在 T_8 以下，利多卡因浓度不超过 1.5%时，对呼吸的影响一般不大。椎管内麻醉中辅用镇痛、镇静药时，必须注意其抑制呼吸的副作用。

（3）气管内全麻：全麻适用于病情重、呼吸功能差或低氧血症病人，也适用于手术复杂、手术时间较长的病人。气管插管可减少呼吸道无效腔，充分供氧和有利于呼吸管理，还可按需随时清除呼吸道分泌物。但全麻也有其缺点：①气管导管对呼吸道有一定的刺激，可能诱发支气管痉挛及分泌物增加；②吸入麻醉药对呼吸道有刺激作用。

2. 麻醉药物的选择

（1）吸入麻醉药：氟烷对呼吸道无刺激，可直接松弛支气管平滑肌，适用于慢性支气管炎和哮喘病人，但其有诱发室性心律失常的作用，尤以并用肾上腺素时明显。恩氟烷、异氟烷及地氟烷低浓度吸入时对呼吸道无刺激，并可抑制迷走神经兴奋所致的支气管痉挛。七氟烷可松弛因组胺或乙酰胆碱引起的细支气管痉挛，故适用于哮喘病人。

（2）静脉麻醉药：硫喷妥钠有组胺释放的作用，禁用于有哮喘史的病人。氯胺酮通过兴奋 β_2 受体使支气管扩张，可防止或逆转因组胺引起的细小支气管收缩，故特别适用于哮喘病人，但氯胺酮有轻度抑制呼吸作用，故不适用于呼吸功能不全者，而且它还有增加肺血管阻力，使肺动脉压升高的作用，所以也禁用于慢性支气管炎继发肺动脉高压者。丙泊酚也可用于呼吸系统疾病病人，但亦有抑制呼吸的作用。

（3）镇痛药：阿片类镇痛药可延长呼吸系统疾病病人呼吸抑制的时间，应减量。

（4）肌松药：筒箭毒碱有明显的组胺释放作用，禁用于有哮喘史的病人。琥珀胆碱、苯磺阿曲库铵、米库氯铵有轻度释放组胺的作用，应慎用。泮库溴铵、维库溴铵无组胺释放作用，但泮库溴铵可引起心动过速。目前可用于呼吸系统疾病病人最理想的肌松药是维库溴铵。

各种麻醉药物单独使用，都不能满足手术要求，目前选用联合用药，以静吸复合麻醉最合适。麻醉药物的选择不仅要考虑手术时的要求，还应考虑其对术后通气和循环的抑制应减至最低程度。

3. 麻醉期间的管理 在呼吸系统疾病病人的麻醉中，其与麻醉方法、药物的选择具有同样重要的地位。麻醉管理的内容有以下几个方面：①加强对呼吸的监测和管理，维持呼吸道通畅和足够的通气量，防止缺氧和 CO_2 蓄积；②加强对循环的监测和管理，维持循环稳定，预防心律失常，发生休克时应予以纠正，掌握输血、输液的量和速度，防止过量或不足；③纠正水、电解质、酸碱平衡紊乱；④在符合手术要求的前提下，尽可能减少麻醉药用量，全麻不宜过深，椎管内麻醉范围不宜过广。

（1）局麻和椎管内麻醉的管理：麻醉必须做到镇痛完善，若有镇痛不全或肌松不满意，宁可更换麻醉方法，也不能盲目滥加镇静、镇痛药。麻醉中要加强呼吸管理，备妥麻醉机和插管、全麻所需的设备，必要时可行辅助呼吸。麻醉中如遇血压下降，应及时处理，因循环障碍会进一步加重呼吸功能不全的程度。

（2）全麻的管理：呼吸系统疾病病人因通气和换气功能障碍，导致吸入麻醉药的诱导和苏醒都较正常人慢。全麻诱导力求平稳，插管前要重视完善的喉头及气管黏膜表面麻醉，可预防插管诱发的呛咳和支气管痉挛。气管插管前即刻静脉注射利多卡因 $1\sim2mg/kg$，也有预防气管刺激反射性支气管痉挛的功效。气管内注入利多卡因似可防止插管引起的支气管痉挛，但大多数人认为其可诱发支气管痉挛。快速诱导插管时肌松药应足量，以保证顺利插管。发作支气管痉挛而需紧急快速插管时，可首选氯胺酮，结合肌松药进行。支气管扩张病人宜选用双腔支气管插管，插管体位应是健侧肺在上的侧卧位或斜卧位，插管要迅速、轻柔，避免剧烈呛咳和大出血。对慢性阻塞性肺疾病病人要保持较正常偏高的 $PaCO_2$，借以稳定循环和保留呼吸中枢兴奋性。呼吸模式以间歇正压通气较适宜，必要时加用呼气末正压通气，但压力不宜过大，否则会使肺气肿病人的肺泡破裂，呼吸模式的吸呼比（I：E）宜为 1：（2.5～3.0）。麻醉中将吸入气体湿化并加温非常必要，尤其对于那些有运动后哮喘史的病人，如发生支气管哮喘，可应用挥发性麻醉药、氯胺酮和（或）肌松药来加深麻醉以处理，如仍不能缓解，可采取药物治疗，如使用氨茶碱、沙丁胺醇或肾上腺皮质激素等。此时如吸入高浓度 O_2、给予手控正压人工通气，可改善气道压力较低时的每分通气量不足。支气管扩张病人麻醉中应特别注重保持健侧呼吸道通畅，避免受患侧的污染。术中需彻底清除呼吸道分泌物，但吸引切忌过频，每次吸引时间切忌过长，否则容易导致缺氧。为预防吸引缺氧，可采取以下措施：①吸痰前后应吸入高浓度 O_2；②每次吸痰时间一般不应超过 10 秒；③吸痰前宜适当加深麻醉，以防引起呛咳和支气管痉挛。术中静脉补充足够晶体液，对维持水、电解质平衡很重要，并可使呼吸道分泌物较稀薄，便于清除。术毕应使病人尽早清醒，新斯的明拮抗肌松药作用时，应先给足阿托品，否则有诱发哮喘的危险，拔管前应逐步降低 O_2 的吸入浓度直至停止吸入，观察 10～15 分钟，证明无缺氧及呼吸困难后方可拔管。对有支气管痉挛史者，只要自主呼吸存在，同时又有满意的潮气量，允许在较深麻醉下拔管，以防诱发支气管痉挛。

六、麻醉后处理

麻醉后应鼓励病人咳嗽，保持呼吸道通畅，维持循环稳定，防止肺部感染，纠正水、电解质紊乱及酸碱失衡等，还应注重维护呼吸功能，使咳嗽和潮气量完全恢复，清除呼吸道分泌物，同时适当处理伤口疼痛和予以氧疗，对预防术后并发症、减少手术死亡率具有重要意义。

第十七章　围麻醉期的呼吸管理、机械通气和呼吸器的使用

一、围麻醉期呼吸功能的观察与监测

围麻醉期对病人呼吸的观察，包括从最简单的视、听、触诊到复杂的呼吸功能监测。

（一）呼吸功能的临床观察

1. 呼吸运动的观察　包括直接观察病人呼吸运动的频率、节律、幅度、方式（胸或腹），或者在鼻孔或气管导管口处粘贴棉花纤毛观察气流情况。

2. 呼吸音的监听　包括应用普通或食管听诊器等工具监听呼吸音的音量、音质变化，鉴别呼吸道有无各种分泌物潴留，咽喉及支气管痉挛时出现的异常呼吸音。全麻时监听麻醉机螺纹管的声音可间接了解呼吸音。

3. 黏膜、皮肤颜色的观察　观察口唇黏膜、指甲、耳垂和颜面皮肤、手术野出血的颜色，可以了解病人是否存在低氧和 CO_2 蓄积。由于影响黏膜肤色的因素较多，又缺乏比较确切的客观衡量标准，应与其他呼吸变化综合判断。

（二）呼吸功能的监测

呼吸功能监测的目的是了解病人确切的通气状态、肺的气体交换、氧的转运和代谢。

1. 呼吸功能测定　利用不同的监测仪及麻醉机的监测装置可测定呼吸频率、吸呼比、潮气量、每分通气量、气道压力和肺顺应性等。一般情况下，成人呼吸频率为 12～14 次/分。吸/呼比为 1：（1.5～2.0），潮气量（V_T）=7ml/kg（约为 500ml），平均值男性为 600ml，女性为 490ml，每分通气量（V_E）=6.0L，平均值男性为 6.6L，女性为 4.2L，气道压力（机械通气时）为 10～20cmH$_2$O，气道压力增大，这在全麻病人易发生，任何原因引起的肺容量减少，均可使气管支气管腔变窄，气管阻力即上升。气管导管折曲，或误插入一侧支气管，或气管导管口紧贴于气管壁，气道压力会增大。病人发生支气管痉挛，气管插管或气道内有分泌物及其他堵塞时，气道压力可显升。肺顺应性：测定胸膜腔内压力与气道出口（如口腔内）之间压力差，再与潮气量比较，即可得到肺的顺应性，正常值为 0.2L/cmH$_2$O。凡胸廓或肺组织有病变时，如肺气肿、肺纤维化、肺水肿、肺充血、胸膜增厚、脊柱侧凸或胸廓变形等，胸廓与肺组织弹性减退、硬变而致扩张受限，则胸廓和肺顺应性降低。

2. 呼吸气体测定　利用红外线 CO_2 测定仪测定呼气中 CO_2 浓度；应用各种类型的测氧仪测定吸入气体的氧浓度；麻醉药物浓度监测仪可测定吸入麻醉药浓度。

3. 脉搏血氧饱和度（SpO_2）监测　是反映血液中运输血氧状态的无创连续监测技术，具有使用简便、敏感、可靠和非创伤性监测的优点，可及时预示低氧血症。

4. 呼气末二氧化碳分压（$PetCO_2$）　可反映 CO_2 产量、肺泡通气量和肺灌流量的变化。

5. 血气分析　能够比较精确地了解呼吸系统的功能和酸碱代谢的变化，常用于较大而复杂的手术和危重的病人。

6. 插入式或经皮血 O_2 和 CO_2 测定　是一种间接血气测定。虽存在测定值不够稳定的缺点，但由于具有连续、无创、反应灵敏、报警及时的优点，麻醉监测中仍常采用。

（三）呼吸异常的表现

麻醉过程中病人呼吸的频率、节律与深度可以发生很大的变化，有不同的表现。

1. 屏气 在吸入麻醉诱导过程中常见，尤多见于乙醚吸入麻醉。也可见于麻醉维持期，这多半是由于麻醉浅而手术刺激较强，如刺激骨膜、内脏神经或腹腔神经丛。这时可暂停刺激，适当加深麻醉。

2. 呼吸过缓 呼吸幅度改变不大，但频率减慢到 10 次/分以下，多见于吗啡等麻醉性镇痛药所引起的呼吸抑制。

3. 呼吸过速 呼吸频率可超过 40 次/分，幅度可以深，亦可因频率太快而变浅。常见于缺氧或 CO_2 蓄积时，尤以 CO_2 蓄积时为甚，如碱石灰失效、麻醉机活瓣失灵、阻力过大、气管导管插入过深误入一侧总支气管，还见于肺水肿、肺不张、败血症性休克及浅麻醉下手术刺激。

4. 呼吸抑制 这是指病人通气不足，$PaCO_2$ 上升，但无呼吸道梗阻。可能由于麻醉前用药中麻醉性镇痛药、巴比妥类药过量，特别是重危病人应尽量避免这些药物，因为很难确定这种病人对用药的反应。硫喷妥钠诱导时，呼吸抑制极为常见。此外，麻醉过深及肌松药的应用，也可以发生呼吸抑制。呼吸抑制的结果为 CO_2 蓄积，在给氧的条件下，病人可不伴有缺氧。其临床表现为皮肤潮红、心率快、血压高、呼吸浅或慢。

5. 梗阻性呼吸 主要由于呼吸道发生梗阻所出现的呼吸变化，临床表现为胸部和腹部呼吸运动反常，即膈肌下降时胸廓不扩张，甚至有胸骨上凹下陷和肋间隙内陷，每次自主呼吸吸气时气管向下牵曳（tracheal tug），常伴有程度不等的吸气性喘鸣。如发生完全性梗阻，病人可出现强烈的呼吸动作，但无通气。如不迅速解除，可很快出现呼吸循环衰竭。

6. 咳嗽 多发生于全麻诱导期或麻醉过浅时，咳嗽本身是气道受刺激的一种保护性反射，可由于吸入刺激性麻醉药（如乙醚），浅麻醉下放置口咽导气管、吸痰管，呼吸道内有唾液、黏液、血液或胃内容物误吸等所致。对于吸烟者及慢性呼吸道炎症病人，更易引起咳嗽。剧烈的咳嗽，可引起胸腔内压增高，使静脉回流受阻，静脉压和颅内压增高，故应尽量避免。

7. 喉痉挛及支气管痉挛 喉痉挛可发生在麻醉的任何时期，是一个严重的并发症，但也是一种保护性反射。轻度喉痉挛，仅吸气时出现喉鸣，解除局部刺激常可缓解；中度喉痉挛，于吸气及呼气时均发生喉鸣，除立即解除其原因外应加压吸氧；严重喉痉挛时呼吸道完全梗阻，无法进行正压呼吸，故必须立即静脉注射琥珀胆碱 0.5～1.0mg/kg，然后行气管插管人工呼吸。支气管痉挛临床表现为呼吸困难、喘鸣、两肺广泛笛音，气道阻力增大，心率过快，甚至出现心律失常。

二、呼吸道的管理

呼吸道是气体进出肺的必经之道，保持呼吸道通畅是进行有效通气的前提。各类呼吸道阻塞和呼吸道高敏感反应都造成气体运输障碍，影响肺内气体正常交换，若不及时处理，将导致低氧和 CO_2 蓄积。

（一）呼吸道阻塞

围麻醉期的呼吸道阻塞多为急性阻塞。按发生部位可分为上呼吸道阻塞和下呼吸道阻塞。按阻塞程度可分为完全性阻塞和部分性阻塞。呼吸道阻塞后会出现梗阻性呼吸，临床表现为胸部和腹部呼吸运动反常，不同程度的吸气性喘鸣，呼吸音低或无呼吸音，严重者出现胸骨上凹和锁骨上凹下陷及肋间隙内陷的"三凹征"，病人呼吸困难、有强烈的呼吸动作，但无通气或低通气量，常见的呼吸道阻塞有以下几种。

1. 舌后坠 由于下颌骨和舌肌的松弛，仰卧位时在重力的作用下舌体坠向咽部而形成上呼吸道堵塞。多发生于全麻诱导期，而椎管内麻醉或神经阻滞辅用安定镇静药物或麻醉性镇痛药者，也可出现舌后坠。舌体过大，体型矮胖而颈短，咽壁淋巴组织增生者，均易发生舌后坠。置病人头部于侧位或放置口咽通气道可保证气道通畅。

2. 分泌物过多 围麻醉期呼吸道分泌物过多可造成呼吸道阻塞。咽喉部分泌物过多病人出现鼾声，气管内的分泌物可听诊到干啰音，气管插管的病人气管内分泌物过多，呼吸期间螺纹管内出现异常音响。分泌物过多重点在于预防，可术前给予足量的颠茄类药物。分泌物过多时应立即吸除，以恢复气道通畅。

3. 误吸和窒息　呕吐与反流在麻醉过程中较常见。如不及时引流和吸引，病人吸气时可将呕吐物和反流物误吸到下呼吸道引起窒息。分泌物过多和异物引起的误吸也是窒息发生的重要原因。误吸和窒息的处理重点在于预防，择期手术麻醉前成人禁饮禁食 8～12 小时，小儿禁饮禁食 8 小时，以保证胃彻底排空。

4. 喉痉挛　是呼吸道保护性反射——声门闭合反射过度亢进的表现，是严重的麻醉并发症之一。临床表现为吸气性呼吸困难，可伴有干咳及高调的吸气性哮喘音。喉痉挛严重妨碍气体交换，应强调预防的重要性，避免在麻醉深度不够时直接刺激声门区黏膜。喉痉挛发生时，要面罩加压吸氧，或用粗针头行环甲膜穿刺，或静脉注射琥珀胆碱 50mg，迅速解除痉挛，然后行气管插管人工通气。

5. 支气管痉挛　为支气管平滑肌过度敏感，同时气管内受到插管、误吸等刺激所致。手术刺激可引起反射性支气管痉挛。临床表现为呼气性呼吸困难。需进行加压给氧控制呼吸、加深麻醉及静脉注射氯胺酮、利多卡因等扩张支气管。严重者需使用 β_2 受体兴奋药如异丙肾上腺素、特布他林（terbutaline）。

6. 麻醉操作失误或麻醉装置不当　全麻气管插管的病人，气管导管扭曲、导管内径过小，气管插管过深误入一侧支气管或过浅而脱出，气管导管前端斜面贴近气管壁，麻醉机螺纹管扭曲、呼吸活瓣启闭失灵，都可导致呼吸道阻塞。

（二）保持呼吸道通畅的措施

采用一定手法或借助于某些器械以保持呼吸道通畅。

1. 手法　包括抬颈法、提颏法和托下颌法，以保持呼吸道通畅。

（1）抬颈法：病人仰卧，术者一手伸入病人颈后，向上抬起，另一手按住病人前额，使头向后仰、颈向前牵伸。

（2）提颏法：病人仰卧，术者一手提起病人颏部，另一手按住病人前额。

（3）托下颌法：首先将头部尽可能后仰，然后术者用双手托住病人下颌角，向前上方托起，并使下颌中切牙超出上颌中切牙或平齐并固定。

2. 器械　使用口咽或鼻咽通气道、气管导管提供人工气道。

三、通气不足的管理

呼吸道通畅的病人出现低氧和 CO_2 蓄积，首先应考虑是否存在通气不足。

（一）通气不足的原因及临床表现

通气不足主要表现为潮气量减少、潮气量不足，增快呼吸频率仍不能满足有效肺泡通气量，血气分析示 $PaCO_2$ 增高、PaO_2 降低或正常，诊断即可成立。通气不足的病人，在充分给氧的情况下，PaO_2 可不下降。

1. 呼吸暂停　又称不呼吸或无呼吸，是指麻醉期间各种原因所致的呼吸短暂停止。

（1）麻醉药物所致的呼吸暂停：许多麻醉药物对呼吸中枢有不同程度的抑制作用，注射过快可引起呼吸暂停，如硫喷妥钠、氯胺酮。

（2）肌松药所致的呼吸暂停：肌松药可使呼吸肌完全麻痹，引起一定时间的呼吸停止。

（3）机械刺激所致的呼吸暂停：较浅的麻醉下，腹部手术刺激内脏神经及腹腔神经、甲状腺手术刺激加压感受器、骨科手术刺激骨膜都可引起呼吸暂停。

（4）低氧及低二氧化碳引起反射性呼吸暂停。

2. 呼吸无力　主要是指呼吸肌收缩无力，为呼吸肌的泵功能衰竭所致。重症肌无力、脊髓横断、多发性脊神经根炎、肌营养不良症及使用某些抗生素（如新霉素、链霉素等）均可造成神经肌肉功能障碍，致呼吸肌麻痹、呼吸无力。电解质紊乱也可导致呼吸肌无力。

3. 肺顺应性降低　肺顺应性是指肺的可膨胀性，麻醉期间降低肺顺应性的因素有：

（1）病理因素：气胸、血胸、肺不张、肺水肿、腹腔内巨大肿瘤、大量腹水等均降低肺顺应性。

（2）病人体位：俯卧位、肾垫高位和截石位通过影响胸壁和膈肌活动度，减少肺顺应性。

（3）手术因素：胸腔内手术，胸腔负压消失，肺顺应性降低。肺顺应性降低，表现为呼吸期间呼吸道压力过大，吸气峰值压力高。

4. 机械通气不当　麻醉呼吸机潮气量过小，呼吸比例不当，影响通气；麻醉机螺纹管过长，无效腔增大，肺泡通气不足。

（二）通气不足的处理

通气不足处理的基本原则是维持足够的通气量。首先是寻找通气不足的原因并解除。然后根据病人呼吸功能状况进行人工通气，提供适宜的潮气量、呼吸频率和吸呼比。人工通气可以是辅助人工通气，也可以是控制人工通气，可以经面罩进行人工通气，也可以通过气管内导管进行人工通气。

1. 辅助呼吸　是在保留病人自主呼吸的情况下，对因潮气量不足或频率过慢所致的通气不足，予以适量适时的补偿，以达到正常通气水平的方法。使用辅助呼吸时，应先了解病人自主呼吸频率和潮气量的大小。挤压贮气囊时逐渐用力，压力不超过 11.03mmHg（15cmH$_2$O）即可，切忌加压过猛。完成每次挤压后应有极短暂停顿，便于气体在肺内较均匀分布，并有充分的交换时间。松开贮气囊时，动作要迅速，以利于气体充分呼出。

2. 控制呼吸　是在病人的自主呼吸消失后人工地进行通气的方法，控制呼吸可以完全主动地进行呼吸管理。

（1）优点：①可避免存在自主呼吸时，因辅助呼吸不当所致通气效果不佳或对循环的明显干扰；②可保证气体交换充分；③消除剖胸手术时的反常呼吸或纵隔摆动对呼吸循环功能的影响；④降低氧耗和机体代谢；⑤手术野平静便于操作。

（2）方法：①手法控制呼吸，麻醉医师用手加压于贮气囊，使气体进入肺内形成吸气，呼气则依靠肺和胸廓的弹性回缩被动呼出。②机械控制呼吸，应用呼吸机对无自主呼吸病人实施机械通气。施行控制呼吸时，必须考虑呼吸的频率、潮气量、气道压力和吸呼比。

四、机械通气和呼吸器的使用

（一）使用呼吸机的主要适应证

1. 围麻醉期辅助或控制呼吸　全麻气管插管，静脉用肌松药消除病人自主呼吸，现多采用呼吸机对病人实施机械通气。

2. 各种急性呼吸衰竭的治疗

（1）中枢性呼吸抑制：包括各种感染、中毒、高热等致中枢神经麻痹、颅内压过高、脊髓创伤等。

（2）外周性呼吸麻痹：包括脊髓以下的神经疾病，如多发性神经根炎、重症肌无力、低钾性麻痹等。

（3）胸廓、气道解剖性损害：如多发性肋骨骨折导致的连枷胸、气道部分阻塞等。

（4）换气性呼吸衰竭：如急性呼吸窘迫综合征和肺水肿。

3. 慢性呼吸系统疾病的治疗　对慢性阻塞性疾病或炎症，通过通气机辅助呼吸，吸入药物治疗，能收到一定的疗效。

4. 肌肉痉挛性疾病的麻痹治疗　当不同原因引起的频繁抽搐、肌痉挛以致通气受限时，可用肌松药加通气机治疗，如破伤风、癫痫持续状态、产科子痫、婴幼儿百日咳等。

（二）机械通气和呼吸器的使用方法

（1）接通气源及电源，开启这些开关。

（2）定出潮气量，并将其调到所需刻度备用。一般成人取 6～8ml/kg（约 500ml），可减少气压伤的发生。按此定出的潮气量，其吸气平台压（inspiratory plateau pressure）<30cmH$_2$O。

（3）定出呼吸频率，一般成人以 12～14 次/分为宜。

（4）吸呼比，对呼吸功能正常的病人取 1∶2 或 1∶1.5。如病人有阻塞性肺疾病、哮喘等可改为 1∶2.5 或 1∶3。

（5）呼吸器输送气体，有的是氧，有的是空气。若为空气要提高吸入气氧浓度，则另增氧量。

（6）使用完毕，拔下转换接头，装上贮气囊即可恢复麻醉机工作。

（三）呼吸机使用时注意事项

1. 呼吸道管理　行通气治疗时，应维持呼吸道的通畅。注意吸痰、吸入气湿化、加温、保持呼吸回路畅通。

2. 监测　通气治疗的主要客观监测手段是血气分析，初期每 1～2 小时取动脉血测定一次，并根据 PaO$_2$、PaCO$_2$ 及 pH 调整通气量和加压方式。经过数小时调整观察，情况逐渐稳定后改为每日 1～2 次至一般临床观察。一般观察项目包括脉搏、血压、末梢颜色、血钾、尿量及尿液 pH、出汗、瞳孔变化等。

3. 对自主呼吸的处理　通气治疗时是应完全控制呼吸还是尽力保留病人自主节律而辅以间歇指令通气，尚有不同意见。

4. 营养维持　通气治疗期间营养的维持主要依靠鼻饲解决，全肠道外营养以使用乳化脂肪较为合理。

5. 其他　已行通气治疗者，一般宜停用呼吸中枢兴奋药，但可经常使用针刺刺激或物理按摩以保持病人肌力，并经常翻身、擦背、活动四肢，防止深部静脉血栓形成、肺部淤血和压疮等并发症。

五、呼吸节律异常

围麻醉期常发生呼吸频率、节律的变化。

（一）呼吸过速

呼吸过速是指呼吸频率超过 40 次/分。呼吸过速时潮气量正常或稍大，也可因呼吸频率过快而变小。围麻醉期最常见的呼吸过速是各种原因造成的缺氧和 CO$_2$ 蓄积，鉴别和及时纠正引起呼吸过速的原因，呼吸可恢复正常。

（二）呼吸过缓

呼吸过缓是指呼吸频率低于 10 次/分，潮气量改变不大。常见于麻醉性镇痛药、镇静药及静脉全麻药引起的呼吸抑制。

（三）节律紊乱

1. 屏气　常见于吸入麻醉诱导过程中，由于吸入麻醉药对呼吸道的刺激，病人突然停止呼吸，出现屏气。

2. 病理性节律紊乱

（1）潮式呼吸：是一种由浅慢逐渐变为深快，然后再由深快到浅慢，再经过一段呼吸暂停，再一次开始如上的周期性呼吸。常见于低氧、酸中毒、巴比妥类药物中毒和糖尿病酮症酸中毒。

（2）深快呼吸：呼吸深而快，常见于严重的代谢性酸中毒。

（3）间歇样呼吸：有规律地呼吸几次后呼吸突然停止，间隔一段时间后又开始呼吸。常见于麻醉药物、低氧和 CO$_2$ 蓄积对呼吸中枢的抑制。

（4）叹息样呼吸：是缓慢的深吸气，随之以缓慢的呼气。

（5）呼吸运动突然受到遏制或为断续性浅而快的呼吸：多见于肋骨骨折、急性胸膜炎等。

处理异常节律呼吸首先要找出原因并加以纠正。对异常节律造成的机体缺氧者,可经鼻导管、面罩和气管内导管给氧及辅助呼吸,必要时使用呼吸机进行辅助或控制呼吸。

六、换气功能障碍

围麻醉期常见的换气功能障碍主要是急性肺水肿和急性呼吸衰竭。

(一)急性肺水肿

围麻醉期肺水肿并非十分罕见。其发病急骤,若不能及时发现和处理,会危及病人生命安全。围麻醉期肺水肿多为心源性肺水肿,常由于术中大量输液和左心衰竭,继发性体液潴留于肺部。非心源性肺水肿较少见,常见于败血症、胃内容物误吸、脂肪栓塞和肺挫伤时,肺血管内皮细胞受损所致。围麻醉期输血输液过多或速度过快,尤其是在心血管疾病、心功能受损时容易发生心源性肺水肿。麻醉操作不当,如麻醉诱导期气管插管引起强烈的心血管应激反应和用药不当导致心动过速或高血压,也是肺水肿的常见原因。肺水肿早期表现为恐惧不安、出冷汗、心动过速,以后逐渐出现呼吸困难、发绀、颈静脉怒张、喘鸣和咳粉红色泡沫样痰。听诊可闻及干、湿啰音。晚期可出现神志模糊、心律不齐和休克。围麻醉期依据口腔或气管导管内渗出大量粉红色泡沫样痰和听诊肺内大量湿啰音即可做出诊断。治疗原则:通过有效的方法来降低肺血管静水压,提高血浆胶体渗透压,改善肺毛细血管的通透性,充分给氧和辅助呼吸来减轻气体交换障碍,纠正低氧血症。

(二)急性呼吸衰竭

急性呼吸衰竭并非一种独立的病种,而是在不同原发病基础上发展而来的紧急综合征。其病理生理改变的特征是急性低氧血症。典型的临床表现是低氧的各种征象,经吸氧或人工通气仍不能缓解缺氧的症状,PaO_2 持续低于 60mmHg,常见的呼吸衰竭症状有:

(1)因脑缺氧而致神志混乱、躁动挣扎,终致昏迷。早期可仅诉头痛或头晕。

(2)低氧可诱发机体内源性儿茶酚胺释出增加,临床表现为面色苍白、出汗、心跳加快,甚至心律失常等。

(3)当呼吸衰竭加重、低氧伴有高碳酸血症时,神态变化更趋明显,面色潮红,颅内压、眼压均升高,眼底检查可见血管怒张。

处理急性呼吸衰竭:

1. 纠正缺氧状态

(1)疏通气道并保持通畅:不同原因的气道阻塞应采用不同方法来解决。上呼吸道的通畅可用置入口咽或鼻咽导管来维持。昏迷较深病人应尽量做气管插管(经口或经鼻)。遇紧急喉痉挛或喉部炎症、水肿、肿瘤阻塞者,宜以 14 号粗针头行环甲膜穿刺,先缓解致命的阻塞,然后再行气管切开造口术。经常注意吸痰,保持呼吸道通畅。

(2)建立或恢复有效的肺泡通气和换气以纠正低氧血症:这是治疗的首要目标。故一旦气道通畅,即应开始通气治疗。短时间的通气治疗可先采用简便装置或麻醉回路,有条件者应及时采用机械通气。

(3)改善循环系统对氧的输送效能:治疗呼吸衰竭时,也必须及时纠正低血容量、低血红蛋白、低心排血量及各种休克或心泵衰竭状态,保证氧在血液内输送和对脏器组织的有效灌注。

(4)减少机体的能量消耗、氧耗:遇有高热、感染、过度呼吸做功等情况,应设法控制以降低氧耗量,缓解呼吸情况的进一步恶化。

2. 纠正酸碱、水电解质失调

(1)维持酸碱平衡:一般先改善通气,纠正高碳酸血症。不可急于考虑输注药物矫正,如已发展为混合性酸中毒,则单纯加强通气已不能使血液酸碱值恢复正常,此时可考虑应用碱性药物。在酸或碱血症过程中,容易发生血浆高钾或低钾现象,应密切监测,必要时给予相应纠正。

(2)维持体液平衡:对急性呼吸衰竭病人进行救治时,应十分注意维持适当的体液平衡。全身性液体负平衡有助于缓解肺过量，可以小心使用利尿药或超滤透析等方法排出水液，但应维持稳定的血容量（血红蛋白保持在 140～150g/L），适当输入晶体液或胶体液以利于调节。

七、特殊病人的呼吸管理

特殊病人（小儿、老年人、肥胖病人、神经外科病人及心血管外科手术病人），其围麻醉期的呼吸管理，除具有一般麻醉呼吸管理的共性外，还有其特殊之处。

（一）小儿麻醉的呼吸管理

小儿麻醉呼吸管理的重点是保持呼吸道通畅和提供充足的氧。小儿舌大、颈短，呼吸道管径较小，呼吸道腺体分泌旺盛，分泌物多，很容易发生舌后坠和气道被异物、血液、分泌物堵塞而引起急性呼吸道阻塞。小儿代谢旺盛、氧耗量大，对低氧的耐受能力差，短时间低氧即可危及生命。但小儿能忍受二氧化碳增加而无临床症状。小儿多用全麻，各种全麻药物具有不同程度抑制呼吸功能和增加腺体分泌的作用，增加了小儿麻醉呼吸管理的困难。

小儿呼吸道阻塞的症状和体征包括喘鸣、发绀、喉痉挛、胸骨和肋骨凹陷、窒息、声嘶、心动过速、呼吸急促、高血压、心律失常和焦虑不安等。小儿麻醉期间常规经鼻导管或面罩给氧。为保持上呼吸道通畅，可于肩下置一薄枕，使咽喉部分泌物、血液能够及时引流出来。放置口咽通气道，预防舌后坠和及时抽吸分泌物、血液，可防止上呼吸道阻塞。一旦出现呼吸道急性阻塞，首先应查明原因，针对原因进行处理，同时行气管插管，以维持呼吸道通畅。

（二）老年人麻醉的呼吸管理

老年人呼吸系统发生退行性变，气管、支气管管腔变小，肺泡数量减少，呼吸肌肌力减弱。肺通气和气体交换功能降低。因此老年人麻醉期间，即使局麻、神经阻滞或椎管内麻醉，也需常规吸氧，并用 SpO_2 监测，及时发现低氧并予以纠正。

老年人常合并肺气肿、慢性支气管炎和慢性阻塞性肺气肿，又易合并其他系统的疾病如心血管病、神经系统疾病，这些原发病本身即可引起呼吸功能紊乱，造成机体缺氧，应正确处理原发病以维持呼吸功能正常。

老年人常有牙齿缺失损坏，剩余组织萎缩引起的牙齿松动，因此，使用面罩时应防止漏气和松动牙齿脱落误入气道。老年人咽部组织疏松，易发生舌后坠，放置口咽通气道，可维持呼吸道通畅。

老年人代谢及排泄药物的能力减退，为肝肾功能降低所致。各种全麻药、麻醉性镇痛药、肌松药在体内存留时间延长。因此，应减少药物剂量及延长给药间隔，否则麻醉恢复期自主呼吸恢复困难。

（三）肥胖病人麻醉的呼吸管理

肥胖病人由于体重大、代谢活跃，能量需要增加，氧的消耗和二氧化碳生成增多。机体通过增加心排血量和肺泡通气量以满足机体的代谢需要。另外，肥胖病人头、颈和下颌活动受限，颈短，易出现气管插管困难。许多肥胖病人不能耐受仰卧位。从坐位到仰卧位，肥胖病人的氧耗、心排血量和肺动脉压明显增加。平卧后，使本来较低的胸壁、肺顺应性进一步降低和进一步加重通气/血流比例的失调。因此，对于平卧的手术，需经鼻导管或面罩吸入纯氧。肥胖病人气管插管前应准备好各种型号的喉镜片和气管导管，对于插管困难的病人需进行清醒插管。围麻醉期监测 SpO_2，并做血气分析，根据血气结果采取措施，纠正低氧和排出二氧化碳。

（四）神经外科病人的呼吸管理

1. 脑外伤病人的呼吸管理　脑外伤后，升高的颅内压和脑干损害，损伤呼吸中枢，影响呼吸功能，出现各种形式的异常呼吸：潮式呼吸、长吸气呼吸、间歇性呼吸等。脑外伤后胃停止运动，易发生反流或误吸。脑外伤后立即行气管插管，进行人工通气，可显著降低死亡率。控制呼吸、减少动脉和组织内的 CO_2 张力，可减少脑血流量、降低颅内压。通气方式常结合用持续正压通气和间歇指令通气。

2. 脊髓损伤病人的呼吸管理 高位脊髓损伤的急性阶段，由于继发于膈肌和肋间肌功能丧失，常出现呼吸系统并发症。气管插管期间，机械刺激气管内的迷走神经感受器可引起心动过缓，甚至心搏骤停。可先静脉注射阿托品 0.5mg 以预防。

颈髓损伤的病人，使用牵引装置或沙袋固定颈部于中轴位时，影响气管插管暴露声门，遇此种情况经常用纤维喉镜插管。应尽量避免气管切开，以免影响脊柱早期融合，对不能立即行气管切开的病人，可经气管直接行高频喷射通气给氧。

3. 择期神经外科手术围麻醉期的呼吸管理 择期神经外科手术围麻醉期呼吸管理的原则与脑外伤病人相同，即降低颅内压和维持正常呼吸功能。另外，脑挫伤手术对呼吸功能有重要影响。坐位手术对呼吸功能的影响包括降低上叶肺通气和加重通气/血流比例异常。虽然这些改变是短暂的，平卧位可恢复正常，但对于已存在肺部疾病者，使呼吸功能受累加重，并增加术后并发症。坐位手术引起的空气栓塞，造成肺毛细管前和毛细血管后机械性阻塞，导致肺动脉高压，迫使血管内液体进入肺泡引起肺水肿，甚至急性呼吸窘迫综合征。为防止肺、脑空气栓塞常不使用氧化亚氮，而是吸入纯氧，但长时间吸入纯氧又可引起局部肺水肿和中枢神经性肺水肿。因此，吸入气氧浓度应降低，50%氧的空气即可。

坐位病人还应注意呼吸道通畅。坐位时，气管内导管易扭曲、脱落，常使用弹簧气管内导管，应妥善固定，保证通气。

（五）心血管手术病人的呼吸管理

一些心血管外科手术病人，受心脏功能所累，术前可能已存在不同程度的呼吸功能异常，而体外循环心内手术后可加重呼吸功能紊乱，气体交换和肺容量都可能发生改变。如静脉血混合引起的低氧血症，胸廓和肺顺应性降低致肺容量受限等。这些变化可在手术后立即出现，但以术后24～72 小时最为明显，可持续 10～14 天，对心脏术后肺部并发症有决定性影响。

术前心肺储备功能良好的病人，术后肺部受累也很轻微，不需延长支持呼吸，麻醉苏醒后可立即拔管。早期拔管可减少气管插管和机械通气的损伤，病人舒适，能够活动，加速康复。但是，多数病人手术后早期往往需要继续人工通气支持。此类病人可静脉注射镇静药，避免迅速清醒和应用拮抗药引起的血流动力学波动。在常规的间歇正压通气下，血流动力学紊乱和通气/血流比例异常都极轻，但对婴儿和阻塞性肺疾病病人，有可能引起气压性损伤。正压通气增加平均胸腔内压，减少静脉血回流量和降低心室充盈压而影响血流动力学稳定，应避免血容量超负荷，调整吸呼比，或使用间歇指令通气，减低胸腔内压以恢复心脏指数。由于气压性损伤是高膨胀压的结果，应避免大潮气量和呼气末正压通气。

第十八章　开胸手术和肺切除术的麻醉

对开胸非心脏手术的麻醉已积累了许多经验，认识到由于病人体位的改变，开胸后胸腔内压的变化、纵隔移位及单肺通气等对呼吸功能的影响及其病理生理的变化。虽然现代麻醉技术可能为开胸手术提供了有利条件和安全保障，但对术中的监测与麻醉管理提出了更高的要求。

一、术前病人的评价及准备

（一）病人的评价

术前评价的重点是围绕了解病人呼吸和心血管等重要器官的功能状况，对围术期心肺功能障碍的危险性做出判断，降低术后并发症的发生率。

1. 病史　首先注意病人有无肺和心血管的疾病史、症状与体征。呼吸疾病的重要征象有咳嗽咳痰，分泌物异常增多，呼吸困难，出现哮鸣音和支气管痉挛、胸痛、咯血等。

（1）咳嗽咳痰：为非特异性症状，多因呼吸道受刺激而致支气管分泌物增多，应注意询问咳嗽开始和持续的时间及严重程度，痰的量、颜色和黏稠度。黄或绿痰伴有恶臭说明呼吸道感染的存在，术前应给予雾化吸入，稀释痰液，还要应用抗生素控制感染、体位引流以利于痰的咳出。

（2）呼吸困难：为特异性的症状，说明病情较重。提示呼吸道的任一部位可能存在狭窄、痉挛或梗阻。发生阻塞性呼吸困难，表现为呼吸运动增强，呼吸时相延长，呼吸频率发生改变，由于机体缺氧可伴有心搏加快。心脏病如左心衰、肺水肿也可出现心源性呼吸困难。必须注意呼吸困难出现及持续的时间、严重程度、一年中的变化规律和诱因。哮喘者要询问过敏原，术前用支气管扩张药（氨茶碱）治疗。气管受压或者移位也是引起呼吸困难的原因之一，术前要充分估计气管插管的难度，必要时可选择清醒气管插管术。

（3）咯血：由于炎症、结核或肿瘤的侵犯，腐蚀了肺支气管血管导致肺内出血。急性大咯血常阻塞呼吸道而引起窒息，麻醉诱导过程中应始终保持呼吸道通畅。

（4）吸烟史：长期吸烟者，术后易患肺部并发症。应询问吸烟史、每天的吸烟量，术前戒烟至少 2 周。

此外，要正确评价病人心血管的功能状况及代偿能力。下列情况使麻醉的耐受性降低，应给予高度重视：①有高血压史，术前血压未得到有效的控制；②糖尿病病人；③肥胖；④心脏病（心肌缺血或心律失常）；⑤心力衰竭。

2. 体检

（1）呼吸功能：应特别注意有无发绀，呼吸的频率及方式，呼吸时间是否延长，有无支气管痉挛、端坐呼吸和三凹征，胸部触、叩、听诊的其他症状。

（2）心血管功能：慢性肺疾病病人要注意右心衰和肺动脉高压的检查，具体指标如下。①胸骨右缘隆起；②全身水肿；③肝大；④颈静脉怒张；⑤肝颈回流征阳性；⑥有固定增强的肺动脉瓣第二心音；⑦胸骨左缘奔马律。

（3）肝功能：绝大多数麻醉药包括一些镇静药和镇痛药都对肝功能有不同程度的损害，此外，麻醉质量的好坏也与肝脏密切相关，其损害有以下几种形式：①药物的降解产物对肝细胞的直接损害；②药物的变态反应（过敏反应），可导致肝细胞的间接损害；③术中其他的因素如低血压时间过长、缺氧、大量失血、手术创伤等，使肝血流减少，可加重肝损害；④几乎所有的麻醉药物和术前的治疗药物如抗结核药、化疗药、抗生素等都要在肝脏代谢，加重了肝脏的负担。肝损害使肝脏酶的活性进一步减弱，其代谢、解毒能力进一步下降，易使机体中毒，增加手术的并发症，如苏醒延迟或不醒，甚至发生肝昏迷。有些结核和晚期肿瘤的病人出现低蛋白血症、白蛋白减少、球蛋白增多、白/球比值倒置，提示有慢性肝功能损害，也使手术及麻醉对病人的安危产生影响。因此，术前了解肝脏的功能状况，根据肝损害的程度，对手术的影响做出估计（表18-1）。

表 18-1　肝损害的程度对手术的影响

项目	轻	中	重
血清白蛋白/（g/L）	>35	30～35	<30
腹水	无	少量	大量
神经症状	无	轻度	昏迷前期
营养状况	好	尚可	差、消瘦
危险性	小	中	大

（4）肾功能：肾脏对血流灌注极为敏感，不能耐受缺血。肾小管在血流完全阻断30分钟后即可发生坏死，正常成人每分钟肾血流量为1200ml，肾皮质占90%，肾髓质占10%。血压在70～210mmHg时肾血流量可进行自身调节，观察尿量有利于了解肾灌注情况。术中很多因素如缺氧、手术创伤、失血、低血压都不同程度地影响肾功能，全麻药物或麻醉深度不当、电解质紊乱（低钾、高钙）及血pH>7.45均可减少肾血流。术前常规做肾功能检查，特别是内生肌酐清除率、血尿素氮以判断其损害的程度。

（5）特殊病情的麻醉前估计

1）高血压：原发性高血压病人血压持续高于180/110mmHg时，麻醉和手术的危险性显著增加。同时，与高血压是否累及心血管、脑和肾器官功能及其严重程度有关。高血压病人若术前血压未得到有效的控制，术中极易发生心力衰竭和脑血管意外。

2）糖尿病：此类病人存在代谢紊乱、心血管及肾脏等重要器官的病变及易受感染等危险因素，麻醉和手术可促使原有病情恶化，增加手术的危险性和死亡率。术前空腹血糖应控制在8mmol/L左右，最高不超过11mmol/L。除急诊手术外，病人术前必须控制酮体达阴性，防止手术应激下发生酮症酸中毒，以致发生不可逆性的昏迷。

3. 实验室常规检查及特殊检查　除肝肾功能及常规检查外，术前应查动脉血气分析，了解肺换气功能。心电图对于所有胸腔手术的病人都是必不可少的，必要时还需做24小时长程心电图检查。肺动脉高压者可能出现右心负荷过重的征象：①P波>0.25mV；②电轴右偏；③右心室肥大；④完全或不完全右束支传导阻滞。

所有开胸手术术前需拍正、侧位胸片，必要时加拍断层胸片、CT或MRI，以了解下列问题：①气管受压及偏移的程度（估计插管的难度或呼吸道通畅度）；②肺不张或肺水肿（影响气体的交换）；③肺大疱（破裂或挤压邻近组织）；④肺脓肿（有向健侧肺扩散的危险）。

4. 肺功能检查

（1）肺功能简易估计法：①屏气试验>30秒说明肺储备功能好，麻醉无危险；②吹气试验，嘱病人深吸气，然后用力快速呼气，能在3秒内全部呼出者，提示肺功能良好。

（2）肺功能测定法：通过测定最大通气量（MVV）、肺活量（VC）、第1秒用力呼气量（FEV_1）、残气量/肺总量（RV/TLC）、肺弥散率（DL），并结合血气分析，来判断肺功能及手术的危险性（表18-2）。

表 18-2　术前肺功能评定标准　　　　　　　　　　　　　（单位：%）

肺功能评定*	最大通气量（MVV）	残气量/肺总量（RV/TLC）	第1秒用力呼气量（FEV_1）
正常	>75	<35	>70
轻度损害	60～70	36～50	55～69

肺功能评定*	最大通气量（MVV）	残气量/肺总量（RV/TLC）	第 1 秒用力呼气量（FEV$_1$）
中度损害	45～59	51～65	40～54
重度损害	30～44	66～80	25～39
极重度损害	≤29	≥81	≤24

*重度：三项中至少两项达重度损害者。中度：①三项中轻中重度损害各一项；②三项中至少有两项中度损害者。轻度：不足中度者。

（二）术前准备

常见开胸手术后的并发症有呼吸功能不良、肺不张、肺炎和支气管痉挛等，术前采取有效的预防措施，可降低肺部并发症的发生率和病人的死亡率。

控制急性呼吸道感染和治疗慢性肺疾病很有必要。慢性阻塞性肺疾病的重要术前措施：①戒烟，至少 2 周；②使用抗生素控制急性呼吸道感染；③药物控制支气管痉挛（如沙丁胺醇、氨茶碱）；④平喘祛痰治疗（色甘酸钠、肾上腺皮质类固醇）；⑤深呼吸及咳嗽训练；⑥胸部拍击及体位引流；⑦低浓度（25%～35%）、低流量吸氧；⑧治疗肺源性心脏病，缓解肺动脉高压；⑨纠正营养不良。

肺源性心脏病等慢性阻塞性肺疾病病人，以右心室和肺动脉高压为特点，术前应静卧、吸氧、慎用利尿药。肺源性心脏病病人应用洋地黄治疗后可以发生较大变化，无明显心力衰竭表现者术前 48 小时应停药，以防洋地黄中毒。

二、麻醉的实施

（一）术前用药

胸腔手术的病人麻醉前用药要考虑病人的年龄、体质、病情及麻醉方法的差异，在用药的种类、时间和给药途径上应个体化。术前一晚可依病人的精神状态，给予口服地西泮 5～10mg 或肌内注射 10mg 促其入睡。

肺功能好的病人应常规给予术前用药，短小手术术前不用长效镇静药，已有低氧血症（PaO$_2$<75mmHg）和高碳酸血症（PaCO$_2$>46mmHg）者，术前禁用有呼吸抑制作用的药物。阻塞性肺疾病者，抗胆碱药（阿托品）不作常规应用，防止呼吸道干燥而不利于排痰。

（二）麻醉选择

开胸手术及麻醉常严重干扰呼吸、循环的正常生理功能，处理稍有不当，极易发生严重并发症和意外。因此，术前正确评价病人情况，合理选择麻醉方法及用药时机、剂量和组合是麻醉成败的关键。

全麻+控制呼吸是开胸手术的最佳选择。全麻药物的选择应以安全、镇痛效果好、对中枢神经和心血管系统抑制轻、术毕苏醒快、无组胺释放、对呼吸无刺激、不增加分泌物为原则。常用的药物有以下四类：

（1）吸入麻醉药：氧化亚氮、恩氟烷、异氟烷、七氟烷、地氟烷。

（2）静脉麻醉药：咪达唑仑、依托咪酯、丙泊酚、氯胺酮、硫喷妥钠。

（3）镇痛药：吗啡、芬太尼、阿芬太尼、舒芬太尼、瑞芬太尼。

（4）肌松药：泮库溴铵、维库溴铵、罗库溴铵、哌库溴铵、阿曲库铵。

（三）术中监测

术中监测根据手术方式、术前肺病的危重程度和循环系统的功能状况而定。适合于健康和无手术难度的标准化监测有：心电图、血氧饱和度、心前区或食管内听诊器、吸入气氧浓度、体温等。对高危病人：有心肺疾病者或手术有特殊难度的病人可选择直接动脉测压、中心静脉压、血气分析，持续 2 小时以上的手术还要置尿管观察尿量、PetCO$_2$。必要时可插入心导管测量肺动脉压力和心排血量，计算出肺血管阻力。

（四）手术的体位和开胸后对呼吸的影响

开胸手术多采取侧卧位，患侧在上，健侧在下，全麻后无论有无自主呼吸，主要通气由健肺转向患侧肺，加上纵隔的重力作用影响了健肺的扩张，结果是患肺通气好、血流灌注差，相反健肺通气差而血流灌注好。开胸后空气进入一侧胸腔，负压消失，两侧胸膜腔压力发生了变化，随即带来了一系列呼吸和循环的异常变化，如纵隔的摆动、反常呼吸、循环障碍、体热与体液丧失和对神经调节功能的影响，这些病理生理改变相互影响，危及病人的生命。

三、单 肺 麻 醉

单肺麻醉是将两肺的通气分开，术侧肺不再通气和活动，而健侧肺单独通气但每分通气量减少。这需要依靠双腔支气管导管和机械通气来完成。然而，单肺麻醉可引起一系列的功能变化，麻醉医生对这种技术要有足够的认识。

（一）病理生理

单肺麻醉不可避免地产生肺内动、静脉分流，部分未经氧合的血流入左心而导致低氧血症。由于 CO_2 弥散度比 O_2 大 20 倍，只要保证健侧肺良好通气，CO_2 的排除一般不受影响。机体缺氧可诱发低氧性肺血管收缩反应，导致肺血管阻力增加，应采取措施加以预防。

（二）单肺麻醉的适应证

1. 绝对适应证

（1）防止感染播散到健肺（肺脓肿）。

（2）大咯血（支气管扩张）。

（3）支气管胸膜瘘。

（4）单侧肺囊肿或肺大疱（可能含大量囊液）。

（5）气管、支气管断裂或重建术。

（6）肺泡蛋白沉积症。

2. 相对适应证

（1）胸主动脉瘤手术。

（2）全肺或肺叶切除术。

（3）食管手术。

（4）胸腔镜手术。

（三）单肺麻醉的实施

单肺麻醉绝大多数需插入双腔支气管导管，少数情况采用支气管导管或支气管填塞管。

1. 支气管填塞器　主要用于小儿，一般只是气管导管通气，而支气管填塞器（如支气管填塞气囊）部分则不通气。导管位置的正确放置要借助于支气管镜来完成。

2. 支气管导管　支气管导管的放置多借助支气管镜，它的管径较大，气道阻力较小。缺点是支气管导管对位不易，右侧插管常堵塞右上叶支气管开口而致通气不良，手术侧支气管不能吸痰，因此，已被双腔支气管导管所代替。

3. 双腔支气管导管的选择及应用　是单肺麻醉时最为常用的导管，操作简单，可盲探置管。经听诊法确定对位良好，通过远端的气囊将两肺隔开。常见的型号：Carlens 管（四种规格：左35F、37F、39F、41F），White 管（右 35F、37F、39F、41F），Bryce-Smith 管（内径为 6.0mm、6.5mm 和 7.0mm），Robertshaw 管（内径为 8.0mm、9.5mm 和 11.0mm）。

双腔支气管的选择：

（1）插左双腔支气管行左肺通气用于右肺手术。

（2）插左或右双腔支气管行右肺通气用于左肺手术。

（3）右双腔支气管行右侧支气管插管，有可能堵塞右上肺叶开口而通气不良，因此，左侧双腔支气管导管较常用于单肺麻醉。

双腔支气管插入后，双侧肺分别通气，经听诊确定导管对位正确后病人取侧卧位。单肺通气时由于气体交换障碍和肺动静脉分流量增加可导致低氧血症。单肺麻醉的通气管理应注意以下几点：

（1）单肺通气潮气量 8～10ml/kg，调整呼吸频率由双肺通气时的 13 次/分增至 15～16 次/分，气道压力略增，保持每分通气量不变，$PaCO_2$ 在 40mmHg。

（2）单肺通气期间吸入较高浓度的氧，可缓解低氧血症的程度。

（3）检测动脉血气，以调整单肺通气的效果。

（4）健肺加呼气末正压通气（5cmH_2O），如无效可采用术侧肺加持续气道正压（5～10cmH_2O），持续吹氧，必要时需间断患侧吹肺给氧。

（5）全肺切除术者，术侧肺动脉尽早离断，消除肺内右向左分流，$PaCO_2$ 即可降低。

（6）缩短单肺通气的时间。

4. 使用双腔支气管导管的并发症

（1）喉头损伤（Carlens 管尤其明显）。

（2）导管的位置不正，影响通气。

（3）气管或支气管破裂。

四、其他特殊胸腔手术的麻醉

（一）纵隔镜检查

一般在开胸手术前几天通过颈部径路置内镜到纵隔内，进行诊断性检查术，通常需要较深的麻醉。纵隔镜检查可发生较多的并发症：①出血；②气胸；③喉返神经损伤；④引起切口部位肿瘤的播散；⑤膈神经损伤；⑥食管损伤；⑦乳糜胸；⑧空气栓塞；⑨一过性的轻度偏瘫；⑩感染。总的发生率<1.5%，一旦出现应立即处理。

麻醉的实施：纵隔镜检查需要一定深度的麻醉，以防止因牵拉引起迷走神经反射和刺激大血管对血压和心率的影响。因此，最好选择全麻，术中一般监测心电图、血压、SpO_2 和胸部听诊。放置较粗的静脉留置针，术前需备血。病人需戴玻璃眼罩以保护眼睛，鉴于喉部较强的牵拉刺激，需行气管插管术。术中要控制呼吸，防止纵隔镜开口端负压引起的空气栓塞。术中操作可能压迫无名动脉，以致右颈动脉和锁骨上动脉小量出血，使右臂脉搏和血压测不出来，因此选择左臂进行测量。

（二）支气管镜检查

支气管镜检常用于开胸手术的术前诊断，可在局麻或全麻控制呼吸下完成。支气管镜分为直镜和纤维支气管镜两种。直镜有一侧臂孔，术中通过它可进行控制呼吸；而纤维支气管镜是可弯曲的，可经气管插入到支气管内，全麻加上高频通气可用于术中镜检。主要并发症：低氧血症、高碳酸血症和心律失常。

（三）肺切除术和肺叶切除术

病人取侧卧位，呼吸功能发生明显的变化，尤其是单肺麻醉时。麻醉特点：

（1）选择双腔气管插管单肺通气，小儿肺手术和许多较复杂的气管可选择支气管填塞器，如无双腔支气管导管可用单腔管导管，但术中应加强气管内吸痰，对手术操作有较大的干扰。

（2）关胸前先双肺吸痰，然后加压呼吸使肺吹张，并排除胸膜腔和纵隔内的残余空气，防止术后肺不张或纵隔偏移。

（3）肺膨胀后置胸腔引流管。

（4）术毕应尽早拔管。

（四）大量肺出血

大量肺出血的常见原因：①结核；②支气管扩张；③肺脓肿；④肺肿瘤；⑤放线菌病；⑥肺炎；⑦动静脉畸形；⑧肺出血肾炎综合征（Goodpasture syndrome）。

诊断方法：支气管镜检查和选择性支气管造影术。

麻醉原则：①大咯血的病人需立即气管插管，最好能保持清醒和自主呼吸，并取半卧位；②一侧肺咯血者，应插入双腔支气管导管，迅速将双肺分隔开，保持健肺正常通气，立即行患肺吸引后吸入纯氧，并控制呼吸；③因健肺未被污染，术中可行单肺通气术，为肺手术提供良好的条件；④术中监测动脉血气，注意估计支气管内吸引出的新鲜血量，有条件时可连续测量动脉血压。

（五）肺大疱和肺囊肿

肺大疱大多是在肺气肿的基础上产生的局部肺泡组织改变，形成壁薄的大气泡，而肺囊肿多半是先天性的。全麻要注意以下几点：

1. 肺大疱的病人多伴有慢性肺疾病，肺储备功能明显下降。

2. 术中需要高浓度的氧吸入，肺大疱和肺囊肿可能影响到氧化亚氮的弥散。

3. 肺通气压过高使肺大疱破裂引起气胸，可能会形成支气管胸膜瘘，需放置胸腔引流管，由于部分气体损失到肺外而导致每分通气量明显减少。

为预防肺大疱和肺囊肿的破裂，建议插入双腔支气管导管。

（六）支气管胸膜瘘

支气管胸膜瘘主要在某些疾病的基础上产生，如肺脓肿、气管内压过高导致肺实质破裂、肺部肿瘤的腐蚀作用和肺切除术后吻合口闭合不良。

麻醉原则：

1. 小瘘管多半可插入单腔气管导管进行密闭法控制呼吸。

2. 大的瘘管或同时伴有肺脓肿或肺气肿者，应插入双腔支气管导管进行单肺通气，可避免呼吸气体外泄和防止健肺受污染。

3. 全麻诱导时最好取半卧位，在保持自主呼吸下进行。

（七）支气管扩张和肺脓肿

两种疾病都存在着感染向健肺扩散的危险，为预防这种并发症，麻醉时取患侧肺低位，通常先行支气管镜检并做脓肿吸引，进行患肺支气管填塞，再插入双腔支气管导管行单肺通气。

（八）单肺冲洗术（肺灌洗）

单肺冲洗术常适用于肺泡蛋白沉着症（pulmonary alveolar proteinosis）的病人，目的在于改善肺功能。要求在单肺通气下施行（多插入左侧双腔支气管），不会影响右上肺支气管开口的通气。冲洗用温生理盐水。由于引流困难，用滴注法反复 10～20 次。单肺冲洗术毕，将肺内吸引干净后用呼吸囊加压呼吸，使肺吹张。多数病人灌洗后肺的气体交换功能得到改善，很快苏醒拔管。

（九）胸腔镜手术

通过胸腔镜的手段对胸腔疾病进行诊断与治疗，是当前胸腔外科最为流行的诊疗手段之一。与开胸手术相比具有创伤小和生理扰乱少、病人痛苦轻、术后并发症少等优点。麻醉特点：较复杂的胸腔手术要求在全麻下进行，为了使术中充分显露视野、便于操作，患肺必须完全萎陷，这常常需要插入双腔支气管导管，麻醉实施与术中的管理同单肺麻醉。

五、胸部手术的术后处理

（一）术后早期危重的并发症

1. 大出血　术后发生在苏醒室或 ICU，由于肺血管结扎线脱落所致，血压进行性下降，严重者可导致急性失血性休克，必须立即再进胸止血。

2. 支气管残端脱结伴支气管胸膜瘘和张力性气胸 多半是支气管手术缝合上的问题，导致严重的通气不良，直接危及病人的生命，需再次开胸探查。

3. 心脏疝形成 由于肺切除术打开心包后有一大的缺损，不能再闭合，下列因素可通过缺损的心包形成疝：①较强的胸腔引流；②较高的通气压力；③体位不当。

如果在上述因素的作用下，出现以下症状可诊断为心脏疝形成：①突然的血压下降；②心律失常；③出现上腔静脉综合征。处理：立即再次开胸探查。预防：病人取患侧卧位，加压输液和低压通气。

（二）术后呼吸功能

胸腔手术后有 40%～60%的病人可能出现呼吸功能不全，是术后常见的并发症，重要的有肺不张和肺炎。

多数病人术后常在手术室内或苏醒室很快清醒并拔管，少数严重慢性肺疾病的病人术后出现明显呼吸并发症，需要进一步的呼吸治疗。胸腔手术后肺换气功能的好坏与手术大小、持续时间和呼吸力学的改变有关。重要的原因有：

1. 肺膨胀不全。
2. 总肺容积下降，功能残气量下降。
3. 肺泡通气/血流比例失调。
4. 肺内右向左分流。
5. 呼吸做功增加而肺的顺应性降低。
6. 分泌物多而排痰不畅。

这将导致术后低氧血症，需持续吸氧。另外，呼吸性和代谢性酸中毒并非少见，应加以预防。方法：胸部理疗，呼吸训练，体位引流和药物祛痰。

（三）术后镇痛

术后镇痛有利于减少呼吸的并发症，使病人能做深呼吸、咳嗽和下床活动。全身性麻醉镇痛药效果最好，选择的方法可以不同：

1. 吗啡类药物的应用 由于它在胸腔手术时的副作用如催眠、呼吸抑制、咳嗽反射的抑制而受限制。

2. 肋间神经阻滞 可用于开胸手术后的镇痛，但操作难度大，局麻药吸收过快可引起中毒，操作不当可发生气胸。

3. 经皮电神经刺激（TENS） 此法费用低，无副作用，但镇痛强度较其他方法弱。

4. 病人控制镇痛法（PCA 或 PCEA） 通过电脑药泵控制一次投药的最大剂量和间隔时间，病人疼痛时只需按一下开关，电脑按预设的药量自动注入静脉或硬膜外导管，产生镇痛作用，不会因药物过量或蓄积而产生副作用，是目前流行的一种安全有效的镇痛方法。

第十九章　心脏手术和心脏直视手术的麻醉

一、体外循环麻醉的一般步骤

（一）术前评估

1. 查阅病史，重点了解病人心脏病史、肺功能、肺高压、肾功能情况及有无出血倾向，放射性核素显像、放射性核素心室造影、心脏超声检测、心导管检查及血生化结果，营养状况，近期感染情况等。

2. 仔细体检，主要是头颈部、口腔、心、肺、脾、肝，皮肤黏膜，浅表静脉、颈部静脉充盈度及桡动脉搏动情况。

3. 做双侧 Allen 试验。

4. 详细了解病人用利尿药、洋地黄制剂、钙通道阻滞药、β受体阻滞药、硝酸酯、血管扩张药、抗心律失常药及抗凝药的时间及剂量。

5. 交代术前常规禁食 12 小时，但对婴儿（1 岁以内），术前 4 小时可给适量糖水。

6. 检查术前麻醉用药医嘱，准备麻醉药品和物品。

（二）麻醉诱导、插管

1. 备好特殊药品

（1）异丙肾上腺素，0.01mg/ml 共 5ml。

（2）多巴胺，1mg/ml 共 20ml。

（3）2%利多卡因 10ml。

（4）10%葡萄糖酸钙 10ml。

（5）0.1%硝普钠 50ml。

2. 连接无创血压计及心电图。

3. 根据病情用药，诱导期要求 RPP<12 000。

4. 麻醉诱导、气管插管后，放置鼻咽、直肠温度电极，做体温监测。

（三）动脉、静脉穿刺

成人桡动脉穿刺可在麻醉诱导前局麻下进行，不合作的婴幼儿可在基础麻醉下进行。中心静脉穿刺在气管插管后进行。静脉、动脉压力零点均以心脏水平为准。静脉维持三条通路（中心静脉、末梢套管针、末梢头皮针）。

（四）麻醉维持

1. 尽量选择对心肌抑制轻、对血流动力学影响小的麻醉药，维持循环稳定，采用静吸复合麻醉，机械通气。

2. 由中心静脉采血查硅藻土激活凝血时间（ACT）生理值，转流前查血气、血红蛋白、血细胞比容、血糖及电解质。

3. 输液种类有乳酸盐林格氏液、复方氯化钠注射液、生理盐水等。输液不宜过快过多，以维持基本需要量为原则。婴幼儿用量 2～4ml/（kg·h），并参考中心静脉压、动脉压、尿量等。

（五）体外循环运转前

1. 记录荧屏上各种监测参数及尿量和性状。

2. 体外循环要求在插管前先行肝素化，剂量为 2.5～3.0mg/kg，人工心肺机预充液中肝素量为 1～2mg/100ml，预充血液肝素量为 3mg/100ml，经静脉行全身肝素化后 5～8 分钟查 ACT，ACT>300

秒时方能行心内插管，ACT>480 秒才能使体外循环运转。应用抑肽酶时应使 ACT>750 秒。

3. 与外科医师及灌注师共同确定所需温度及手术步骤。

4. 主动脉插管时，应使收缩压<110mmHg，以防止主动脉裂伤和剥离。

5. 体外循环大量预充液进入体内，使血液稀释，故影响麻醉效能，为避免因麻醉浅而引起机体一系列不良应激反应和术中知晓，在体外循环前及体外循环中要及时加深麻醉。

（六）体外循环开始

1. 降温，按手术及对心肌保护的需要，可维持在中度低温（26～28℃）、浅深低温（24～26℃）、深低温（20～22℃）、超深低温（16～20℃）。

2. 体外循环达正常流量则可停止机械通气，停止所有静脉输液及挥发性麻醉药的吸入，调节氧流量为 50～200ml/min，呼吸囊充气维持呼吸道压力为 $5cmH_2O$，如有发绀或肺动脉高压，可维持 20～30cmH_2O 的压力，以减少回心血量，有利心内手术操作。但必须注意，在左心切开后和缝合前的全过程，均不允许病人有呼吸或给予辅助呼吸和机械通气，因为可使空气进入肺静脉，甚至可引起脑血管和冠状动脉的空气栓塞。此时应在氧合器内用静脉麻醉药和肌松药。

3. 维持平均动脉压（MAP）50～70mmHg，中心静脉压 0～0.3mmHg，体温降至 22℃以下时 MAP 可维持在 40～50mmHg。MAP 过低时可用多巴胺静脉滴注；过高时可用血管扩张药加以纠正。

4. 定时查血气、血红蛋白、血细胞比容、ACT、血电解质，记录尿量及性状。

5. 观察病人面部颜色、颈部、腮腺及球结膜有无肿胀，瞳孔大小、形状，随时与外科医师及灌注师联系。

6. 体外循环开始 10 分钟内即应有充分尿量。少尿时应提高灌注流量，增加灌注压，静脉注射甘露醇 0.25～0.50mg/kg。若 MAP 偏低，可静脉输入多巴胺 1～5μg/（kg·min）。若出现血红蛋白尿，可用甘露醇或呋塞米维持尿量，严重时给予碳酸氢钠 0.5～1.0mmol/kg 碱化尿液。

（七）心肌保护

1. 行血流降温，阻断升主动脉后，立即经升主动脉根部、冠状动脉口或移植的静脉顺行性灌注，或经冠状窦逆行性灌注含钾冷停跳液（4～6℃）。灌注首量为 10～15ml/kg，于 2 分钟内灌完，此后每 30 分钟再灌注一次，用量为 5～10ml/kg。

2. 术中要求心肌温度 20℃以下，心电图呈直线，心表面持续用冰屑、冰盐水降温。

3. 心肺转流前静脉注入地塞米松 0.15mg/kg，有利于心肌组织对缺血性心脏停搏期间的保护。

（八）停体外循环前

1. 通过动脉灌注进行复温，鼻咽温度应达到 37℃，直肠温度应达到 33～35℃。

2. 主动脉开放前向机体内注入利多卡因 1～2mg/kg，然后以 1mg/min 静脉滴注，有利于心脏自动复跳及心室颤动消除。

3. 心脏除颤有时是自发的。如果心室颤动粗大，可用直流电除颤，电能为 5～10J，必要时用 20～30J。其他治疗室性心律失常的方法：心外或通过肺动脉导管行心内起搏；纠正低钾血症或缺血，或加用抗心律失常药（如普鲁卡因胺、溴苄胺）。

4. 主动脉钳开放时，应置病人头低 30°，以防空气栓塞。

5. 主动脉开放后如果心脏膨胀，心室颤动细或心脏较大，可适量应用异丙肾上腺素 0.01～0.02mg 或肾上腺素 0.01～0.02mg；如果心脏复跳困难，血压低，除用上述药物外，应尽力提高灌注压。

6. 钙剂应用，为避免心肌再灌注损伤，心脏复跳早期（15 分钟以内）不用钙剂，于心脏复跳 15 分钟以后用较好。

7. 恢复机械通气，此时给予足够的潮气量进行手法通气且吸气时间要短，以利于心室功能的恢复。检查肺的顺应性，若肺的顺应性差，可应用支气管扩张药。

8. 检查体温、动脉压、中心静脉压、尿量及其性状、心率、心律、血气、血红蛋白、血细胞比容、血糖、电解质。

9. 准备升压药（多巴胺、多巴酚丁胺）及血管扩张药（硝普钠、硝酸甘油）。

10. 辅助循环时间应占阻断时间的 1/4～1/3，有利于心肌氧债的偿还。

（九）停体外循环

1. 因体外循环后病人心脏功能受到损害及生理储备能力低下，故维持血流动力学稳定是首要的目标。维持充分的容量、灌注压和适宜的心率和节律至关重要。连续性监测评估可为及时处理心血管功能紊乱提供有利条件。

2. 预防鱼精蛋白引起的血压下降。拔除心内导管时，应用鱼精蛋白中和肝素，鱼精蛋白用量应是肝素开始量的 1.0～1.5 倍。中和肝素时可能出现"鱼精蛋白反应综合征"，表现在注射中血压剧降、右房压和肺动脉压骤升，注射完毕后 2～5 分钟左房压突然骤降。对鱼精蛋白过敏可引起血压下降，如静脉推注速度过快也可引起血压下降，严重者可导致心室颤动。应采取以下措施：

（1）缓慢静脉注射。

（2）注到 5%葡萄糖溶液 50～100ml 中滴入。

（3）鱼精蛋白与钙剂在同一注射器内稀释至 2.5mg/ml 于 10～15 分钟内静脉注射。

（4）注射鱼精蛋白的同时从升主动脉灌注管自体外循环机小量输血。

（5）将鱼精蛋白从主动脉中注入。

3. 鱼精蛋白中和后立即从静脉输入新鲜血液以补偿失血。最好按所需成分输血，如红细胞、血小板、血浆或全血。维持 MAP>60mmHg，中心静脉压为 10～15mmHg，较满意。

4. 复查 ACT 并与基础值比较，必要时补充鱼精蛋白，使 ACT 恢复到对照水平。

5. 复查血气、电解质、血红蛋白、血细胞比容和血糖。

6. 记录尿量及性状，每排尿 100ml 输入 10%KCl 1.5ml（2mmol），低镁血症可用 0.13～0.50g MgCl$_2$ 加入。

7. 手术结束吸引口腔及呼吸道分泌物、保留静脉通路及有创动脉测压，送病人回 ICU。

（十）运送病人

1. 由麻醉医师及手术医师参加。

2. 保留气管导管，接氧气袋，用简易呼吸囊行人工呼吸。

3. 转送前应维持病人血流动力学稳定，运送途中严密观察各生命参数变化，重症病人在途中应有心电图、血压及便携式脉氧仪监测，如无条件可将听诊器置于左胸心前区，听诊病人的心跳和呼吸音。

4. 运送途中严格控制升压药、降压药及血液的输注速度。

5. 到达 ICU 详细交班，等病情稳定方可离开。

二、体外循环中的监测

（一）心电图监测

持续心电图监测可及时发现异常，常用标准肢体 II 导联和 V$_5$ 导联，可显示较大的 P 波，容易发现心肌缺血和心律失常，并且对 QRS 波群和 ST 段的变化也较敏感。还应对已知有心肌缺血危险区域进行连续监测（如 V$_{4R}$ 可显示右心室缺血）。

（二）有创动脉血压监测

1. 穿刺途径 常用桡动脉、股动脉、足背动脉，其次是尺动脉、肱动脉。

2. 注意事项

（1）术前做 Allen 试验，若为阳性，禁止穿桡动脉。一般穿刺左侧，当以左手功能占优势者，穿刺右手。主动脉缩窄或主动脉弓中断者，只能穿刺右侧。

（2）穿刺股动脉时，应在腹股沟以下 2cm 入皮，进入动脉的部位不应超过腹股沟韧带，以免损伤髂动脉。

（三）左房压和右房压监测

可经外周静脉置入左心房和右心房导管测压。术中通过术者手指直接探触左、右心房壁和肺动脉壁张力，也可间接判断左、右房压的高低。精确测定肺动脉压，需通过肺动脉插入 Swan-Ganz 漂浮导管及电子检测仪测定；在纵劈胸骨手术中，建议经手术切口直接插入 Swan-Ganz 导管，既简单又安全，也节省费用。通过 Swan-Ganz 导管还可施行温度稀释法测定心排血量和 PCWP 等多种心脏功能参数。

（四）中心静脉压监测

1. 穿刺途径　常用颈内静脉、锁骨下静脉、股静脉，偶也可选用颈外静脉和贵要静脉。股静脉穿刺比较容易，且并发症较少，但是自股静脉测压不能反映转流期间上腔静脉引流情况及脑部血流情况，故应尽可能选择颈内静脉和锁骨下静脉。

2. 注意事项

（1）在穿刺不熟练时应选择细针试穿。

（2）穿刺过程中，带注射器，进针和退针必须是直进直退，不能在深部改变方向，避免扩大血管损伤，同时注意进针深度。

（3）缝线固定时，针的方向与导管的方向平行，不可横跨，以免穿破导管。

（4）在穿刺及放置导管时应暂停呼吸，以免发生气胸及空气栓塞。

（五）脉搏血氧饱和度监测

1. 麻醉诱导时，脉搏血氧饱和度（SpO_2）可监测右向左分流伴严重低氧血症，其降低是右向左分流的早期征象，远在动脉血压下降和心动过缓前出现。

2. 体外循环降温使体温低于 35℃ 或血压低于 50mmHg 或用血管收缩药使搏动波幅减少时，可影响 SpO_2 的正确性，此时的 SpO_2 仅供参考。

（六）呼气末二氧化碳浓度监测

呼气末二氧化碳浓度监测有助于发现静脉系统的空气栓塞。体外循环过程中，由于低温，测量出的呼气末二氧化碳浓度降低，仅供参考，可通过查动脉血气，了解 $PaCO_2$。

（七）温度监测

1. 鼻咽温度反映脑部温度，一般体外循环手术降至 25~30℃。

2. 食管温度反映心脏温度，在降温和复温过程中，变化较快，心脏手术常用。

3. 直肠温度代表下半身及腹腔脏器温度，一般体外循环手术降至 30~32℃。

4. 皮肤温度监测应为动态观察，如果环境温度未变化，皮肤温度下降说明循环状况恶化。

5. 心肌温度可加强心肌保护，根据阻断心肌血流时间长短决定温度。

6. 血温在肺动脉导管测得。

（八）经食管超声心动图监测

以下情况需要应用经食管超声心动图监测。

1. 术前估计瓣膜疾病程度，帮助外科医师决定瓣膜修复或置换。

2. 术前估计心内血栓、心内分流和主动脉内斑块。经食管超声心动图和主动脉外超声心动图联合应用，可帮助外科医师决定有主动脉内斑块时主动脉插管的最佳位置。有些病人需股动脉插管。

3. 围术期评估主动脉夹层情况。

4. 围术期评估心肌缺血。

5. 在体外循环停止前估测有无心内气栓。

6. 术后评估瓣膜修复、置换及心内分流修复情况。

三、儿童非紫绀型先天性心脏病手术的麻醉

（一）病理生理改变

1. 有分流　由于左右心腔间有缺损存在或主动脉和肺动脉间有通道存在，通常右侧心腔及肺循环的压力大大低于左侧心腔及体循环的压力，结果左心腔或体循环的血就大量向右心腔或肺循环分流，泵入肺循环的血大大超过泵入体循环的血，即左向右分流。室间隔缺损、主动脉肺动脉间隔缺损、动脉导管未闭、房间隔缺损均属此类。

2. 无分流　由于肺循环淤血或体循环血流受阻引起。属于此类的有左心发育不良综合征、主动脉缩窄、主动脉瓣狭窄、阻塞性完全性肺静脉畸形引流等。

（二）术前用药

1. 1 岁以下的婴儿术前半小时肌内注射阿托品 0.02mg/kg 或东莨菪碱 0.01mg/kg，可不用吗啡，心率过快者，不用阿托品。

2. 1 岁以上者术前半小时肌内注射阿托品 0.02mg/kg 或东莨菪碱 0.01mg/kg，吗啡 0.1～0.2mg/kg 或戊巴比妥钠 2mg/kg，心率过快者不用阿托品。

（三）麻醉诱导

1. 准备工作　全面检查麻醉机、氧气、监测仪器、气管插管用具、麻醉抢救药品。

2. 诱导

（1）不合作患儿肌内注射氯胺酮 5～8mg/kg 做基础麻醉，建立静脉通路后注射芬太尼 5～10μg/kg、阿曲库铵 0.3～0.6mg/kg，或泮库溴铵 0.08～0.10mg/kg，或维库溴铵 0.07～0.15mg/kg。

（2）合作患儿静脉注射咪达唑仑 0.15～0.30mg/kg，芬太尼 5～10μg/kg 及上述肌松药。

（3）经面罩给纯氧去氮 3～4 分钟，行口腔气管插管，听双肺呼吸音无异常后固定导管。

（4）调节呼吸机，潮气量 10～12ml/kg，呼吸频率婴幼儿 20～30 次/分，儿童 14～16 次/分，吸呼比为 1:2。

（5）进行呼气末二氧化碳浓度监测，并根据血气调节潮气量及呼吸频率，使 PaO_2 达到 35～45mmHg。

（6）放置温度电极。

（四）穿刺动脉和深静脉

1. 穿刺动脉　合作儿童可在诱导前局麻下穿刺，抗凝液用生理盐水配制，1ml 含肝素 10U，穿刺针婴儿用 24G（即 5.5 号），儿童用 22G（即 7 号）。

2. 静脉通路　准备三条静脉通路，包括中心静脉。

3. 穿刺深静脉　选右侧颈内静脉或锁骨下静脉，导管放置胸骨角体表水平。

（五）麻醉维持和管理

1. 麻醉维持采用静吸复合麻醉为好　选择对心脏抑制轻、对血流动力学影响小的药物。切皮和劈胸骨者容易出现心动过速和血压升高，在此前应适当加深麻醉，给予芬太尼 5～10μg/kg。肌松药首选泮库溴铵，因其有增加心率和心排血量的作用，与芬太尼的副作用可以抵消，其次可用阿曲库铵和维库溴铵。泮库溴铵 0.08～0.10mg/kg，首量应用之后每 45～65 分钟追加首量的 1/3～1/2；阿曲库铵 0.3～0.6mg/kg，首量之后每 20～30 分钟追加 1/3～1/2 量；维库溴铵 0.07～0.15mg/kg，首量之后每 30～40 分钟追加 1/3～1/2 量。当因麻醉过浅而出现血压升高时，可用吸入麻醉药，如异氟烷或恩氟烷。游离升主动脉和上、下腔静脉时容易出现低血压和心律失常，所以切开心包后麻醉医师应同时观察手术野和监护仪，以便迅速做出正确判断。体外循环开始后，血液被稀释，麻醉药物浓度下降，故转流前应适当补充镇痛药和肌松药。体外循环过程中停止机械通气，停止

使用吸入麻醉药，只用芬太尼和肌松药，对于转机时间较长的手术，可于体外循环机器中加入咪达唑仑 0.15～0.20mg/kg 或地西泮 0.1～0.2mg/kg 等静脉药物以防麻醉过浅。

2. 输液种类 有乳酸盐林格氏液、生理盐水、5%葡萄糖溶液、5%碳酸氢钠溶液。严格控制输液量，从麻醉开始至转流前，输液量为 10ml/（kg·h），对婴幼儿及心功能差者，输液量应控制在 2～4ml/（kg·h），再根据血压、中心静脉压、尿量及体温调整，出血量应准确计算，根据损失量进行补充，如无意外情况，体外循环前不需要输血。

（六）鱼精蛋白拮抗肝素

首次剂量为 2mg/kg，加入葡萄糖酸钙中经中心静脉缓慢推注，要防止血压下降，给药后 10 分钟查 ACT，直到接近生理值。

四、儿童紫绀型先天性心脏病手术的麻醉

紫绀型先天性心脏病由三种情况引起：①由于肺循环血流量不足；②由于在进入主动脉前体静脉血与肺静脉血在心腔内掺杂；③由于体静脉血不经过肺直接分流入主动脉所出现右心压力增高并超过左心，使血流从右向左分流。临床上出现持续性发绀。以法洛四联症为最常见，其他的有法洛三联症、完全性大动脉错位等。

（一）术前用药

1. 应用吗啡或哌替啶镇静、阿托品或东莨菪碱减少分泌物。

2. 对缺氧发作频繁的法洛四联症的病人常应用吗啡、去氧肾上腺素、β 受体阻滞药预防发作，但 β 受体阻滞药可产生心动过缓等副作用，术前 24 小时停此药较安全。若病人进手术室后发生缺氧，可给普萘洛尔 0.01mg/kg。去氧肾上腺素通过增加体循环血管的阻力而迫使较多的血液进入肺循环。术前因心力衰竭使用洋地黄制剂者，根据病情需要可服用至手术前一天。

（二）麻醉诱导及插管

1. 麻醉处理要点是降低肺循环血管阻力，增加肺血流，维持体循环血管阻力及中心容量。

2. 危重病人诱导前应备好特殊药品。推荐静脉诱导（因吸入麻醉诱导速度慢），静脉给药应小量，缓慢注射。氯胺酮对于紫绀型先天性心脏病病人是安全的诱导药物。它可使心排血量增加，体循环的增加可以减少右向左的分流。氯胺酮 1～2mg/kg 静脉推注，不合作患儿可用肌内注射 5～8mg/kg。

3. 经口腔气管插管，如体重在 10kg 左右或术后需长期用呼吸机者应选用经鼻插管。

4. 根据血气结果调整呼吸频率和潮气量。过度通气，供纯氧，维持正常的功能残气量，避免酸中毒。一般体重>15kg 者，潮气量为 10ml/kg；体重<15kg 者，潮气量为 12～15ml/kg，呼吸频率婴幼儿为 20～30 次/分，儿童为 14～20 次/分。严重肺动脉高压者呼吸频率增加 2～4 次/分。

（三）麻醉维持和管理

恩氟烷或异氟烷吸入浓度根据情况调节，一般在 1%左右，重症病人少用或不用。如体外循环时间长，麻醉变浅，MAP 升至 70mmHg 以上，可由体外循环机注入地西泮 0.1～0.2mg/kg、咪达唑仑 0.15～0.20mg/kg、氯胺酮 1mg/kg 或吗啡 0.2～0.4mg/kg。

（四）放血

适用于 Hb>180g/L，心功能 Ⅰ～Ⅲ级的病人。途径：动脉或深静脉。放血量：Hb 180～200g/L 时，10～15ml/kg；Hb>200g/L 时，20～25ml/kg。输液总量为放血量的 2～3 倍，包括放血等量的胶体成分，如血浆或白蛋白，使血细胞比容为 25%左右。

（五）心脏复跳后处理

对于合并肺动脉高压或左心功能较差者，可根据 MAP 用微泵静脉输入硝普钠 0.5～2.0μg/（kg·min），如 MAP 低、心率慢，用微泵输入多巴胺 1～10μg/（kg·min），效果不佳时

可加用多巴酚丁胺 2～15μg/（kg·min），必要时加入少量肾上腺素，如出现三度房室传导阻滞，经用异丙肾上腺素纠正无效时，应安置起搏器。

（六）鱼精蛋白中和肝素

1. 严重肺动脉高压或心功能差的病人最好从主动脉根部注射鱼精蛋白。
2. 体外循环时间超过 3 小时应输入纤维蛋白原、浓缩血小板等。

五、后天瓣膜病变性心脏手术的麻醉

（一）瓣膜病变的类型及病理生理

1. 二尖瓣狭窄 二尖瓣病变使瓣口面积缩小，心脏舒张时左心房血流难以流入左心室，使左心室充盈量下降，心排血量减少。由于左心房压升高，左心房扩张和肥大，肺静脉及毛细血管压力升高并扩张淤血，严重者可随时发生肺水肿。肺血容量长期超过其代偿量时，肺动脉压也逐渐上升并可致右心肥大和扩张，产生右心衰。

2. 二尖瓣关闭不全 造成左心室收缩时双流出道，一为高压力的主动脉，另一为低压力的左心房。使左心室向前输出量减少，左心房压力增高，肺循环可出现不同程度的淤血，肺动脉压升高，右心室负荷加重。左心室舒张时，肺静脉血和反流到左心房的血充盈左心室，使左心室容量负荷过重，形成左心室扩大和肥厚，导致左心衰。

3. 主动脉瓣狭窄 使左心室收缩期压力负荷增加，左心室必须通过加强收缩或延长射血时间才能使心排血量维持正常。长期左心室负荷过大，可导致左心室向心性肥厚，室壁僵硬，舒张能力减弱，充盈量减少，心排血量下降，同时还可伴有左心房压力升高和肺淤血等改变。

4. 主动脉瓣关闭不全 当左心室舒张时，一部分主动脉血反流入左心室，加上左心房的血流入，造成左心室容量负荷过重。当反流量大时，舒张压下降明显，冠状动脉血流量减少，容易出现心内膜下缺血和心绞痛。长期左心室容量负荷过大可致左心室扩张肥厚、加重心肌供血不足。

（二）术前准备和术前用药

1. 术前准备 术前充分了解病人各瓣膜病变的程度，左右心功能，是否合并肺淤血、肺高压。安慰和鼓励病人，减轻病人的紧张感。术前如有心房颤动，洋地黄药物应持续至手术前日。如果因应用利尿药而致低钾等电解质紊乱，术前应补充电解质。

2. 术前用药

（1）东莨菪碱 0.3mg，术前 30 分钟肌内注射。

（2）吗啡 0.2mg/kg 或戊巴比妥钠 1.5～2.0mg/kg 术前 30 分钟肌内注射。

（三）麻醉诱导和插管

1. 危重病人诱导前应备好毛花苷丙 0.4mg/20ml，2%利多卡因 10ml，异丙肾上腺素 0.01mg/ml 共 5ml，多巴胺 1mg/ml 共 20ml 等急救药品，推荐采用静脉诱导，咪达唑仑 0.15～0.2mg/kg 或依托咪酯 0.3mg/kg，芬太尼 5～15μg/kg 和泮库溴铵 0.08～0.1mg/kg 或阿曲库铵 0.3～0.6mg/kg 与维库溴铵 0.07～0.15mg/kg。

2. 机械通气根据血气结果调整呼吸频率和潮气量。一般呼吸频率 10 次/分，潮气量 10ml/kg，保证 $PaCO_2$ 在 35～45mmHg。

（四）麻醉维持和管理

1. 麻醉应尽量避免引起心动过速，但又要防止心动过缓。由于这类病人术前已用了洋地黄制剂、钙通道阻滞药及 β 受体阻滞药，过多采用引起心动过缓的药物可造成严重的心动过缓，甚至房室传导阻滞及窦性停搏。因此应注意药物的搭配。心排血量低的病人应少用或不用吸入麻醉药，因其可抑制心肌而进一步降低心排血量。

2. 麻醉维持，以吸入麻醉为主或以静脉药为主的静吸复合麻醉。在体外转流前、中、后应及时加深麻醉，静脉麻醉药可以直接注入体外循环机或经中心静脉测压管注入；吸入麻醉药可将氯气通过麻醉机挥发罐吹入人工肺。

3. 输液常用乳酸盐林格氏液，体外循环前一般不输血，心功能差的病人输液不宜快，以免加重前负荷，一般以 2~4ml/（kg·h）为宜。体外循环运转中，根据病人的血细胞比容维持在 20%~50%，确定是否输血或血浆等。停机后根据动脉压、中心静脉压、尿量等将机器内血液回输，还可从静脉输入血小板或血浆及全血。

（五）心肌保护

对严重主动脉瓣关闭不全的病人，应切开主动脉行冠状动脉内直接灌注。

（六）心脏复跳后处理

1. 停机前准备好硝普钠、多巴胺和多巴酚丁胺，用输液泵调节，以支持和维护循环功能，硝普钠按 0.5~2μg/（kg·min）速度、多巴胺按 1~10μg/（kg·min）速度输入。若心动过缓或二度、三度房室传导阻滞可静脉推注阿托品 0.5mg/次或异丙肾上腺素 5μg/次或 1~4μg/（kg·min）静脉滴注。如心室率仍慢，应及早安装起搏器。

2. 瓣膜疾病因术前口服利尿药或转流中使用呋塞米，一般转流中、转流后尿量较多，应及时查血钾浓度，根据尿量补钾，每排尿 100ml，静脉中滴入 10%氯化钾 1.5ml。

六、冠状动脉搭桥手术的麻醉

（一）病理生理改变

冠状动脉粥样硬化性心脏病（简称冠心病）是粥样硬化使冠状动脉狭窄和闭塞引起的心肌缺血、缺氧。由此临床上出现心绞痛、心律失常、瓣膜功能异常、心功能不全等症状。

（二）术前对病情的估计

术前麻醉医师必须对冠心病病人的病情做一全面而又细致的估计分析。主要对以下两个方面进行了解：①心肌的氧供与氧耗的平衡；②心脏的泵血功能。术中尽量做到提高氧供，减少氧耗。术前应详细了解病人的心绞痛类型及发作情况、心脏功能的评价、详细的心电图表现，有条件者还须通过心导管来获得左心室功能的资料。节段性分析左心室壁运动的异常也是十分有用的，可预计某一部分左心室在搭桥后的效果。冠状动脉造影可确定病变的具体部位及其严重程度、病变远端的血管情况，对于判断氧供需失衡程度及其耐受性，指导术中合理用药、对术中危险性估计和术后预后均有帮助。冠心病病人常合并有其他病变，如高血压，应使血压降至适当水平才能手术；如合并糖尿病，应控制血糖在 9mmol/L 以下、尿糖为阴性、无酮症酸中毒、尿酮阴性方能手术。

（三）术前准备及术前用药

1. 术前准备

（1）术前访视病人，应争取得到信任，减少其焦虑、恐惧心理，避免内生性儿茶酚胺的大量分泌而增加心肌耗氧量。

（2）术前停用阿司匹林等抗凝药，术前戒烟，预防和治疗呼吸道感染，让病人练习深呼吸和咳嗽动作，以利术后呼吸道并发症的预防。

（3）术前尽可能地维持或改善病人心肌供氧与耗氧间的平衡。低血压、心率增快、低氧血症、贫血或血液黏稠度增大均可减少心肌供氧，而高血压（增加后负荷）、心室容量增加（增加前负荷）、心率增快或心肌收缩力增加均可增加氧耗。因此，术前要控制这些因素。

2. 术前用药

（1）吗啡 0.1~0.2mg/kg，东莨菪碱 0.2~0.4mg 术前 30 分钟肌内注射。

（2）心绞痛发作频繁者，术前舌下含硝酸甘油片及心前区或两肩胛间贴硝酸甘油软膏。

（四）麻醉诱导及插管

芬太尼 5～15μg/kg；咪达唑仑 0.15～0.25mg/kg、羟丁酸钠 30～50mg/kg、依托咪酯 0.3～0.5mg/kg 或氟哌利多 0.06～0.10mg/kg；泮库溴铵 0.08～0.10mg/kg、阿曲库铵 0.3～0.6mg/kg 或维库溴铵 0.07～0.15mg/kg 缓慢静脉注射，经面罩给氧去氮 3～4 分钟，用 2%～4% 利多卡因喷喉后，行口腔气管插管。

（五）麻醉中的监测

1. 心电图 可监测心率及心律的变化及心肌缺血的变化，如果只有三根导线，可监测 II 级 CB_5 导联，ST 段改变最易发现，CB_5 通过放置右心房电极于右肩胛骨中央、左心房电极于 V_5 位置而测得导联选择器置于导联 I，CB_5 能有效监测围术期的心肌缺血及室上性心律失常。与标准胸前导联相比，能显示较高 R 波幅度，能将 ST 段的反应放大。

2. 中心静脉压 穿刺右锁骨下静脉作为输液，测中心静脉压及补钾用；穿刺右颈内静脉，放置 Swan-Ganz 导管测血流动力学、输液或给药用。中心静脉压主要反映右心充盈压，而 PCWP 可间接反映左心充盈压。

3. 有创动脉测压 气管插管前在局麻下行左桡动脉穿刺测动脉压。

4. 心肌耗氧量的监测

（1）心率收缩压乘积（rate-pressure product，RPP）：RPP＝心率×动脉收缩压，最好维持 RPP<12 000，才能降低心肌耗氧，且相同 RPP 时心率负荷较压力负荷更易引起心肌缺血，冠心病病人心率维持在 70～80 次/分，收缩压维持在 90～100mmHg，不会引起供氧不足。

（2）三联指数（triple index，TI）：TI＝心率×动脉收缩压×PCWP，最好维持 TI<150 000，有时 PCWP 变化比心率或动脉收缩压出现早，故 TI 能比 RPP 更早地表现变化。

（六）麻醉维持和管理

见"后天瓣膜病变性心脏手术的麻醉"的麻醉维持和管理。

（七）心肌保护

1. 全身血液降温（鼻咽温度降至 26～28℃）。

2. 心脏表面持续冰屑或冰盐水降温

3. 阻断升主动脉后即从其根部或冠状静脉窦或右心房逆行灌注含钾冷停跳液（4～8℃），首次量为 10～15ml/kg，此后每隔 30 分钟灌注一次，量为 5～10ml/kg。

4. 每搭一根桥经桥灌注冷停跳液 50～100ml。

（八）停止体外循环的指标

1. 复温达鼻咽温度 36℃，直肠温度 34℃。

2. 辅助循环时间为阻断升主动脉时间的 1/4～1/3 及以上。

3. 逐渐减少动脉流量及静脉引流量，各项循环生理参数基本正常、稳定。

4. Hb 达 80～90g/L，血气和血钾在正常范围。

（九）体外循环停止后的处理

1. 血压升高、心率增快，首先加深麻醉，芬太尼 5～10μg/kg 或吗啡 0.2～0.5mg/kg 与吸入适量的恩氟烷或异氟烷，观察用药反应。如加深麻醉后 MAP 仍偏高可用血管扩张药，多采用硝普钠 0.5～2.0μg/（kg·min）输入。

2. 肺动脉压（PAP）、PCWP 或左房压（LAP）及中心静脉压过低，应通过动脉泵输血，补充血容量，使上述参数接近或达到术前水平。

3. PAP、PCWP 或 LAP 升高，为前负荷增高或左心功能不全或二者并存，处理：①限制液体入量；②利尿；③应用正性肌力作用药物，多巴胺 1～10μg/（kg·min）和（或）多巴酚丁胺 2～

15μg/（kg·min）与血管扩张药如硝普钠0.5～2.0μg/（kg·min）或硝酸甘油0.5～5.0μg/（kg·min）合用；④在体外循环辅助下放置主动脉内球囊反搏，即在主动脉内利用机械驱动血液，通过增加主动脉舒张压和减少对心室射血的阻抗改善心肌功能。待心脏功能恢复后再停体外循环。

（十）非体外循环下冠状动脉架桥手术的麻醉要点

1. 基本原则　避免麻醉、手术对心肌氧供需平衡的不恰当干扰，防止缺血心肌加重损伤，是冠状动脉搭桥手术的最主要目标。麻醉方案应尽量围绕提供最适宜氧供需比例来设计，在保证生命体征平稳的前提下尽量为手术创造更为有利的条件。

2. 麻醉要点

（1）血流动力学、心电图监测尤为重要，目前认为经食管超声心动图对心肌壁运动的监测比心电图监测心肌缺血更为敏感。

（2）术前应做好一级体外循环准备，如果手术中出现了较明显的血流动力学不稳定，尤其是心电图监测提示发生了心肌缺血的情况，应立即放弃此种手术方式，建立体外循环，进行常规架桥手术。

（3）多数冠心病病人常伴有血浆容量减少，麻醉诱导期容易出现低血压。需输注晶体液以保持适宜的循环血容量、心排血量及冠状动脉灌注。

（4）气管插管操作及手术期间需要维持一定的麻醉深度，以对抗插管应激和手术刺激反应（如心率增快、血压升高）。维持药的选择应依据病人的心功能状态，左心功能良好时，以吸入麻醉药（如异氟烷）为主，降低心肌的氧耗；左心功能较差时，应以阿片类麻醉药为主，避免不必要的心功能抑制。必要时可加用其他药物（如芬太尼、丙泊酚、咪达唑仑、氟哌利多、艾司洛尔等），以控制血压和心率。如果心率增快和血压升高对适当加深麻醉的措施毫无反应，应使用血管扩张药和（或）β受体阻滞药。

（5）应用血管扩张药（硝普钠、硝酸甘油），以控制室壁张力（后负荷）。

（6）发生低血压时，若通过扩容治疗或停止手术操作后仍无反应，需使用血管收缩药（去氧肾上腺素）和正性变力药，以提高主动脉压及冠状动脉血流灌注。

（7）手术结束前，应精确调整病人的循环系统状态。测定左房平均压（PLA）可了解前负荷。若PLA能保持在10～12mmHg水平，提示左心室功能正常或接近正常；若PLA升高至15～20mmHg，提示左心室功能低下。根据病人当时的血红蛋白水平，可输注全血、红细胞悬液、新鲜冷冻血浆或5%清蛋白。心动过缓（心率<60次/分）时，应安置起搏器调整心率至90次/分。若MAP>100mmHg，应继续使用硝普钠以降低后负荷。

（8）缝合胸壁期间，需对麻醉深度及麻醉药和肌松药的残余作用做出正确衡量，防止过深或过浅，在循环功能稳定的前提下，若病人清醒、肌松药的残余作用消失，可早期拔除气管导管。

第二十章 颅脑手术的麻醉

一、颅脑外科手术的麻醉

颅内肿瘤或脑外伤，可引起颅内压力增高，使呼吸、循环功能发生障碍，麻醉管理应避免和加重脑功能的损害，维持正常的循环功能，降低增高的颅内压。

（一）颅脑手术麻醉的特点

1. 颅脑生理及其正常值 颅腔内有三种内容物，即脑组织、脑脊液、血液。三者的体积与颅腔容积相适应，使颅内保持着稳定的压力。

脑血流量（CBF）常温时约为 50ml/（100g·min），成人的总 CBF 约为 750ml/min，占心排血量的 15%～20%，氧耗 20%。脑氧代谢率（$CMRO_2$）3.0～3.5ml/（100g·min），提示氧耗较高。由于脑无明显的氧储备，极易受循环变化而引起缺氧。当脑灌注（cerebral perfusion）中断 10 秒（如在心跳停止情况时）就会引起病人昏迷；中断 15～25 秒脑电图活动消失；中断 2 分钟脑的高能量代谢 ATP 停止生产；中断 5～6 分钟就会引起不可恢复的脑缺氧性损害。如果事先应用低温措施降低脑的 $CMRO_2$，则上述时限可随不同的温度有所延长。

正常颅内压（ICP）<10mmHg。脑灌注压（CPP）是平均动脉压（MAP）与颅内压之差，其公式：CPP=MAP–ICP。正常 CPP 为 80～100mmHg。

当 CPP 低于 50mmHg 或高于 130mmHg 时，超过脑血管的舒缩能力，难以继续进行自身调节。脑血管阻力（CVR）为 1.3mmHg/ml/（100g·min）。对 CBF 影响较明显的是呼吸中 CO_2 浓度。CBF 直接受 $PaCO_2$ 在 20～80mmHg 范围的影响，其值愈小，CBF 减少愈明显。PaO_2 低于 30mmHg时，发生意识障碍。但是 PaO_2 为 60～300mmHg 时对 CBF 不至于有影响；当 PaO_2<60mmHg 就会导致 CBF 增加。

2. 颅内高压的症状 有头痛、恶心、视盘水肿、嗜睡、意识丧失和行为改变。动眼神经麻痹引起的同侧瞳孔散大及无对光反应。展神经麻痹对侧偏瘫或轻偏瘫。颅后窝压力增高引起血压、呼吸改变，强迫体位。

3. 颅内高压的处理 降低颅内高压的主要目的是使其不发生脑疝和颅高压危象。降低的方法：应用过度通气、脑脊液引流和使用高渗药物、利尿药、皮质激素及巴比妥类药等。

（1）头部抬高约 30°，可降低颅内压。

（2）麻醉诱导平稳，防止呛咳和憋气。

（3）过度通气：首先保持呼吸道通畅，防止缺氧和 CO_2 蓄积。过度通气可降低 $PaCO_2$，使CBF 减少，降低颅内压。

（4）脑脊液引流：腰穿或脑室引流，只能暂时缓解颅内高压的作用。

（5）渗透性治疗：是降低颅内压的有效措施，甘露醇 1.0～1.5mg/kg 静脉注射。甘露醇经肾小球滤过，几乎不被肾小管再吸收，导致水和电解质经肾排出体外，产生脱水和利尿作用，使颅内压降低。利尿药呋塞米通过利尿作用维持血管内容量，可增强甘露醇的作用，减少大脑水分，也可减少脑脊液的生成。在高渗透性治疗时应当注意预防脱水，当血清渗透浓度超过 300mmol/L时不宜用甘露醇，应改善过度失水。

（6）限制液体入量：输液以生理盐水、复方氯化钠注射液或乳酸盐林格氏液为宜，输液量一般为 1.5ml/（kg·h）。高热者适当增加输液量，一般不输葡萄糖，因葡萄糖经代谢后产生水，加重脑细胞水肿。输血视失血量而定，失血量达 20% 时可输血浆代用品，失血量多时可输全血。

（7）皮质激素能抑制缺氧时毛细血管通透性的增加，且具有稳定溶酶体膜的作用，并能改善脑代谢，对脑水肿有一定预防和治疗作用。氢化可的松 500～1000mg/d 或地塞米松 30～60mg/d，大剂量应用可导致消化道溃疡出血、高血糖、电解质紊乱、感染率增加等并发症。

（二）麻醉管理

1. 病情评估

（1）根据 CT、MRI、正电子发射体层摄影（positron emission tomography，PET）判断病情严重程度。早期症状有头痛、呕吐和意识障碍、脑疝、高血压、心律失常、呼吸改变、瞳孔散大、无对光反应、偏瘫等，最后导致昏迷和呼吸停止。

（2）颅内大肿瘤、脑膜瘤可能导致大出血，需做中心静脉压监测。坐位手术易发生空气栓塞。

（3）进食差、液体限制、利尿、脱水的病人往往易出现电解质紊乱，术前应适当纠正。

（4）长期服抗癫痫药、抗高血压药者术前不必停药，激素治疗术后应继续使用。

2. 麻醉前用药 应根据病人意识状况考虑，对颅内压增高、无症状、精神紧张或剧痛者，术前用药可减轻其疼痛或焦虑。对兴奋、躁动者，镇静药稍大，以不抑制呼吸为要旨，避免用镇痛药。昏迷病人不需镇静药。

3. 麻醉诱导 力求平稳，避免呛咳、缺氧、肌肉僵硬等，因可引起颅内压升高。静脉麻醉药选择硫喷妥钠、芬太尼、丙泊酚、咪达唑仑、依托咪酯。肌松药可选用维库溴铵、罗库溴铵、苯磺阿曲库铵。插管前给予利多卡因或艾司洛尔可减轻置喉镜的反应。

4. 麻醉维持 N_2O+O_2、异氟烷或恩氟烷及七氟烷。适当应用镇痛药、肌松药以减少 CBF。过度通气将减少脑血容量。利尿药及甘露醇可降低颅内压。对出血较多者可用血浆代用品，补充血容量，用量过多可引起凝血酶原或部分凝血激酶时间延长，应注意。对失血较多者可根据中心静脉压、血细胞比容、血红蛋白指导输血。

（三）术中管理

1. 呼吸管理 保持呼吸道通畅，防止气管导管扭曲，并保持适当的麻醉深度，避免发生呛咳和支气管痉挛。控制呼吸时，潮气量 8～10ml/kg，呼吸次数 10～14 次/分，以保持 $PaCO_2$ 在 30～35mmHg；吸入气氧浓度以 50%～60%为宜。长时间吸入高浓度的氧可能会使肺泡表面活性物质丧失活性，术后易发生肺不张。如果要求保留自主呼吸，在硬脑膜打开后不再给肌松药。严密监测通气功能，必要时辅助呼吸，防止 CO_2 蓄积和缺氧。依动脉血气值指导通气是必要的。

2. 循环系统 术中应保持循环功能的稳定，避免血压过低或过高，以防加重脑水肿。静脉输液选择上肢较好；输液的速度要匀速。对较大颅内肿瘤、脑膜瘤、颅内动静脉畸形应做控制性降压。血压过低，如果是麻醉所致，则减浅麻醉；如果是大出血引起，则需快速输液输血。尽量不用升压药，如血压难以回升可考虑用多巴胺。

3. 脱水 甘露醇 1～2mg/kg，颅骨钻孔时快速滴注，10 分钟起效，可持续 1～2 小时。

（四）术中监测

1. 心电图 术中持续监测病人的心律、心率，特别是中枢神经系统受刺激时的心电图意外改变，可及时发现，尽快处理。

2. 血压的监测 分为有创测压和无创测压。大出血时能及时输血。

3. 中心静脉压 反映静脉回流与右心功能，通过中心静脉压指导补充血容量。坐位手术病人还可借插入右心房的中心静脉导管处理气栓。

4. 通气中二氧化碳有效性的监测

（1）呼气末二氧化碳分压监测。

（2）经皮二氧化碳分压监测。

（3）动脉血二氧化碳分压监测。

5. 经颅多普勒超声 系直接无创性测定脑血流的方法。

6. 尿量 对判断循环状态及输液和血容量的补充有重要意义。

7. 体温 开颅后可能出现高热，体温的监测是必不可少的。

（五）术毕管理

1. 如麻醉太浅进行气管插管拔管，容易出现呛咳、憋气，趁麻醉维持一定的深度时吸引呼吸道分泌物，待呼吸功能恢复，如潮气量>300ml，有吞咽动作时，可拔管。

2. 拔管后，病人的下颌下坠，可放置通气道或将下颌托起面罩给 O_2，如不改善，可考虑重新气管插管。

3. 若血压太高，可用乌拉地尔或硝普钠降压。

4. 拔管后观察 10～20 分钟，病人呼吸、循环稳定，唤之能睁眼，SpO_2 在 95%以上方可送回病房。

二、颅内动脉瘤手术的麻醉

颅内动脉瘤是指动脉管壁扩张，好发于大动脉分支或分叉部。动脉瘤破裂出血常表现为蛛网膜下腔出血。

（一）术前估计

1. **精神状态** 对精神紧张或是焦虑不安者，应防止再次出血，术前可用地西泮来减轻病人恐惧，但应注意病人的呼吸功能有无改变。

2. 术前应防治呼吸道感染及便秘，以防再次出血。

3. 对颅内高压及高血压者，应降低颅内压，解除脑血管痉挛，并控制血压，手术前应使血压降至 150/90mmHg 以下。

（二）麻醉的选择及管理

1. 开放数条静脉通路，以备必要时能快速输血输液。

2. 麻醉诱导力求平稳、无呛咳，防止气管插管时血压骤升而发生动脉瘤破裂出血，或是心血管功能紊乱。

3. 诱导可用依诺伐、地西泮、硫喷妥钠或芬太尼+丙泊酚、非去极化肌松药。

4. 麻醉维持，用静脉复合或是静吸复合麻醉，术中用甘露醇和地塞米松，降低颅内压，保护脑功能。

5. 控制性降压，术中在分离、钳夹动脉瘤血管时，一定要使血管张力降低，防止血管破裂，以利于钳夹血管。降压药选用硝普钠、硝酸甘油、尼卡地平或吸入异氟烷，或用丙泊酚降压，但收缩压不低于 90mmHg。

三、颅后窝手术的麻醉

（一）术前估计

1. 颅后窝肿瘤可引起脑神经麻痹及小脑功能障碍。第四脑室阻塞致脑积水。舌咽神经和迷走神经周围肿瘤可导致吞咽困难，容易发生误吸而引起肺部感染。脑干周围的手术极易引起循环呼吸改变。

2. 术前进食困难、呕吐、利尿及限制液体均可引起低血容量，麻醉前适当补充液体，以免麻醉诱导时发生低血压。

3. 病人一般情况尚可时可选坐位。改变体位时应缓慢。对老人、小儿及低血容量病人更应谨慎，气管导管应选择金属螺纹导管。

（二）麻醉选择及管理

1. 麻醉选择 气管内全麻，诱导力求平稳，避免呛咳、颅内压增高。麻醉诱导可选择硫喷妥钠或丙泊酚、咪达唑仑、芬太尼及非去极化肌松药，其均可降低颅内压，保护脑功能。诱导时禁忌头过度后仰，以免延髓受压而呼吸停止。吸入药选用异氟烷。

2. 麻醉管理

（1）体位：颅后窝手术常采用坐位，不仅易于显露手术野，而且有利于静脉引流和脑脊液引流从而减少出血，降低颅内压。坐位时，下肢应裹弹力绷带，改变体位时应缓慢，以防直立性低血压。血容量不足的病人，应及时输液或输血。

（2）在麻醉管理上除维持一定的麻醉深度外，应预料到手术操作会引起循环和呼吸的改变。在脑桥和脑干周围操作时，可引起心动过缓，室性期前收缩；刺激三叉神经根可致血压突然升高，心动过速；刺激迷走神经时，可引起心动过缓和低血压。如果保持病人的自主呼吸，刺激迷走神经常有呼吸减弱或呼吸急促的表现，也可有咳嗽。当呼吸停止，应停止手术，辅助呼吸或控制呼吸，设法使呼吸恢复。当呼吸难以恢复时，可行过度换气。另外可用脱水药。呼吸仍不恢复时，说明第四脑室附近的生命中枢直接受到刺激或损害，后果严重。因此，应加强术中的监测。

（3）空气栓塞：坐位时手术的部位高于心脏平面，静脉压低于大气压，可有静脉空气栓塞的危险。静脉空气栓塞的诊断：①超声多普勒换能器置于右心前区（胸骨右侧第3、6肋间）监测，当突然出现散在的隆隆声代替了常规的瑟瑟声，示静脉气栓发生；②呼气末二氧化碳分压突然下降低于正常值的5%，反映无效腔的增加，因为空气堵塞血管，肺泡没有血灌注，使排出 CO_2 的浓度突然降低；③经食管超声心动图进行监测，因为它置于右心房前，不仅可以监测心脏功能，也有助于检测出气栓。一旦出现气栓，早期听到空气在血液中的滚动声，晚期可出现低血压、心动过速、心力衰竭及发绀等。一旦怀疑空气栓塞应立即停用氧化亚氮，告诉手术医师用盐水或骨蜡填塞手术区以防止空气再度进入。同时从中心静脉导管迅速抽气，对症处理低血压及心律失常等。

（4）呼吸管理：术中应保持病人绝对平稳，麻醉应有一定深度，在脑干附近操作时，有的术者要求保留自主呼吸，通过呼吸深度和频率来判断手术是否损伤脑干或缺血。因为呼吸改变早于心血管系统及诱发电位的变化。但一些作者认为，保留自主呼吸无监测作用，反而增加手术的危险性。因吸入麻醉药都有呼吸抑制，呼吸抑制势必引起 $PaCO_2$ 升高，使 CBF 增加，颅内压升高。另外，吸入麻醉药浓度过大使颅脑血管扩张，也增加 CBF。颅内压升高，是否保留呼吸主要取决于肿瘤的大小，还取决于术者的操作方式和操作技巧。如保留呼吸，应以同步间歇指令通气或手法辅助呼吸，既可避免气道压过高又有能达到适当通气的目的。

（5）手术完毕，病人尚未完全清醒时，拔除气管导管，放置口咽通气道。如自主呼吸难以恢复，应考虑到手术影响，可以留置气管导管或者气管切开。拔管后要警惕呼吸道梗阻致呼吸困难。

四、经鼻蝶窦肿瘤切除术的麻醉

1. 特点 下丘脑垂体受压，内分泌发生紊乱，垂体肿瘤病人可伴有高血压、糖尿病、肢端肥大、面容增宽、舌体肥厚、打鼾或睡眠呼吸暂停、视力减退、环状软骨狭窄等。

2. 麻醉管理

（1）肢端肥大：可出现气管插管困难，应选用纤维光导喉镜辅助进行气管插管。

（2）选用金属螺旋气管导管：导管固定口腔左侧，手术过程中不需放牙垫。咽部填塞可防止血液流入胃内，减少术后呕吐，术毕放置牙垫，清除填塞物。

（3）术毕病人完全清醒后才能拔管。

五、颅脑损伤手术的麻醉

（一）病情估计

1. 颅脑损伤后造成意识障碍、嗜睡、躁动、抽搐、昏迷等。损伤严重程度根据 Glasgow 昏迷评分，依睁眼反应、语言反应和运动反应三方面进行评分。评分在 5 分以下者，脑损伤严重，死亡率高。

2. 早期急救主要是维持生命和防止继发性脑损害。对呼吸道不通畅者，首先要解除呼吸道梗阻，保持呼吸道通畅；对颈椎骨折的病人，颈部不能过度后伸和前屈；对低血容量者应快速输液。

（二）麻醉的选择及管理

1. 对深昏迷的病人可选局麻，或者在表面麻醉下行气管插管维持呼吸道的通畅。

2. 一般情况尚可者，选全麻气管插管，芬太尼+硫喷妥钠+肌松药插管。对血流动力学不稳定或低血容量的病人，选用咪达唑仑+芬太尼+肌松药插管，或者芬太尼+依托咪酯+肌松药插管。对血压高者，可选用丙泊酚+肌松药插管，速度应缓慢。

3. 脱水和激素的应用　预防颅内压升高，减轻脑水肿。

4. 补充血容量、纠正休克，出血多时应补充全血。

第二十一章　腹部手术的麻醉

一、腹部内镜手术的麻醉

随着内镜技术的发展，其种类越来越多，用途也越来越广泛，不仅应用于临床检查，还可用于治疗。腹部内镜手术中最常见的为腹腔镜胆囊切除术，此外还可利用腹腔镜行腹腔粘连松解、急性出血性坏死性胰腺炎病人的腹腔灌洗等。腹腔镜手术的广泛开展，对麻醉也提出了新的要求。因为腹腔镜手术时间短、病人术后恢复快、住院时间短，所以要求麻醉选用快速短效药，维持适当的麻醉深度，保证血流动力学和呼吸平稳，保持适当的肌肉松弛和控制膈肌抽动，而且在选择麻醉用药和辅助药物时以不延迟病人苏醒、尽早活动、尽早出院为宗旨。

（一）腹腔镜对全身的影响

1. 对呼吸的影响

（1）高二氧化碳血症：其原因有三点，①气腹中的 CO_2 经腹膜及腹腔内脏器弥散性吸收；②CO_2 气腹后出现限制性通气障碍；③麻醉药的中枢性呼吸抑制作用。

（2）呼吸动力学改变：腹式呼吸减弱。

（3）术后肺不张、胸腔积液等：为 CO_2 气腹时，膈肌上抬，肺顺应性下降所致。

2. 对循环的影响

（1）对血流动力学的影响：气腹状态下静脉血回流量在一定程度上取决于腹内压的高低及手术体位。当腹内压低于 10mmHg 时，压迫腹部内脏小静脉，使静脉回心血量增加，而高于 10mmHg时，下腔静脉受压致回心血量减少，心每搏输出量减少；腹内正压经膈肌传递至胸腔，使中心静脉压升高；腹主动脉受压，体循环阻力增加，肺内分流量增加，通气/血流比例失调，加重了心肺负荷。

（2）对体循环的影响：腹腔充气后血中加压素的含量立即升高，随后与体循环阻力平行下降，其他儿茶酚胺类，如肾上腺素、去甲肾上腺素、肾素的血含量与皮质醇相平行，这些体液因素对循环也产生一定的影响。

（3）引起心律失常：常见的为反射性窦性心动过缓，主要是因为呼吸性酸中毒、缺氧、腹膜牵张感受器受刺激而兴奋迷走神经所致。

（4）气栓：CO_2 经手术创面的静脉进入循环，入体循环会阻塞右心血回流而导致心排血量极度下降；入肺循环会引起急性肺高压、右心衰，甚至心搏骤停。

3. 对消化系统的影响　气腹使胃内压升高，引起胃液反流、误吸。

4. 对肾脏的影响　气腹压达 20mmHg 左右时，通过增高肾血管阻力、降低肾小球滤过压、减少心排血量等，使肾血流减少和肾小球滤过率下降而损害肾功能。

5. 其他　由于手术操作或其他因素，可导致气胸、皮下气肿、纵隔气肿、心包积气等。

（二）麻醉前准备

1. 术前检查和麻醉前用药，同一般腹部手术。

2. 禁食、禁水，同一般腹部手术。

3. 留置胃管，并减压引流，预防胃液反流和误吸。术前应用抗酸药和 H_2 受体阻滞药可提高胃液 pH，减轻一旦发生误吸时的严重性。

4. 留置导尿管，预防误伤膀胱。

（三）麻醉选择

由于腹腔镜手术不同于一般腹部手术的特殊性，所以要求麻醉做到快速、短效，并以能解除人工气腹引起的不适、避免 CO_2 气腹引起的生理变化为原则。全麻、连续硬膜外阻滞、区域阻滞、局部麻醉都可用于腹腔镜手术。

1. 全麻 目前大多数学者主张使用气管插管全麻，因其优点多于其他麻醉方法：它可保证适当通气，维持恰当的麻醉深度和肌肉松弛，增加肺顺应性，既有利于通气，又有利于控制膈肌活动，便于手术操作和胆道造影时的呼吸配合，并在连续监测 $PetCO_2$ 下及时调节每分通气量，在不增加潮气量的前提下增加呼吸频率，维持 $PaCO_2$ 在正常范围，且有利于迅速识别 CO_2 栓塞，及早处理。但控制呼吸也有其缺点：①气道压升高，可进一步减少回心血量，使心每搏输出量进一步下降，给循环系统带来更大的影响；②加重通气/血流平衡失调，加重缺氧；③膈肌和隆突向头侧移位，易导致气管导管移位或进入支气管内。

全麻时多选用对循环影响轻的短效麻醉药物，如芬太尼、依托咪酯或咪达唑仑合并肌松药（如苯磺阿曲库铵）快速诱导插管，诱导时应避免胃充气，以防胃液反流及误吸。麻醉维持目前国外多采用异氟烷或地氟烷复合氧化亚氮，辅以小量镇痛药，肌松药多采用中短效且无心血管影响的药物，如维库溴铵、罗库溴铵等。

2. 硬膜外阻滞 优点在于病人可保持清醒，不致引起误吸，且呼吸可依靠病人的代偿性增加每分通气量。但腹部腹腔镜手术控制平面广（$T_2 \sim L_1$），加重对循环系统的影响；腹腔内大量 CO_2 使膈肌过度抬升和 CO_2 对膈肌表面的直接刺激会引起肩臂放射性疼痛，需减慢充气速度（控制在 $1.0 \sim 1.5L/min$）、维持较低压力（$<10mmHg$）；同时交感神经阻滞也增加了迷走神经反射性心律失常的发生率和严重程度及病人的不适感，需辅以强效麻醉性镇痛药，但这些药物又影响清醒病人对呼吸的代偿。

3. 区域阻滞（双侧肋间神经阻滞） 可提供手术区域的镇痛和肌肉松弛，减少麻醉性镇痛药的需要量和使病人保持清醒，有利于发挥自身调节保护反射。但操作复杂，需病人配合，并有气胸的可能，局麻药用量较大，易发生局麻药中毒。

4. 局部麻醉 局部麻醉辅以小剂量镇静镇痛药（如芬太尼、咪达唑仑）也用于腹腔镜检查等。

（四）麻醉管理

腹腔镜手术对病人生理干扰很大，所以麻醉管理特别重要，尤其是对呼吸、循环的监测和管理。

1. 对呼吸的监测

（1）监测 SpO_2、$PaCO_2$、$PetCO_2$，维持正常的 $PaCO_2$，避免高碳酸血症、呼吸性酸中毒等的发生。

（2）监测气道压：①有利于防止气道压伤；②气道压可间接提示胸心压，从而监测气腹对循环的影响。

2. 对循环的监测 术中监测心电图、血压等，有条件者可行前胸壁多普勒心音监测，因其对 CO_2 气栓诊断最敏锐。在无多普勒心音监测的情况下，如果病人出现突发性血压极度下降、心律失常、心前区车轮滚动样杂音，尤其是术中有大量失血时应考虑气栓的存在。一旦诊断为气栓，应立即解除气腹，改为头低右侧卧位，防止气体从右心进入肺动脉，并采用中心静脉导管抽气，同时进行心肺复苏。通过检查眼底动脉中有无气泡可确诊脑血管中是否有残留气栓，如有可行高压氧治疗。

二、腹部外科手术的麻醉

腹腔脏器的主要生理功能是消化、吸收和物质代谢，清除和处理体内有害物质和致病微生物，参与机体免疫功能，以及分泌多种激素调节全身的生理功能等，这些脏器发生病变，必然导致相应的生理功能改变及机体内环境紊乱，而这些病变是临床上最常见的，手术及麻醉的数量也是最大的。与其他外科手术的麻醉原则一样，最重要的是保证病人安全、无痛、舒适，还要给手术提供最佳的操作条件。

（一）腹部外科手术的特点和对麻醉的要求

1. 腹部疾病病人病理生理变化较大，必须在术前予以纠正，术中麻醉镇痛要完全，且对生理干扰小，对代谢、循环、呼吸影响最小，并注意保护腹腔脏器，特别是肝、肾功能。

2. 腹腔脏器深藏于腹腔内，手术部位深，牵拉内脏容易发生腹肌紧张、鼓肠、恶心、呕吐、膈肌抽动等，不仅影响手术操作，易误伤邻近组织，还会导致血流动力学改变和病人痛苦，所以对肌肉松弛要求高。

3. 腹腔、盆腔巨大肿瘤及严重腹胀、大量腹水病人，不仅因腹压过高，膈肌运动受限而影响呼吸功能，且当剖腹减压时腹内压骤降，会引起血流动力学及呼吸的骤然变化。因此，麻醉医师应做好预防工作，与手术医师密切配合，让病人腹内压缓慢下降，同时行紧急扩容治疗，避免发生休克、缺氧和 CO_2 蓄积。

4. 呕吐、反流、误吸是腹部手术麻醉的常见死亡原因，麻醉时应采取积极预防措施，大多数腹部手术前应放置有效的胃管，使胃排空。

5. 腹腔内脏手术常有内脏牵拉反应，这种牵拉反应受控于支配腹腔的交感神经及副交感神经。麻醉可阻断交感神经纤维的影响，但对迷走神经，特别是支配结肠左曲以上肠管和肝、胆、胰、脾等脏器的迷走神经阻断作用不完善，所以麻醉医师应注意消除来自迷走神经的内脏牵拉反应（辅助局部内脏神经封闭或应用镇痛镇静药、加深麻醉等方法），以减少病人痛苦，维持循环稳定。

（二）腹部外科手术麻醉方法的选择

腹部外科手术时，麻醉方法的选择应根据疾病种类、病人情况（年龄，有无其他系统合并症，空腹或饱腹，有无失血、脱水、酸碱失衡等）、手术部位、手术持续时间及麻醉现有条件等来确定，但不管是什么麻醉方法，均应满足以下要求：①安全无痛；②不加重原有疾病的病理生理影响；③肌肉松弛良好；④能确保良好的呼吸、循环状态；⑤术终能及时而顺利苏醒；⑥术后很少或无并发症。麻醉方法中局麻、椎管内麻醉和全麻都可用于腹部外科手术。

1. 局麻　有局部浸润麻醉、区域阻滞和肋间神经阻滞。

局麻方法简单、方便，对病人血流动力学干扰较小，适用于腹壁、疝气、肛瘘、痔核等短小手术，还可用于腹腔内的简单手术，如阑尾切除术、输卵管结扎术，但此时需施行肠系膜根部及腹腔神经丛封闭。此外，可用于重度休克、高度黄疸病人进行胆囊造瘘等急诊手术。但局麻效果不够满意，肌松不佳，术野显露差，使用受到限制。

2. 椎管内麻醉

（1）蛛网膜下腔阻滞（腰麻、脊麻）：适用于下腹部及肛门会阴手术。麻醉效果好，肌松满意，肠管塌陷，手术野显露清楚。但维持时间有限，术后病人多有头痛及尿潴留等并发症，且禁忌证多，逐渐被硬膜外阻滞所取代。

（2）硬膜外阻滞：选用较多。它有许多优点：①痛觉阻滞完善；②肌松满意；③对生理干扰小，呈节段性麻醉，麻醉范围局限在手术野，对呼吸、循环及肝、肾功能影响小；④能阻滞部分交感神经，可使肠管收缩、塌陷，手术野显露好；⑤术后并发症少、恢复快，还可用于术后镇痛等，非常适用于下腹部、盆腔手术及侵袭范围不大的胃、肠、胆道手术，还可用于无低血容量的急腹症病人。但上腹部手术用高平面硬膜外阻滞对血流动力学及肺部通气的影响较全麻明显，特别是对脱水等低血容量的病人常引起明显的血压下降；误用于潜在休克病人则常使血压骤降，甚至出现心搏骤停，同时硬膜外阻滞不能抑制迷走神经引起的内脏牵拉反应，术中必须使用辅助药，而这些药物又会干扰呼吸、循环功能。

3. 全麻　适用于比较复杂、侵袭范围大或时间长的手术，也适用于伴有脱水、低血容量的急腹症病人；手术有特殊要求、病人过于紧张而不合作，或主动要求全麻者，也可选用全麻。全麻病人意识消失，镇痛完全，虽不能完全抑制内脏牵拉反应但病人不感到痛苦，辅助肌松药也可使腹肌松弛满意，气管插管还可以供氧和管理呼吸。麻醉深度容易控制，麻药用量少，安全范围大，术后苏醒快等。但是，全麻对生理干扰大，术后需特护。由于病人情况不同，重要器官损害程度及代偿能力的差异，麻醉药物选择与组合因人而异。目前可供全麻诱导和维持的药物对血流动力学的影响及气道刺激较小的药物，有静脉麻醉药依托咪酯、咪达唑仑、丙泊酚等；阿片类镇痛药芬太尼、舒芬太尼、瑞芬太尼等；肌松药苯磺阿曲库铵、维库溴铵、米库氯铵、罗库溴铵等；吸入麻醉药恩氟烷、异氟烷、七氟烷、地氟烷等。目前常用的全麻方法有静吸复合全麻、神经安定镇痛复合麻醉、硬膜外阻滞与全麻复合、普鲁卡因静脉复合麻醉等。合理选用以上麻醉药物和麻醉方式，不仅对病人生理干扰小，而且可保证病人安全，使手术操作顺利，病人术后苏醒快。

（三）常见腹部外科手术的麻醉

1. 疝修补术的麻醉 一般选用椎管内麻醉，脊麻和硬膜外阻滞都可，硬膜外穿刺部位多选用 $T_{12} \sim L_1$ 或 $T_{11} \sim T_{12}$ 间隙，也可选用局麻。当手术分离疝囊颈和精索时，如病人不适，可行局部封闭。绞窄性疝多伴有腹胀及脱水，可考虑选用吸入麻醉或静脉麻醉。当采用全麻时，为防止胃内容物反流误吸，麻醉前应行胃肠减压，并注意纠正脱水和酸中毒。

2. 胃肠道手术的麻醉

（1）胃肠道疾病的病理生理：胃肠道疾病病人伴有食物的消化、吸收和代谢障碍，病程长的病人多伴有营养不良、贫血和低蛋白血症等。急性胃肠道疾病病人常有呕吐、腹泻或梗阻，使细胞内、外液大量丢失，特别是钾大量丢失，呈现严重的脱水、电解质紊乱和酸碱平衡失调。如幽门梗阻时反复呕吐不能进食，造成脱水、营养障碍、碱中毒等；肠梗阻时由于呕吐及大量体液向肠腔渗出，造成严重的水和电解质丢失、血容量减少、血液浓缩、酸碱平衡失调，如高位肠梗阻致低氯性碱中毒，低位肠梗阻致低钠性酸中毒。因肠壁通透性增加，肠腔内细菌容易进入门脉及腹腔，造成弥漫性腹膜炎、败血症性休克及代谢性酸中毒。胃肠道穿孔或损伤，可有大量功能性细胞外液渗入腹腔，造成不同程度的休克，且胃肠道内的化学物质和细菌进入腹腔，也易引起化学性或感染性腹膜炎。溃疡病穿透血管壁还可发生严重出血，导致低血容量性休克。

（2）麻醉前准备

1）病情估计：胃肠道疾病病人的病理生理变化较大，术前应予以纠正，如 Hb 应升至 100g/L 以上，血浆总蛋白升至 60g/L 以上，纠正水、电解质、酸碱失衡等，以增强其对手术和麻醉的耐受力。胃肠道疾病所致的急腹症病人，特别是休克症状明显者，应在扩充血容量、纠正休克的同时尽快开始麻醉，绝不能片面强调抗休克而延误病因根治手术。

2）麻醉前用药：同一般手术。

（3）麻醉处理：椎管内麻醉和全麻都可用。

1）椎管内麻醉：一般情况好、无休克、手术范围不大的胃肠道手术可选用硬膜外阻滞。胃、十二指肠、小肠手术的穿刺部位在 $T_8 \sim T_9$ 或 $T_9 \sim T_{10}$ 间隙，向头侧置管，阻滞平面以 $T_4 \sim L_1$ 为宜，不宜超过 T_3，否则胸式呼吸将被抑制，膈肌代偿性活动增强，将影响手术操作。右半结肠和阑尾手术的穿刺间隙应选 $T_{10} \sim T_{11}$ 或 $T_{11} \sim T_{12}$，向头侧置管，控制平面在 $T_6 \sim L_2$，左半结肠和直肠癌根治术宜选双管法，穿刺间隙在 $T_{12} \sim L_1$，向头侧置管；$L_3 \sim L_4$，向尾端置管，控制平面在 $T_6 \sim S_4$。其中阑尾和肛门处短小、简单手术还可选择脊麻。在综合治疗休克取得初步纠正基础上的胃十二指肠溃疡穿孔、消化道出血、肝脾破裂、急性肠梗阻或肠坏死，慎用硬膜外阻滞，需小量用药，严格控制阻滞平面。椎管内麻醉用于胃肠道手术，一般不能满意抑制内脏牵拉反应，故在进腹探查前需辅以适量静脉镇痛、镇静药，但在椎管内麻醉影响呼吸、循环的基础上，静脉镇痛、镇静药会显著抑制呼吸、循环功能，故麻醉中应密切监测和管理呼吸、循环功能。

2）全麻：凡病人一般情况差，伴有休克，无论手术范围大小、时间长短，宜选用全麻。急诊、饱胃、未禁食、上消化道出血、胃肠梗阻伴呕吐者，多采用清醒表面麻醉下插管，并持续胃肠减压，其他病人可行快诱导插管。全麻中以选择不加重心肺负荷的药物为宜，如 γ-OH、氯胺酮、芬太尼、N_2O+O_2 等。麻醉维持需辅助肌松药，以保证足够的肌肉松弛，且使膈肌松弛，有利于减轻直肠癌手术病人截石位所致的肺活量减少。但要注意肌松药与链霉素、新霉素、卡那霉素或多黏霉素等抗生素药物的协同不良反应（如呼吸延迟恢复）。

（4）麻醉管理：无论采取椎管内麻醉或全麻，都要加强呼吸的监测和管理，密切注意病人循环状态，特别是术前已有休克病人或手术中出血较多时，伴休克者术中继续抗休克治疗。此外，术中还应保护内脏功能，特别是肝、肾功能，维持水、电解质、酸碱平衡，防止内脏牵拉反应引起的不良后果。

3. 肝脾疾病的麻醉

（1）肝脾疾病的病理生理：肝脏是体内最重要的实质器官，具有重要的生理功能。肝脏疾病导致肝功能受损，会引起严重的病理生理改变，如严重贫血、低蛋白血症、药物代谢功能低下等，同时多并发凝血因子合成障碍造成出血倾向。严重的肝功能受损病人，肾功能也会受到不同程度的损害。脾功能亢进病人有不同程度的贫血和血小板减少。如出现门脉高压，可使肝功能受损进一步加重，加重贫血、低蛋白血症的程度，甚至导致腹水、电解质紊乱，同时毛细血管脆性增加及血小板的减少也可加重出血倾向。肝脏破裂出血多为肝肿瘤破裂，或外伤损伤肝脾所致，此时会出现不同程度的低血容量性休克。

（2）麻醉前准备

1）病情估计：肝脾疾病手术术前应纠正贫血和低蛋白血症，加强护肝治疗，如凝血功能异常，应少量多次输新鲜血或浓缩血小板，并适当辅以维生素 K 治疗；门脉高压伴腹水、电解质紊乱者，术前应予以纠正，以提高对麻醉、手术和失血的耐受性及抗感染能力。术前应做好输血和抗休克的准备。

2）麻醉前用药：镇静、镇痛药要减量或避免使用。

（3）麻醉处理：无明显出血倾向及凝血功能障碍的左肝叶切除和脾切除可选用硬膜外阻滞，穿刺部位在 T_8~T_9 或 T_9~T_{10}，向头侧置管，术中要严格控制麻醉平面，以防低血压和缺氧对肝功能的损害。伴有凝血功能障碍的肝叶切除、估计周围有粘连的脾切除、门脉高压病人的分流手术及肝脾破裂手术都宜选用全麻。气管插管操作要轻柔，防止因咽喉及气管黏膜损伤而导致血肿或出血。麻醉维持中禁止使用对肝脏有害的药物，尽量减轻镇痛药及全麻药对肝脏的影响。肝脾破裂出血伴休克者禁止使用对循环有抑制的药物。

（4）麻醉管理：肝脾手术术中易出血，而止血较困难，特别是肝脏手术，需阻断肝循环，但常温下阻断肝循环的时间不得超过 20 分钟，否则肝脏可因缺氧而发生不可逆性损害，同时应做好大量输血的准备。术中要注意观察病人的凝血功能，必要时补充凝血因子。麻醉中还应注意肝、肾功能的维护，及时纠正水、电解质、酸碱平衡失调。

4. 胆道手术的麻醉

（1）胆道疾病的病理生理：胆管梗阻时，胆管内压升高，胆管扩张，胆汁逆流进入血流，使机体出现一系列的中毒症状，如皮肤瘙痒、血压下降、心动过缓，甚至昏迷。胆汁淤积还会使肝脏受累，导致低蛋白血症、凝血功能障碍等肝功能受损表现。若胆道感染并发化脓性阻塞性胆管炎，极易导致严重的感染性休克。胆囊或胆道穿孔或损伤会引起化学性或感染性腹膜炎，导致血容量减少，血液浓缩（大量体液渗入腹腔内）。胆道出血常由感染、肿瘤或损伤所致，极易导致低血容量性休克。

（2）麻醉前准备

1）病情估计：麻醉前要给予消炎、利胆、护肝治疗。黄疸指数高达 100U 以上者，术后肝肾综合征发生率较高，术前宜先行经皮胆囊引流，使黄疸指数降至 50U 以下再行手术。维生素 K 缺乏者应给予治疗，使凝血功能恢复正常。阻塞性黄疸病人迷走神经张力增高，应防止其引起的心律失常和低血压。术前伴有水、电解质、酸碱平衡失调及营养不良、贫血、低蛋白血症等，应予以纠正，提高其对手术、麻醉的耐受力。

2）麻醉前用药：有肝功能障碍者镇痛药应减量或避免使用。有胆绞痛者避免使用吗啡、芬太尼等，以免使 Oddi 括约肌痉挛。胆道疾病，尤其是并发黄疸者，迷走神经极度兴奋，麻醉前必须给予足量阿托品以抑制其兴奋性，防止麻醉中迷走神经反射的发生导致严重心动过缓。

（3）麻醉处理：硬膜外阻滞、全麻及硬膜外阻滞复合全麻都可选用。硬膜外穿刺部位在 T_8~T_9 或 T_9~T_{10} 间隙，向头侧置管，阻滞平面在 T_4~T_{12}，术中应防止迷走神经反射，必要时给予阿托品对抗。胆囊周围粘连严重，手术范围较广的手术宜选用全麻。麻醉药物中禁用对肝、肾功能有损害的药物，吸入麻醉药氟烷在肝损害较重时应禁用，恩氟烷、七氟烷、地氟烷亦有一过性肝损害的报道，应慎用。肌松药中维库溴铵慎用于阻塞性黄疸病人。对急性胆囊炎、坏疽性胆囊炎、坏死性梗阻性胆管炎合并感染性休克等急症病人以选用气管插管神经安定镇痛麻醉为佳，氯胺酮静脉滴注，必要时追加肌松药（以苯磺阿曲库铵较为合适）能收到良好效果。全麻药中对循环有抑制的药物应视为禁忌（如硫喷妥钠）。术前应用激素对治疗感染性休克有良好效果，术中通过充分抗休克治疗及给予一定剂量的激素和纠酸治疗，血压多能维持于较满意的水平。对有出血倾向的病人应给予维生素K、氨基己酸，适量输新鲜血。

（4）麻醉管理：防止迷走神经反射引起的心血管系统变化，加强呼吸、循环功能监测。

5. 胰腺手术的麻醉

（1）胰腺疾病的病理生理：胰头癌和十二指肠壶腹癌病人常伴有严重的梗阻性黄疸、体质衰弱、营养不良，并伴有肝功能障碍。急性坏死性胰腺炎病人可出现呕吐、肠麻痹、胰腺出血、腹腔内大量渗出物，而导致低血容量性休克，水、电解质紊乱，酸碱平衡失调。脂肪组织分解形成的脂肪酸与血中钙离子起皂化作用引起血钙偏低；另外，脂肪组织分解还可释放一种低分子肽类物质（心肌抑制因子），有抑制心肌收缩力作用，使休克加重。由于腹膜炎限制膈肌运动及血浆蛋白丢失使血浆胶体渗透压降低，易导致间质性肺水肿，均使呼吸功能减退，甚至出现急性呼吸窘迫综合征。肾功能障碍也是常见的合并症。胰腺内分泌细胞的肿瘤会导致相应的病理生理改变，如胰岛素瘤病人可出现严重的低血糖等。

（2）麻醉前准备

1）病情估计：胰头癌病人术前应改善全身情况和营养不良，纠正水、电解质失衡；纠正贫血，必要时输新鲜血或血浆；有出血倾向者，给予维生素K及其他止血药。急性坏死性胰腺炎病人应行胃肠减压，以减轻肠麻痹引起的腹胀，预防呕吐、反流所致的误吸；如伴有休克者应积极纠正。

2）麻醉前用药：地西泮、镇痛药对有肝功能损害的病人应减量。

（3）麻醉处理：简单的胰腺手术如胰腺囊肿可选用硬膜外阻滞，穿刺部位选 T_8~T_9 或 T_9~T_{10} 间隙，向头侧置管，但因胰腺特别是胰头位置较深，周围毗邻复杂，且胰腺疾病病理生理改变较大，目前多选用全麻。急性坏死性胰腺炎伴休克者及胰腺癌根治术的病人，因手术复杂、创伤大，麻醉中选用对呼吸、循环和肝、肾功能无损害的麻醉药。

（4）麻醉管理：急性坏死性胰腺炎病人术中注意补充血容量，纠正水、电解质紊乱，注意补钙，避免缺氧，注意呼吸的变化，预防间质性肺水肿，甚至急性呼吸窘迫综合征的发生，注意心肌抑制和循环衰竭的发生；胰腺癌病人手术中注意保肝，但也要保证镇痛完善，避免应激反应，因手术创面大，注意补充血容量，宜进行中心静脉压监测，纠正水、电解质紊乱，还要注意保护肾功能，可用甘露醇或呋塞米预防肾衰竭；部分胰腺切除者，应给予阿托品抑制胰腺外分泌并应用 20 万 U 抑肽酶静脉滴注抑制蛋白酶的分泌，全胰腺切除还应根据血糖的变化给予胰岛素。

第二十二章　肥胖病人手术的麻醉

肥胖人数在我国日趋增多。肥胖可引起机体一系列病理生理改变，明显影响器官功能并伴发相关疾病，同时给手术和麻醉处理带来困难，应引起重视。

一、肥胖及其对器官功能的影响

（一）肥胖的定义与分类

过去多沿用 Broca 指数来判断是否为标准体重，即身高（cm）–100＝男性标准体重（kg）；身高（cm）–105＝女性标准体重（kg），认为体重超过标准体重 20%即为肥胖，超过 30%则为明显肥胖。近年来已公认用体重指数（body mass index，BMI）作为衡量肥胖的标准。BMI（kg/m^2）＝体重（kg）/身高（m^2）。BMI<25kg/m^2 为正常。BMI 在 26～29kg/m^2 为超重，相当于超过标准体重20%。BMI≥30kg/m^2 为肥胖，而体重超过标准体重 60%为过度肥胖，超过 100%为病态肥胖（morbid obesity）。

按病因学可将肥胖分为三类：①单纯性肥胖，因营养过度所致的肥胖，也称外源性肥胖、获得性肥胖。②继发性肥胖，即继发于内分泌疾病，如下丘脑病变、库欣综合征等。③遗传性肥胖，常有家庭遗传史，幼年起病者为体质性肥胖。临床上大部分肥胖属单纯性肥胖。

（二）呼吸系统与匹克威克综合征

肥胖对呼吸系统的影响与肥胖的程度直接相关。肥胖可使腹部膨满、膈肌升高、胸椎后凸、腰椎前凸，限制肋骨运动，结果使胸廓相对固定、呼吸运动受限、胸廓顺应性降低。过度肥胖也可因肺血容量增加及小气道关闭而致肺顺应性降低。由于胸、肺顺应性降低，呼吸做功增加，胸式呼吸受限而以膈式呼吸、腹式呼吸为主，且受体位影响较大。

肥胖病人肺功能最常见的变化为肺总量、补呼气量或呼气储备量（ERV）、功能残气量的减少，当 ERV<40%即可出现通气与血流比例失衡；ERV<20%则有匹克威克综合征（Pickwickian syndrome）的表现。体位变化对肥胖病人肺容量的影响尤为明显，仰卧位时可由于膈肌上抬及外周小气道大量关闭而使肺顺应性降低，通气与血流比例失衡，进一步增加呼吸做功。

匹克威克综合征亦称肥胖性低通气综合征（obesity-hypoven-tilation syndrome，OHS），占肥胖病人的 5%～10%，主要见于极度肥胖者，表现为静止状态下低通气量、缺氧及高二氧化碳血症。此综合征首先由 Dickens 描述，包括过度肥胖、嗜睡、发绀、肺泡低通气量、周期性呼吸、继发性红细胞增多症、低氧血症、肺动脉高压、右室肥厚及右心衰等。睡眠后易出现呼吸暂停，舌后坠致上呼吸道梗阻，此后因缺氧及 CO_2 蓄积使病人憋醒而恢复呼吸，熟睡后再度呼吸暂停，呼吸道梗阻，形成所谓的周期性发作性呼吸暂停，因此有人称之为睡眠呼吸暂停综合征（sleep apnea syndrome，SAS）。此类肥胖病人由于呼吸严重受限，肺泡通气量不足，存在着明显的低氧、高碳酸血症及呼吸性酸中毒。这些变化继而导致肺血管阻力升高，形成肺动脉高压，加重右心负荷。长期缺氧和 CO_2 蓄积降低了中枢性呼吸的调控反应，形成周期性呼吸和低通气量状态，同时造成继发性红细胞增多症，致血黏滞度增高，也增加心脏负荷，形成恶性循环。

（三）心血管系统

肥胖病人的血容量和心排血量均有增加。血容量的增加往往与肥胖程度成正比。一般肥胖病人的心率不快，提示心排血量的增加为每搏输出量增加的结果。长时期血容量及心排血量增加使左心室容量负荷增大，久之则出现左心室肥厚，继而右心室肥厚以致心力衰竭。血压与体重呈正相关，肥胖病人血压正常时多有全身血管阻力降低，血压升高可能与心排血量增加有关。据统计，约有半数的肥胖病人可并发高血压，多为轻度或中度高血压，重度高血压很少见。低氧血症可反射性地兴奋交感神经系统，使全身血管阻力升高，成为血压增高的诱发因素。全身血管阻力增加及心脏负荷过重，时间长久可致左心衰或右心衰。此外，脂肪浸润心脏传导系统，可继发心脏传导障碍，为猝死的可能因素之一。

大多肥胖病人无论有无高血压在胸透时均可见到心影增大。值得注意的是肥胖可部分掩盖心电图左心室肥厚的征象，心电图常显示心肌受损，QRS 电压减低，QT 间期延长，一度或二度房室传导阻滞等。并发高血压时，心电图常有左心室肥厚。

肥胖病人多有脂质代谢紊乱，易发生动脉硬化。肥胖伴高血压的病人冠心病的发病率也很高，且此类病人猝死的概率增大。

（四）其他方面

肥胖病人可有肝脏脂肪浸润，部分病人肝功能化验异常。肥胖者胆囊和胆道疾病的发病率是非肥胖者的 3 倍。胆固醇代谢障碍与胆石症发病率增高有关，而高甘油三酯血症可造成肝脏甘油三酯浸润，是肝硬化的死亡因素。过度肥胖病人并发肾脏疾病多出现明显的蛋白尿，并发糖尿病时可有糖尿病性肾病。

与肥胖并存的疾病主要有高血压、冠心病、糖尿病、脑血管疾病、癌症及猝死。肥胖病人非胰岛素依赖型糖尿病的发病率较高，对胰岛素作用有对抗性，糖耐量曲线异常。超重60%及以上者，上述疾病的并发率及病死率较非肥胖者增加了 3 倍，直接威胁病人的健康，而高胰岛素血症、低糖耐量、高甘油三酯血症及高血压已确认是心血管病的危险因素。

二、肥胖病人的麻醉问题

（一）麻醉前病情评估与麻醉前准备

术前应首先对肥胖的类型及程度做出评价。麻醉前除一般访视体检外，着重检查呼吸和循环系统的改变。对明显和极度肥胖病人应注意检查有无匹克威克综合征，睡眠中有无鼾声及有无睡眠呼吸暂停症状。有的极度肥胖病人甚至不能平卧，平卧后可出现呼吸急促等呼吸道不全梗阻征象。对肥胖病人尤其是极度肥胖病人术前应行肺通气功能测定，有条件亦应做血气分析。肥胖病人颈部粗短，全麻时应常规检查张口度和头后仰程度，根据病人端坐张口伸舌后所能看到的咽部结构，估计气管插管的难易度。

术前应注意肥胖病人是否合并有高血压、动脉硬化、冠心病、糖尿病等，仔细阅读胸片和心电图，注意心电图有无左、右心室肥厚及缺血性改变，对心血管功能及代偿状况做出评估。化验检查应特别注意血红蛋白、血细胞比容、血黏滞度、空腹血糖、糖耐量、甘油三酯、胆固醇及肝功能等。

对内分泌失调所致的肥胖，如为择期手术，可考虑先针对原发疾病治疗一个阶段，得到控制后再行手术。对单纯性明显肥胖的病人，术前提倡采取减肥措施，待体重减轻后再手术，以提高病人对麻醉和手术侵袭的耐受力，但一般要数月后方能奏效，只能适于择期手术病人。

对肥胖病人，术中应常规监测血压、心电图及 SpO_2，对过度或病态肥胖者应备血气分析仪随时可用。麻醉前估计有困难气道时，应准备特殊插管器械，如困难喉镜、气管插管用光杖、纤维光导支气管（喉）镜等。大多数肥胖病人的胃液量大于 25ml，且胃液 pH<2.5，一旦麻醉期间发生反流与误吸，对肺的损害比较显著。因此目前多主张麻醉前应用抗酸药（H_2 受体阻滞药），如手术日晨给予甲氧氯普胺（胃复安）10mg 或雷尼替丁 300mg 口服。应用 H_2 受体阻滞药时应注意因组胺释放增强引起的支气管痉挛的副作用；支气管哮喘疾病者，此药属禁忌。另外，对过度肥胖已并存匹克威克综合征者，不宜用麻醉性镇痛药作为麻醉前用药，以免进一步加重呼吸抑制、降低通气功能。

（二）麻醉选择

肥胖病人的麻醉选择受手术种类、病情、设备条件及麻醉医师临床经验等因素的影响，并无成规可循，应视具体情况而定。

实施椎管内麻醉时，常遇到体表解剖标志不清、定位及穿刺操作困难等问题。对过度肥胖病人来说，有时应用 10cm 长常规穿刺针仍过短，应予注意。选用高位硬膜外阻滞，最好复合气管内全麻，以保证麻醉和手术期间的通气功能，增加安全性。

选择全麻的一个值得重视的问题是麻醉诱导后、气管插管前要设法维持气道通畅。麻醉医师要做好困难气管插管的准备工作，应具有呼吸管理的经验，否则不宜做全麻。由于术中难以有效地维持呼吸道通畅，选择全麻而不做气管插管对肥胖病人尤其是过度肥胖的病人是不适宜的。

（三）麻醉处理要点

由于肥胖病人多有静脉穿刺困难，麻醉诱导前开放可靠的静脉通路和给药途径十分重要。变动体位可对呼吸和循环功能产生影响，搬动患者时要格外小心，特别是过度肥胖和病态肥胖病人，应注意观察平卧后有无呼吸困难加重的表现。全麻诱导期应托好下颌、压紧面罩、挤压呼吸囊及压迫环状软骨以确保呼吸道通畅并防止反流与误吸。肥胖病人胸廓和肺顺应性降低，为保证足够的通气量和气体交换功能，挤压呼吸囊用力稍大几乎不可避免。值得指出的是挤压特别是用力挤压呼吸囊时，必须以上呼吸道通畅为前提，否则即使采取压迫环状软骨的方法也不可能完全阻止气体压进胃内，胃内压升高会导致胃内容物反流，同时胃膨胀、胃内压升高又可使膈肌上抬而致腹式呼吸受限，严重影响通气功能。为方便术中呼吸管理，建议肥胖病人尤其是过度肥胖者全麻时均行气管插管。考虑到全麻诱导过程中有发生上呼吸道梗阻的可能，建议在表面麻醉基础上行清醒气管插管。肥胖病人颈部粗短，头后仰受限，声门不易显露，导致气管插管时间延长，插管失败的机会增多，也易将导管插入食管。因此，插管前充分给氧去氮，插管后仔细用听诊器监听双肺呼吸音。

肥胖病人仰卧位后可有小气道大量关闭，通气量进一步降低，全麻后应注意辅助或控制呼吸的质量，加强对呼吸的管理。麻醉维持期间应设法保证充足的气体交换，避免缺氧和 CO_2 蓄积等不利因素，保持呼吸和循环功能的相对稳定。间断或持续正压呼吸有利于增加功能残气量，提高 PaO_2，应用得当不会降低心排血量。由于肥胖病人胸廓及肺顺应性差，行辅助或控制呼吸时常需较大的压力来挤压呼吸囊。当然，此时也应注意排除麻醉深度不够、肌松程度不足、呼吸道梗阻等因素。肥胖病人术前多有通气功能障碍，明显和过度肥胖的病人不同程度地存在着低氧和高碳酸血症，围术期持续监测 SpO_2、血气分析等具有十分重要的意义。

肥胖病人体内的全麻药代谢较一般人延长，影响术后苏醒。异氟烷、恩氟烷、N_2O+O_2 对肥胖病人肝肾功能影响轻微，也不延长苏醒时间，适用于肥胖病人，吸入麻醉药异氟烷可列为首选。阿片类及巴比妥类静脉麻醉药可积存于脂肪使消除半衰期的时间延长，进而延长药效，而芬太尼的药效在肥胖病人中并不延长。

椎管内麻醉期间也应加强对呼吸和循环系统的观察。脊麻阻滞平面易于扩散，有时难以预测并控制，平面过高可导致心搏骤停，应予高度重视。肥胖病人胸腹壁脂肪过多，腹内压增加致使硬膜外腔静脉丛怒张，硬膜外腔相对变窄，导致药液在硬膜外腔易于扩散，脊麻阻滞平面过广。因此，局麻药用量只需常用剂量的 1/3～2/3 即可满足要求。平卧位后应警惕脊麻平面有继续上升的可能，应严密监测血流动力学的变化并及时处理。另外，椎管内麻醉期间加强对呼吸的管理同样重要，尤其是头低位甚至平卧位可加重通气不足，肥胖病人椎管内麻醉期间应常规面罩吸氧，慎用辅助性药物如依诺伐、地西泮等，密切观察呼吸，注意保持呼吸道通畅。